当代中医皮科流派临床传承书系

# 汉上徐氏皮科流派

徐宜厚　曾宪玉◎主审

秦宗碧　邱百怡　蔡翔◎主编

U0286293

中国健康传媒集团

中国医药科技出版社

## 内 容 提 要

本书是《当代中医皮科流派临床传承书系》之一，共 6 章，依次介绍了汉上徐氏皮科流派传承与发展、流派学术体系及学术特色、流派用药经验、流派常用方剂、流派特色技法、流派优势病种诊治经验等。全书理法方药齐备，适合皮肤科临床工作者及皮肤病患者阅读参考。

**图书在版编目（CIP）数据**

汉上徐氏皮科流派 / 秦宗碧，邱百怡，蔡翔主编 . -- 北京：中国医药科技出版社，2025.1. --（当代中医皮科流派临床传承书系）. -- ISBN 978-7-5214-4920-4

Ⅰ. R275

中国国家版本馆 CIP 数据核字第 20242WD811 号

美术编辑　陈君杞
版式设计　也　在

出版　**中国健康传媒集团** | 中国医药科技出版社
地址　北京市海淀区文慧园北路甲 22 号
邮编　100082
电话　发行：010-62227427　邮购：010-62236938
网址　www.cmstp.com
规格　710×1000mm $^1/_{16}$
印张　17 $^3/_4$
字数　326 千字
版次　2025 年 1 月第 1 版
印次　2025 年 1 月第 1 次印刷
印刷　河北环京美印刷有限公司
经销　全国各地新华书店
书号　ISBN 978-7-5214-4920-4
定价　**55.00 元**

获取新书信息、投稿、为图书纠错，请扫码联系我们。

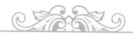

# 《当代中医皮科流派临床传承书系》
# 编委会

# 本书编委会

# 序

中医本无学术流派。上自伏羲一画，而分天地，阴阳肇始，要本一家。而后黄帝推演，问道于天师。神农尝百草，日遇七十二毒。乃有针药之分，其用针者，调神化气，以通神明，以虚无之术治有形之身。其用药者，浣涤脏腑，调剂水火，以有形之药而治无形之气。流派之分肇始于此。

《汉书·艺文志》载医学有房中、导引、经方、医经四家，其经方十一家。隋唐之际江南诸师秘仲景之书而不传，门户之见生，而医道遂晦。虽有真经在前，而用药之道著于时者自仲景、隐居、之才、元方、孙真人以降，十数人而已。

两宋南渡，文兴兵弱，禅、道并起，儒亦随之。乃有理学之盛，乃有鹅湖之辨，儒乃有门户之分，而格致之学为一时之选，时人共识。乃有巨富如东垣者、乃有名儒如丹溪者，由文学而入医学，以格致之学格天地而解病康，乃有思辨之学，乃有门户之分。故曰：儒之门户分于宋，医之门户分于金元，乃有四大家之说，易水、河间、东垣、丹溪。实一而四，四而一也。其理皆本于《内经》，其治皆本于仲景。流派也者，非各见道之一隅而已，须知一派之宗师，必得道之全貌而后乃可就其一端而阐扬。若未窥全豹而欲成一家之言语，开一派之先，未尝闻矣。

中医皮肤病内治源于外科消托补三法，复借鉴于内科脏腑经络之说，由学士儒生内观脏腑，思揣生克制化生旺休囚而有所见，实乃由学问而阅历者也。其外治法则，则传自民间匠人之手，出于临床实践，真由阅历而后成学问者也。

皮外科肇始神农。《本经》所言大半为外伤、疮疡、疥癣之用。后世刘涓子、陶隐居、巢元方、孙思邈，代有新出。而尤以元方《诸病》所论最详。然元方所论实乃一脉专精之术，而中医皮科流派，实则三派并存：元方其一也，外科东垣之术其二也，脏腑经络之术其三也。以此观之，今日流派，并无第四法门。

然皮外科之门开而未久：百年之前民病唯伤寒及疮疡求治于医，以其害人性命于朝夕，余则无论矣：食尚不足以果腹，衣不足以蔽体，疥癣皮毛非所得虑、所能治者。唯升平日久，民生富足，方有中医皮科产生，而燕京赵氏皮科流派为其发轫。1954 年，赵炳南先生在当时的"中央皮肤性病研究所"建中医研究室开始，计算至今，中医皮肤科已历 68 载，庶几近乎知规矩也。众多外科名医、内科名医因使命之感召走入中医皮科行业。复有众多西医开中西结合一派，张志礼、秦万章、边天羽皆一时之选。各个医家互相切磋，如琢如磨。学术交融，互相渗透，而因其所处之时空不同，所治之患者各异，所用之学术模型各别，延绵六十年，各成家法，而成不同流派。

今者，中华中医药学会皮肤科分会专门组织国内专家编写《当代中医皮科流派临床传承书系》，经系统梳理，反复论证，确有独特学术体系且传承三代以上者，定为待扶持的中医皮科学术流派，曰：燕京赵氏皮科流派、燕京金氏皮科流派、盛京皮科流派、龙江皮科流派、齐鲁杜氏皮科流派、北京广安皮科流派、长安皮科流派、海派夏氏皮科流派、黔贵皮科流派、岭南皮科流派、天山刘氏皮科流派、石门皮科流派、吴门孟河皮科流派、盱江皮科流派、湖湘皮科流派、闽山昙石皮科流派、汉上徐氏皮科流派、津门皮科流派、四川文氏皮科流派。

世界之大，以变化为不易之理。从没有流派走向流派产生，是中医皮科学术发展的必经阶段。所谓流派者，非见解互相诋忤，实为各得乎中道，而就所见之患者，自医道之海略取一瓢，以解一方患者之疾苦者也。非为各得一道，道道不同。当知万本一源，众流归海。海也者，神农黄帝之学也，仲景华佗之术也。

众多流派的推出将使学术进一步繁荣，并将促进更广大的医生群体的学术交流，互融互通，互相激发。经过一定时间的充分交流，若干流派，必将再次融汇，产生更高级别的中医皮科学术共识，并带领中医皮科在更高的层面上开创新的学术流派。

作为本书的总主编，在此谨祝丛书能够充分展示各家学术思想，促进中医皮科学术传播与交流，祝愿在不久的将来，我们能够在流派碰撞的基础上，推动中医皮科学术水平达到新的高度。

杨志波

2022 年 10 月

# 前　言

　　徐宜厚主任医师是第二批全国老中医药专家学术经验继承工作指导老师，曾师从武汉名医单苍桂先生、北京中医医院赵炳南教授，深得两位恩师的真传。徐老业医 60 余年，形成独特的学术流派，归纳起来，"承古义，开新法"。本书在编写的过程中，贯穿海纳百川的一条红线，归纳为四点：一是书中内容，以徐老在国内外讲学底稿为蓝本，使之既有中医传承的部分，又有与时俱进的新进展，更加贴近临床实践。二是避免书中用药的程式化，将用药部分与炮制的特殊功效分为花类、根类、子类、皮类、香类及炭药等。这是徐老在学习老一辈临床用药经验的基础上，博采精华予以总结归纳，从而开创了用药的新思路，对提供精准用药颇多裨益。三是书中病名以西医为主，便于与世界医林接轨，同时对每一个病种，在内容上从中医角度予以详细论述，如湿疹分为 12 种，旨在从细微入手，让读者看得懂，用得上，能收效，充分体现了时移势易的发展观。四是徐老对于当前世界罕见病，也有所涉猎，在皮肤病方面筛选了若干病种列为专节，其目的既希望引起皮肤科同仁的重视，又希望彼此交流心得体会，从而为人类带来福祉。另外，为保持流派学术原貌，凡涉及国家禁用的中药，原则上不改，读者在临床应用时，应使用相关的代用品。

　　以上赘述，弁于篇首，望海内外同仁予以赐教。

编者

2024 年 3 月 28 日

# 目 录

## 第一章 流派概述

## 第二章 流派学术体系及学术特色

## 第三章 流派用药经验

# 第四章　流派常用方剂

# 第五章　流派特色技法

# 第六章　流派优势病种诊治经验

# 第一章

## 流派概述

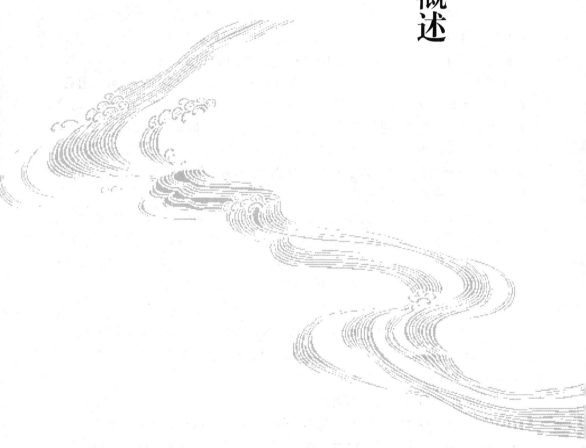

# 第一节　人文背景，流派萌生

汉，含义主要有三：一是水名，又名天河（《书·禹贡》）；二是水，寓意着自然界万事万物均能从平衡中找到切入点，象征着超凡的智慧，古人赞"唯楚有才"是有一定的道理的；三是水具有巨大的包容性，在历史的长河中，这块"九省通衢"的土地上，孕育出许多杰出的政治家、军事家、科学家、教育家、医学家等。

据《武汉市志·卫生志》记载，公元1552年李时珍（明）应楚恭王之聘，在武昌任"奉祠正"，并在蛇山观音阁设义诊所，为民治病。公元1637年叶文机在汉口开设"叶开泰药室"。公元1851年杨燮被太平天国干王洪仁玕誉为江夏名医。1894年，中医杨恭甫受清政府驻英国使节龚照瑗之邀，赴英、德、意、比等国考察医学，为武汉第一个出国考察的中医。中华人民共和国成立前后，八方中医汇聚武汉，有游医、儒医、世医等，其学派有经方派、时方派、温热派、攻下派、寒凉派、滋阴派、补土派、综合派等。当时著名的中医有冉雪峰、杨树千、陆真翘、陆继韩、蒋玉伯、蒋树人、张梦侬、黄寿人、张简斋等。中医外科方面的代表人物首推单厚生，其对痈疽疗疖及皮肤病的诊治尤为擅长，其子单少生（字苍桂）得其真传。

1955年始建武汉市中医院，其前身为建于1910年的"万国医院"。当时武汉地区的老中医响应政府的号召，纷纷走出个人诊所，加入公立系统为群众服务。院内汇集了中医的精英如黄寿人（内妇科）、熊济川、张介安（儿科）、万济舫（善治肿瘤）、刘达夫（骨科柳枝接骨）、李好生（善治肺病）、单苍桂（外科）、章真如（滋阴派）、王瑞卿（针灸科）、黄纯古（善用大黄）、吴瑄平（善用石膏）、陈济民（痔瘘科注射枯痔疗法）等。由此可见，中医院人才济济，在当时国内颇具影响。有1年，周总理访问越南回国途经武汉，突然头痛发生，王瑞卿先生用针灸予以治疗。

1963年武汉市卫生局极为重视老中医的学术继承，当时列为导师的名单有黄寿人、单苍桂等22名，同时遴选素质较高的年轻中医拜老中医为师，采取一师一徒或一师多徒的方式，跟师学临床，徐宜厚等被确定为单苍桂老中医的学术继承人。

## 第二节　海纳百川，中西互补

1969 年冬，在那个特殊的年代里，徐宜厚主任作为年轻骨干加入了新整合而成的武汉市第一医院皮肤科团队，进一步明确了自己的专业属性，并且逐渐对皮肤科这一较为新兴的学科产生了兴趣，并在市第一医院孙曾拯教授的指导下对现代皮肤科知识及皮肤科疑难病的诊断治疗进行了系统的学习。

特别是针对一些皮肤科疑难重症比如系统性红斑狼疮、系统性硬皮病、皮肌炎、大疱性疾病等，每周由中西医同时查房，共同探讨该病的治疗方案，通过一段时间的磨合，相互在抢救危重疾病中，达到了默契的程度。拟定了在患者高热、神志昏迷等危笃阶段以西药为主，中药辅以清热凉血、解毒养阴、扶正固本之剂，前者是以抢救生命为主，后者是减轻西药的副作用，帮助患者尽快地恢复。也就是衷中参西，优势互补，力争将死亡率降到最低程度。这种中西互补的举措得到了同行的认可。

正是这一阶段的经历造就了徐老在临床实践中强调中西互补的重要性。徐老长期从事中医皮肤科临床工作，将传承中医事业视为己任，但却从来不排斥西医学。紧跟时代的步伐，更新现代医学先进的诊断治疗手段。能熟练准确地用西医理论阐述皮肤病的发病机制和临床表现。与重诊断轻治疗的皮肤科传统模式不同，徐老非常注重皮肤疾病明确诊断的过程。并且无论在外用还是系统用药上都并不拘泥于中药西药。特别是对药疹、结缔组织病、红皮病型银屑病等重症皮肤病，常常用中西医结合的方法治疗，获得了良好的疗效。

在日常教学中徐老对年轻的中医同仁强调勤读古训，博采众长，主张多学科的学习，这是为了从中吸取妇科、儿科、耳鼻喉科等名医立方用药的理念，使之成为遵名医、善读书、勤总结、重实践的良医。

## 第三节　流派传承核心人物

### 一、流派创始人徐宜厚

1982 年 4 月，卫生部在衡阳市召开首次全国中医医院和高等中医院校建设的工作会议，明确提出"突出中医特色，发挥中医药优势，发展中医药事业"的指导方针，史称"衡阳会议"。自此以后，重新恢复武汉市中医院，徐老在院领导的支持下，始创中医皮肤科。期间主要做了五件大事，一是开办二期省内中医皮肤科研修班；二是受聘为湖北中医学院（现湖北中医药大学）教授，招收了三批四名硕士研究生；三是承担市卫生局中医皮肤科接力培养人才一名；四是对外开放，先后来院进修的有新加坡王葆方、英国赵星、印度尼西亚张赛英以及来自河南的周双印（后入籍新加坡）；五是1988年主持首届中医药治疗结缔组织病学术研讨会，当时出席会议的有四川的艾儒棣、北京李林、上海陈湘君等四十余人。会后徐老整理成"会议述要"，发表在《中国医药学报》（1988年6月）。

徐老是湖北省武汉市黄陂区人。1940年2月出生于劳动者家庭，由于社会动乱和家境贫寒，少年时期没有接触过良好的启蒙教育，在青年时期，却有幸接受了中医的系统教育，当时担任教学任务的老师，均是武汉地区的一代精英，院长是著名中医学家陆真翘。授课的老师有鲁介民（内经）、熊济川（儿科）、曾少达（妇科）、刘亦鸥（中药）、郭焕章（伤寒）、黄慧慈、王明章（针灸）、单苍桂（外科）、许晴宣、徐精诚（内科）、胡希文（温病）等。为徐老今后从事中医临床奠定了良好的理论基础。

## （一）名师指点，步入殿堂

1963年7月，徐老毕业于原武汉中医学院中医本科。由国家统一分配到武汉市中医院，跟随武汉名医单苍桂老先生，在侍诊的五六年中，单老教徐老诊病的技能，同时推荐必读的中医典籍，如《医宗金鉴·外科心法要诀》等。从这些医籍中了解到先贤的学术精髓，如陈远公对金银花的论述十分精辟与全面，王洪绪的小金丸、西黄丸、醒消丸、阳和汤等，只要辨证准确，效如桴鼓。20世纪70年代初，武汉皮肤科学会恢复活动时，我国现代皮肤科创始人之一，著名教育家于光远教授十分重视中医皮肤科在西医中的传播，在1次学术会议上，他请徐老讲中医治疗皮肤病的要点，其后，徐老时常拜望他老人家，印象最深的是在他的书房里看到这位年过七旬的老人对杂志、书籍认真批改的笔迹，这种孜孜不倦、严谨自学的精神使徐老终身受益。

1974~1975年经原北京医学院院长胡传揆教授介绍，徐老有幸跟随北京名医赵炳南老师学习。赵老用药精与专，宽与深，使徐老终身受益，至今难忘。曾用筛选法对赵老治疗红斑狼疮、湿疹的用药规律，进行过归纳与总结，另辟新径找到了准确的着力点。在北京期间，徐老曾多次到北京拜望胡老，胡老拿出一些中华人民共和国成立初期消灭性病的照片赠之，当时抱着好奇的心理，珍藏这些照片。随着时间的推移，20世纪70年代末，我国性病萌芽，并有泛滥的趋势，徐老才恍然悟到胡老的良苦用心。

1985 年，徐老应朱仁康研究员的邀请，参加《中医外科学》撰写与统稿，有机会聆听到朱仁康、张赞臣老前辈的谆谆教导。1987 年 7 月，在上海参加中医药国际学术会议期间，徐老专程拜访顾伯华老师，顾老亲笔签名赠予由他主编的《实用中医外科学》。

由此可见，徐老是一位十分幸运的人，在从事中医皮肤科的过程中，不仅亲聆多位中西医老前辈的教诲，而且目睹这些老前辈高尚的学风，正是由于有名师指点，徐老步入中医学的辉煌殿堂少走了许多弯路。

### （二）善于思考，勤于总结

徐老经常宁静思考，恩师的教诲，社会的培育，家人的扶持，使他在中医皮肤科领域取得了点滴的成绩。

徐老提倡慢性病的治疗以脾胃立论，以达阴阳逢源之效。综观历代文献，凡治杂病者，多从脏腑虚实立论，故而，对脏腑的生理、病理、立法、用药的论述，既丰富又详尽，给今人留下许多宝贵的遗训。然而，在众多论述中，尤对脾、肾更为关注。两者之中，不少医家推崇"善补肾者，当于脾胃求之"。徐老在治疗皮肤病中，牢记李东垣所云"治肝、心、肺、肾有余不足，或补或泻，唯益脾胃之药为切"。

### （三）采撷精华，为我所用

近代名医章次公说："各家学说，互有长短。自学者，不应厚此薄彼，而需取长补短。"章老之言，确为肺腑之语。徐老在临床中，发现皮肤病涉及多个学科，从人群而言，女性和小儿居多；从年龄而论，老者不少；从原患疾病所载，鼻咽等病常见。面对这样庞大而复杂的疾病谱，要求医者必须博采名家之论，弥补自身不足。女性患者，凡遇经、带、胎、产，在大多数情况下徐老采用北京刘奉五、广州罗元恺两位老先生的理法方药。刘老对妇科疾病偏于肝，并说"肝为五脏六腑之贼"，提出了治肝八法。罗老强调调理冲任与妇科的关系，将妇科病概括为虚实两大类。又如小儿患者，宗北京周慕新、上海董廷瑶两位老先生。周老认为幼儿湿疹内虚是发病的先决条件，然后依据证候剖析之：病在上者，多为风盛；病在下者，多为湿盛。初期宜散风、清热、化湿、凉血、解毒；后期宜养阴、润燥。董老对儿科用药提出了六字诀：轻（处方轻、用量轻）、巧（寻奇巧思，明其病因）、简（精简用药，切忌芜杂）、活（病变药变，首重灵活）、廉（但求疗效，毋论贵贱）、效（谙于医理，不负众望）。从两位前辈的宝贵经验中，徐老得到许多启发，如 1984 年 2 月 28 日，治一婴儿湿疹，利用验方三心导赤饮：栀子心、莲子心、连翘心、生甘草、蝉蜕各6g，灯心3扎，生地黄、淡竹叶、车前子各10g，赤小豆15g，黄芩3g。服药12天后，红斑消退，又服10天，90%皮损消退。后用健脾之剂调理月余。诸恙俱平。此方颇合董老所称六字诀。

众所周知，银屑病多与感染因素有关，特别是咽喉的炎症更为多见。对此，徐老遵照北京耿鉴庭、南京干祖望两位老前辈的经验，咽病用咽药、喉病用喉药，对于控制咽喉的炎症颇有功效。总之，平时勤奋读书，博采名家精华，临证才能触类旁通，为我所用，游刃有余。

### （四）中西互补，相得益彰

在20世纪70年代初期，徐老曾与著名皮肤病专家孙曾拯教授合作，抢救过许多危重皮肤患者，如亚急性系统性红斑狼疮（活动期）、重症多形红斑、落叶性天疱疮、Lyell's中毒性大疱性表皮坏死松懈症等。其基本思路是在大量给予皮质类固醇的同时，给予护心、滋阴、退热、解毒之类的中药。常能收到壮热退、皮损消、疗程短的效果。这种中西医互补，常能相得益彰。

### （五）从微入手，勤于总结

80年代中期，徐老遇见一例女性成人硬肿病，按痹证诊治月余，颈项、背部肌肤仍然漫肿发硬，如绳所缚。鉴于病变发生在膀胱经和督脉经的区域，徐老由此联想到是否与统一身之阳的督脉有关。查阅李时珍《奇经八脉考》，豁然开朗，方中加入通阳刚药，如鹿角片、肉桂、细辛等。15天后，患者颈项活动明显见好。按此思路而治愈。又如干燥综合征，从任脉论治，狼疮性肾炎中尿蛋白的大量丢失，从总束带脉施治。均有较好的效果。徐老将上述的心得与体会分别汇编在《徐宜厚皮肤病经验辑要》《徐宜厚皮科传心录》《中国现代百名中医临床家丛书·徐宜厚》等专著中。

### （六）回报社会，老树新花

2000年2月，徐老年满六旬，退休获准后，仍然勤于临床、读书、著述。在退休的10年间，他先后应邀赴广州、长沙、北京、大连、哈尔滨、山西、郑州、上海、深圳、香港、台湾等地讲学。2010年，应广东省中医药学会皮肤专业委员会邀请，在会上作了"略论中医育才的八大关系"，一是科班教育与师徒相授的关系；二是传统中医与西医学的关系；三是传统经典与专科名著的关系；四是医学理论与临床实践的关系；五是精于临证与熟谙药性的关系；六是急性病与慢性病的关系；七是实践总结与专科提高的关系；八是医学科普与专科专著的关系。随后推荐读书目录五大类：一是字典：许慎《说文解字》、张玉书《康熙字典》、李戎《中医难字字典》；二是专著：陈实功《外科正宗》、祁坤《外科大成》、吴谦《医宗金鉴·外科心法要诀》、陈远公《洞天奥旨·外科秘录》、余听鸿《外科医案汇编》、王洪绪《外科全生集》、顾世澄《疡医大全》、邹五峰《外科真诠》；三是综合类：巢元方《诸病源候论》、张景岳《景岳全书》、薛己《薛己医案》、唐容川《血证论》、程杏轩《医述》、李聪甫《金元四大家学术思想研究》、王新华《中国历代医论选》；四是中药类：李时珍《本草纲目》、庄国康《疡科本草》、杨仓良《毒药本草》、马子密《历代本草药性汇解》；五是西医专著：赵辨《临床皮肤病学》、美·R·B奥多姆《安德鲁斯临床皮肤病学·中文翻译版》。总之，徐老将自己平生所学和盘托出，希望对推动中医皮肤科学的发展尽绵薄之力。从1996~2001年，他应邀先后赴新加坡、马来西亚、英国、香港和台湾，参加学术会议及讲学。特别是在香港工作期间，凭借这个国际都市的平台，广交朋友，传播中医药治疗皮肤病的特长与优势。2000年应英国多尼克公司李燕萍女士之约，为海外同行编撰《中医皮肤病学》英文版，2004年在英国伦敦出版。2011年5月在湖南张家界世界中医联合会第二届中医皮肤科国际会议期间，一位来自美国的方一汉教授告知，有一位美国人抱着英文版《中医皮肤病学》兴奋地告诉她，我要跟你学中医皮肤科。2017年《中医皮肤病学》由日本东洋学术出版社译成日文出版发行。

徐老自嘲是一位接力赛跑的人员，既要继承古人遗产、又要准确地传递下去，让中医学在世界医林独放异彩。

## 二、流派传承与发展者

### （一）流派发展者

#### 1. 曾宪玉

曾宪玉，女，武汉市中西医结合医院（武汉市第一医院），硕士研究生导师，主任医师。从事皮肤科中西医结合临床、教学和科研工作24年，徐宜厚教授学术传承人。

曾宪玉教授1996~1999年师承徐宜厚教授门下攻读皮肤科中西医结合硕士学位，毕业后分配至武汉市中西医结合医院工作至今，2015~2017年再次跟随徐教授临证、查房深入学习。曾宪玉教授秉承徐教授学术思想，论治疾病宗徐教授"脾胃立论、阴阳逢源"的学术观点，遣方用药轻灵，平调寒温，时刻顾护脾胃之阳气，达祛邪不伤正、扶正不留邪之义。在面部皮肤病、血管炎、难治性过敏性疾病的治疗中，以脾胃为核心、传承徐宜厚教授对花类药、藤类药和动物类药物的应用经验，用之临床颇多效验。

曾宪玉教授秉承徐宜厚教授关于中医育才的规律，在掌握中医外科学、中医皮肤学的基础上，系统学习《伤寒论》《金匮要略》《脾胃论》《神农本草经》等中医经典著作，在传承徐宜厚教授学术思想的同时，力图融会贯通传统经典与专科名著；宗徐教授灵活应用经方与时方之旨义，先后跟诊国内多位经方大家，学习众先辈之所长，在理论和临床实践中不断探索皮损与全身辨证融合的辨证体系，寻求经典与皮肤专科的融合，努力提高中医药诊治皮肤病的临床疗效。

徐宜厚教授多年来笔耕不辍，著书立说，学术影响远扬海内外。曾宪玉教授遵徐师教诲，先后整理徐教授经验，主编出版《当代中医皮肤科名老专家丛书——徐宜厚》、参编出版《徐宜厚皮科文集》等书籍，并任副主编出版国家"十三五""十四五"《中医皮肤病学》规划教材等，培养硕士研究生 25 名。近年来主持国家自然科学基金 1 项，发表学术论文 40 余篇。多次应邀到香港中文大学中医学院授课。

### 2. 吴元胜

吴元胜，男，广东省中医院皮肤科主任医师，教授，广州中医药大学第二临床医学院博士研究生导师，主讲老师。从事皮肤科中西医结合临床、教学和科研工作 25 年，中医药专家徐宜厚先生学术传承人。

吴元胜教授 1995~1998 年在徐宜厚先生门下攻读皮肤科中西医结合临床硕士学位，该专业学位是新中国成立以来首次设立的硕士专业学位之一。吴元胜教授系统学习并整理了徐老师治疗皮肤病的学术思想。对徐老师博采众方、并擅制新方，因证立法，熔古今名方于一炉的学术实践极为推崇。不仅整理出从病因论方用药、七情致病用药、饮食不节致病用药的关系，还整理出皮肤损害用药经验。对徐老师斑疹用药、丘疹用药、结节用药、风团用药、水疱与大疱用药、色素沉着等用药，以及其他如花类药的适应证、藤类药的适应证等这些别具匠心的宝贵经验极为重视并运用于自己的临床实践中。

### 3. 林志秀（中国香港）

林志秀，香港中文大学中医学院院长，香港中西医结合医学研究所所长，香港注册中医师。

1987 年毕业于广州中医药大学医疗系，毕业后分配到广东省中医药研究所从事中医临床工作。1991 年赴英国学习语言，后进入伦敦大学国王学院（King's College London）攻读生药学哲学博士学位，并于 1999 年获得博士学位。

1998~2002年受聘于英国中萨大学（Middlesex University London）传统医学系，任职中医学高级讲师，从事中医药和针灸的基础和临床教学工作，并担任该课程主任。2003年加入香港中文大学中医学院，历任助理教授、博士生导师、副教授和教授，自2022年8月至今出任该院院长。另外从2017年至今兼任中文大学香港中西医结合医学研究所所长，主理该所的临床研究工作。2007年起有幸跟随全国名老中医、著名中医皮肤病专家、汉上徐氏皮科流派创始人徐宜厚教授，以及英国著名皮肤科专家罗鼎辉医生学习，并多次到武汉市跟随徐老门诊，得以耳提面命，在诊治湿疹、特应性皮炎、银屑病和痤疮等常见皮肤科疾病方面深得其传，诊治各类皮肤疾病的临证水平和用药技巧也得以大幅提升。至今为止在国内外学术刊物上发表中医药研究论文250多篇，参编中医皮肤科专著4部。

## （二）流派其他传承人

### 1. 徐爱琴

徐爱琴，女，1962年9月出生，武汉市中医医院皮肤科主任医师，教授，湖北中医药大学硕士研究生导师。1996年徐爱琴作为武汉市卫生局第一届人才接力计划的入选者，非常有幸成为徐宜厚老师学术经验的传承人。在临床跟诊学习过程中，亲耳聆听徐老师对其学术思想的讲解，领略了名医大家的诊病风采，并保存、整理临床的有效病例。2018年徐爱琴担任全国名老中医药专家徐宜厚传承工作室负责人，全面继承、整理徐宜厚老师治疗皮肤病的临床经验，作为主编，于2021年出版36万字的专著《徐宜厚皮肤病医案选》。徐爱琴多年来跟随名老中医徐宜厚老师学习，深得汉上徐氏皮科流派的真传，从事中医皮肤科临床工作30余年，以老师为楷模，热爱中医事业，熟读历代重要典籍和各家学说，在老师熏陶和影响下，尤其对李东垣"脾胃内伤，百病由生"的理论体会颇深。在临床诊疗中，渊源于李杲"治肝、心、肺、肾，有余不足，或补或泻，唯益脾胃之药为切"的理论，重视脾胃，顾护后天，善于运用调理脾胃之法治疗各种皮肤病。在运用纯中药治疗皮肤病方面，积累了丰富的经验，奠定了深厚的中医功底，擅长治疗各种疑难皮肤病，特别是对痤疮、脱发、顽固性湿疹、银屑病、荨麻疹等疾病的治疗颇有心得，尤其是应用中药配合针灸治疗疑难性皮肤病，卓有成效，积累了丰富的临床经验。

### 2. 王葆方（新加坡）

王葆方，男，1953年生人。1978年毕业于新加坡中医学院，1985年师从武汉市中医院皮肤科徐宜厚教授。1995年于天津中医药大学硕士毕业，1999年于黑龙江中医药大学博士毕业。1989 年创立宝方内科针灸药房至今。1988~1998 任新加坡中医师公会理事，任公会属下中华医院医务、药物主任，中医学院教务主任。2000~2006 年任新加坡中华医学会副会长，2007~2008 年任新加坡中华医学会会长，2009~2013 年任新加坡中华医学会署理会长，2007 年任世界中医药联合会常务理事，2012 年任世界中医药联合会皮肤科分会副会长，2009 年任马来西亚南方大学学院中医系中医顾问，新加坡南洋理工大学生命科学院顾问医师兼资深临床导师。2014 年任中华医学会附属专科中医院院长。与徐师共同创作，著有《皮肤病针灸治疗学》（与徐宜厚合著）、《皮肤病中医诊疗学》（与徐宜厚合著）等书。

### 3. 周双印（新加坡）

周双印，男，1963 年生人，原籍中国，1992 年定居新加坡，医学博士。先后毕业于原河南省新乡地区卫生学校、河南中医药大学、中国中医科学院。目前为"新加坡双印中医诊疗中心"全职驻诊医师和负责人。现任世界中医联合会皮肤科学术委员会常务理事；新加坡中医药促进会理事兼针推研究院院长；新加坡中华医学会理事兼《国际中医》杂志总编。

1982 年开始从事中医临床工作。1984 年奔赴武汉追随中国当代中医皮肤科专家徐宜厚教授学习。徐老的"简、便、灵、验"方药，以及对皮肤科疑难杂症的临证心得，以及徐老的忘我敬业精神和对学术的饥渴追求，严谨的治学态度，都给年轻的周双印留下了深刻的印象，并对其未来的发展方向和个人学术思想的形成起到了关键的作用。徐老临证时讲究辨病与辨证，辨证施治与专方专药结合；用药强调贴合病证，不拘一格。重视审因、脏腑、经络、刚柔、皮损、配对、表里等，尤其对花类药、藤类药在皮肤病的应用更具心得。在周双印长期的临床工作中，徐老的诊治思想和用药经验如影相随，始终起着指导作用。除此之外周双印在学习过程中拜访多位中医名医名家，从而在临床上得到了长足的进步。

周双印从事中医临床工作 40 余年，对中医药治疗各类皮肤病深得汉上徐氏皮科流派的真传（尤其对特应性皮炎、红斑狼疮的治疗深具心得，疗效独特），同时对心血管病、脾胃病、肾病等疑难杂病也有着较深的造诣，积累了丰富的临床经验，每天来自世界各地的病患应接不暇，在整个东南亚地区享有很高的声誉。

曾公开发表医学论文 40 余篇。参与多部中医学专著的编写。

### 4. 刘长清

刘长清，男，武汉市中医院皮肤科副主任医师。1984 年中医专业本科毕业后分配到武汉市中医院皮肤科。在青年时代接受徐主任学术思想的影响，跟随徐老的脚步，在接诊和查房之余接受了徐老对皮科治病辨证方法的指导，其中多是徐老的宝贵经验。1997年徐宜厚教授被评为第二批全国老中医药专家学术经验继承工作指导老师，刘长清有幸成为其学术经验继承人，在三年随师侍诊中细心领会徐老临证中的辨证思路和方法，以及遣方用药的神韵，系统学习和继承徐老的学术思想。在从事中医皮肤病诊疗40年，常以徐老学术思想指导临床工作，对急性皮肤病以卫气营血为辨证依据，对慢性皮肤病以李东垣脾胃论而论治，善用花类药治疗面部皮肤病、用藤类药治疗皮肤血管类病，用奇经八脉理论治疗疑难皮肤病和毛发类皮肤病，同时也常用徐老经验方治疗常见皮肤病。时时铭记师训，白天诊病，夜间读书，研究病证，反省诊治失误，终有所得。

### 5. 马新华

马新华，中西医结合临床医学硕士，副主任医师，温州医科大学附属第二医院皮肤科主任兼温州医科大学附属台州妇女儿童医院皮肤科主任，中国康复医学会儿童组委员，浙江省医师协会皮肤分会委员，中华医学会浙江省激光医学分会委员，温州中西医结合学会皮肤科分会副主任委员。

马新华精心阅读了徐老的《皮肤病中医诊疗学》，在门诊中，他认真体会徐老的处方用药，深刻体会徐老的用药心得，并记录在笔记本上，然后对照徐老的著作《徐宜厚皮肤病用药心得十讲》，回忆当时的处方用药和患者病情，每每更有体会，书常读常新，对其后来的临床处方有终身指导作用。

马新华善于运用经方，结合西医学，在治疗痤疮、斑秃、特应性皮炎方面有自己独到的经验，在临证中注重对身体体质的调理和治疗。

### 6. 杨晓娜（美国）

杨晓娜医师先后毕业于河北中医学院及湖北中医药大学，师从著名皮肤科专家徐宜厚教授，取得中西医结合临床皮肤科硕士学位，毕业后任职于天津市长征医院十余年，后移民美国，取得美国中医师执照。在美国十余年临床工作中，深刻感受到中医药对常见皮肤病的独特疗效，对徐老提出的皮肤损害是辨别皮肤病的突破口及脾胃在皮肤科的中心地位这些宝贵经验有深刻认识，尤其对一些慢性湿疹、痤疮、脂溢性皮炎、斑秃、银屑病、黄褐斑的患者，遵循徐老提出的清热、滋阴及和法治则，取得了明显疗效，让患者看到了希望。

### 7. 李凯

李凯，副主任医师，武汉市中西医结合医院（武汉市第一医院）皮肤科皮肤溃疡、血管炎专病负责人。从事中医皮肤科临床、教学、科研 20 年，徐宜厚教授学术继承人。

任世界中医药学会联合会方药量效委员会常务理事、中华中医药学会皮肤科分会常务委员等学术兼职。多次获得武汉市中西医结合医院"中医之星"称号。擅长经方治疗内科及皮肤科疑难杂症。徐宜厚教授 2015~2017 年受聘于武汉市中西医结合医院任皮肤科首席专家，从事教学查房工作，李凯副主任医师跟随徐教授查房，并多次面听徐教授专题授课，深受其学术思想影响，系统学习徐宜厚教授学术思想后将皮疹辨证与经方六经辨证结合，临床治疗大量疑难重症皮肤病及内科疾病。主编出版专著 1 本，主持参与国家、省市级课题多项，参与中医外治国家标准制定工作，为主要起草人及项目秘书。

## 附 传承图谱

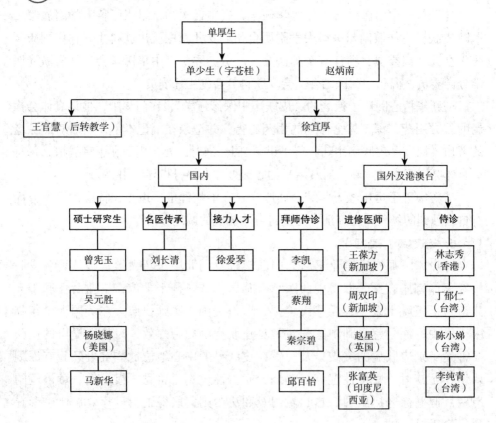

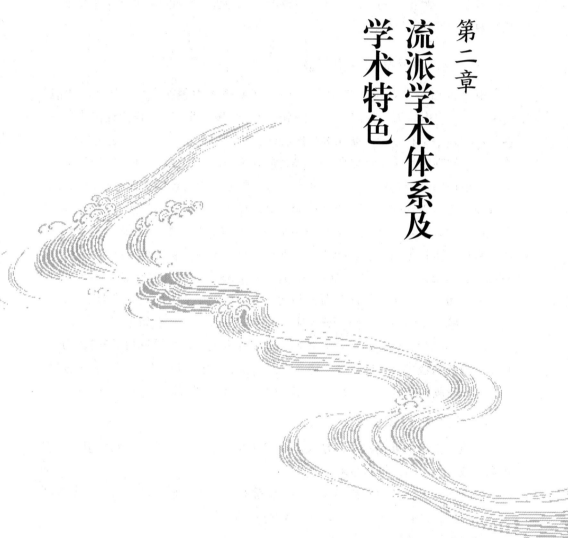

# 第二章 流派学术体系及学术特色

# 第一节  学术体系

武汉历称九省通衢，全国各种流派均有体现。徐老本着凡为医者必有三师：良师益友，一师也；书本，二师也；患者，三师也。因此汉派的学术体系凸显相互融合、各取所长的特点。

## 一、急性皮肤病遵从卫气营血

卫气营血辨证：卫气营血的名称，首见于《内经》，主要指生理功能。清·叶天士引申其为一种辨证方法，用来阐述温病的演变，以供辨证用药参考。在临床实践中，有不少皮肤病的临床表现也可以用卫、气、营、血分类加以分析：①整体观：发热是许多急性皮肤病常见的证候，实证多系阳热亢盛，邪在气分；虚证则为余热留恋阴分，邪在营血。昏谵是神昏谵语的简称，大凡系统性红斑狼疮所表现的昏谵，或者昏愦不语，呼之不应，身体灼热等，病位多在心包络经，是热邪逆传或内陷的一种表现。痉厥，痉指肢体抽搐，牙关紧闭，甚者角弓反张；厥指四肢逆冷或昏迷不省人事，系由热毒亢盛，精血亏损，水不涵木，虚风内旋所致。②局部征：斑，压之褪色，为气分有热；压之不褪，为血分有瘀；如肤色艳红如鸡冠或胭脂，均为热毒炽盛；黑斑为热毒之极，最为重险。疹，多因风热血热，或湿阻。前者病位在胃，后者病位在肺。舌质红标志热邪渐入营分；舌质绛是热邪入营较深的表现。苔主要反映卫分和气分的病变，白苔病轻浅；白霉苔是危笃之兆；黄苔主里热，候气分之邪，多实多热；苔黑焦燥起刺，质地干涩苍老，系大热大毒，或热劫真阴。

### （一）卫分证候

特点：卫，卫外的意思，是人体抵御外邪的第一道防线。风邪犯卫，营卫不和，或卫气不固，外邪易袭。

临床表现：风热可见红色风团，自觉瘙痒，甚者面唇俱肿；风寒则见淡红或苍白风团；伴有轻度发热、头痛、咽喉不适等。

常见病种：荨麻疹、唇风等。

### （二）气分证候

特点：热邪由表入里，表现为邪正交争和热郁气机两方面，但由于脏腑部位的不同，反映出来的症候也是多种多样的。

临床表现：连日壮热不退，皮肤焮红，状如地图，或者遍布周身，伴口干喜饮，大便燥结。

常见病种：详见表2-1。

表2-1　常见病种与气分病机

| 类 型 | 病 机 | 常见病种 |
|------|------|--------|
| 肺 | 肺热壅遏 | 瘾疹（急性荨麻疹） |
| 胃 | 胃热亢盛，正邪交争 | 诸物中毒（中毒性红斑） |
| 胆 | 热郁少阳，湿热相搏 | 缠腰火丹（带状疱疹） |
| 脾 | 脾湿不化，湿邪蕴热 | 慢性丹毒 |

### （三）营分证候

特点：正气虚弱，津液匮乏，病邪乘虚内陷，或毒热入营。

临床表现：大片红斑，大疱，水疱，高热，烦躁，口不甚渴，谵语等。

常见病种：温毒发斑（亚急性系统性红斑狼疮）、大疱性多形红斑、风毒肿（药疹）等。

### （四）血分证候

特点：热邪熏灼血分，血热炽盛，迫血妄行，血溢成斑；此外，还会心神受扰，进入危笃阶段。

临床表现：皮肤紫斑，多种出血证候群，如齿衄、便血、溺血，甚则发狂或昏迷不醒。

常见病种：紫癜、继发性红皮病、温毒发斑（亚急性系统性红斑狼疮脑损害）。

## 二、慢性皮肤病师从脾胃学说

综观历代文献，凡治杂病者多从脏腑虚实立论，故而，对脏腑的生理、病理、立法、用药的论述，既丰富又详尽，给今人留下许多宝贵的遗训。然而，在众多的论述中，尤对脾、肾更为关注，前者被称为"后天之本"，后者则谓之"先天之本"，两者之中，不少医家推崇"善补肾者，当于脾胃求之"的主张（《怡堂散记》）。金元时代的李杲师承张元素的医学理论和经验，并加以阐扬和发展，创立了"脾胃学说"，成为补土派的创始人。后世王海藏、薛立斋、赵献可、张景岳、叶天士等名家依据"胃属燥土"、恶燥喜润的特性，提出了甘平或甘凉濡润胃阴、利于通降的法则，推进了脾胃学说的创新与完善。徐老及其继承者在皮肤病诊疗中，源于李杲"治肝、心、肺、肾，有余不足，或补或泻，唯益脾胃之药为切"（《脾胃论·胃胜衰论》），以此为指导思想，应用于临床实践，常获良效。

## （一）脾胃学说在皮肤科中的地位

《素问》曰："肺者，气之本，魄之处也，其华在毛，其充在皮，为阴中之太阴，通于秋气。"《医参》曰："树木之精气得以上行者，皮壳为之也；人身之精气得以外达者，腠理为之也。形唯皮易死，亦易生。"今人多据此理论指导变态反应性皮肤病的诊疗，已成共识。不过，尚有较多的皮肤病亦可从脾胃学说中寻找诊疗的新思路或启迪。

## （二）脾胃与肤腠

从生理上讲，"气者，上焦开发，宣五味，熏肤，充身，泽毛，若雾露之溉。气或乖错，人何以生，病从脾胃生者"（《脾胃论·脾胃虚实传变论》）。主张升阳益气，升阳足以御外，益气足以强中，不论病之虚实传变，均应以脾胃为本。从病理上讲，"气弱自汗，四肢发热或大便泄泻，或皮毛枯槁，发脱落，从黄芪建中汤"（《脾胃论·脾胃胜衰论》）。又云"胃气一虚，耳、目、口、鼻俱为之病"（《脾胃论·脾胃虚实传变论》）。说明肤腠虚乃至九窍之病，无不与胃中之气的亏虚，以及营养不足有着密切的内在联系。这是由于脾胃既虚，不能顾护肺气，机体防御功能减弱，各种病邪易于侵害，诚如《内经》所说，"邪之所凑，其气必虚""正气存内，邪不可干"，足以证实外因通过内因而起作用的邪正发病学，是具有普遍指导意义的。

## （三）脾胃与皮肤病

皮肤病种类繁多，但从发病机制而言，不外乎四种情况：一是六淫外邪，二是劳倦所伤，三是饮食失常，四是情志不遂。四者皆与脾胃有关。"是知脾胃实，诸病皆实。脾胃虚，诸病皆虚。此医家之大关也"（《医权初编》）。李杲在其著作中，略举数例以佐证，如瘾疹、荨麻疹，方用消风散；瘰疬（瘰疬皮肤结核），痰火结聚，血滞经络，病位在心、脾两经受邪，病变居阳明经循行区域，选升阳调经汤；病变居少阳经循行区域，选连翘散坚汤。此外，还有眼睑赤烂（睑缘炎）、脱发、酒毒（酒性红斑）、湿疡（湿疹）、耳疾、鼻疾等，充分反映脾胃学说与皮肤病的发生有着密切的关系。故"凡欲察病者，必须先察胃气；凡欲治疗者，必须常顾胃气；胃气无损，诸可无虑"（《景岳全书》）。

## （四）脾胃用药特点

《医验录》曰："医之权衡，在于用药；药之妙用，期于对症。"脾胃学说论述用药法则，颇具特色，归纳其要有四。

### 1. 升降

李杲将自然界阳升阴降的规律，引申到医学领域。脾胃中的水谷精气，清中清的上升以清养肺气，保持上焦的滋润，清阳之气升浮，则耳、目、口、鼻诸上窍通利；清中浊的则润泽皮肤、坚固腠理、充实骨髓，流归于五脏六腑。依据上述脾胃是阴阳升降枢纽的医理，大抵辛甘发散为阳，主升；酸苦涌泄为阴，主降。此外，李氏还告诫医者，治法用药若不照升降沉浮之理，当升反降，当浮反沉，就会对机体无益反损。清代叶天士深谙其奥，他说："脾胃之病，虚实寒热，宜燥宜润，固当详辨。其于升降二字，尤为紧要"（《临证指南医案》）。

### 2. 补泻

"火与元气不两立"和升脾阳与降脾阴火的辨证实质，决定了在升运脾阳、扶益元气的同时，还需直泻阴火，否则阴火不安其位，反致上乘脾胃。李氏以补脾胃泻阴火升阳汤为例，该方在一派辛甘升浮药味之中，佐用了芩、连、石膏。又如升阳益胃汤于甘温辛散而又同用白芍、黄连等，均在补益之中，注意泻降的问题。不过，在这种补泻之中，唯以脾胃为关键。王安说："阴阳形气俱不足者，调以甘药。甘之一字，圣人用意深矣。盖药食于人，必先脾胃，而后五脏得禀其气。胃气强，则五脏俱盛，胃气弱，则五脏俱衰。胃属土而喜甘，故中气不足者，非甘温不可。土强则金旺，金旺则水充，此所以土为万物之母，而阴阳俱虚者，必调以甘药也。"

### 3. 厚薄

李杲说："凡药之所用，皆以气味为主，补泻在味，随时换气。气薄者为阳中之阴，气厚者为阳中之阳；味薄者为阴中之阳，味厚者为阴中之阴……酸、苦、咸之热者，为阴中之阳……一物之内，气味兼有，一药之中，理性具焉。主对治疗，由是而出"（《脾胃论·君臣佐使》）。李氏之言，精辟阐述了药物在摄取自然界气质的过程中，决定了气味厚薄属性的不同，从气味分辨阴阳，凡辛、甘、淡为味之阳，酸、苦、咸为味之阴。鉴于疾病之表里、寒热、虚实各异，还要依据病情的演变去更换气厚或气薄的药物相配伍，这种气与味、厚与薄相生相成之理，皆由阴阳变化衍生。李中梓按照病之阴阳，分别列出气味厚薄宜忌药物名单，迄今仍有临床指导价值。胃阳虚宜温通，如橘红、厚朴、益智、枳壳、半夏曲、草豆蔻、苏子、谷芽；若守补则壅，忌炙甘草、焦白术、炮姜；脾阳虚宜香燥，如砂仁、丁香、木香、白术、半夏、神曲、薏苡仁、橘白、鸡内金，若腻补则滞，忌地黄、萸肉等；脾胃有虚宜清润，如沙参、扁豆子、石斛、玉竹、当归、白芍、麻仁、粳米、大麦仁；若消导则耗气劫液，忌枳、朴、楂肉、萝卜籽、曲蘖（《类证治裁》）。

### 4. 随时加减

《脾胃论·随时加减用药法》一节，以清暑益气汤加基础方，分析四时加减用药的法则，尽管不够全面和完美，但其中心依然是以脾胃虚弱为基础而化裁的。这是本着脾胃学说的核心，"凡治百病，胃气实者，攻之则去，而疾易愈；胃气虚者，攻之不去。盖胃本虚，攻之而胃气益弱，反不能行其药力，而病所以自加也。非药不能去病也，胃气不行药力故也"（《医述》）。

综上所述，调治脾胃病的用药大法需从四个方面去辩识，其一升脾阳与降阴火的辩证关系；其二甘温除热的机制认识；其三形气不足当补，形气有余当泻；其四内伤用药的宜忌。李杲这种探讨具体用药的大法，对于包括皮肤病在内的杂病，堪称为理论与实践相结合的典范。

## （五）脾胃论治十四法

古人谓："食而不化，责在脾；不能食，责在胃。脾以健而运，胃以通为补。健脾宜升，通胃宜降"（《医经余论》）。然而，脾与胃又各有阴阳偏盛之别，胜衰传变之异，救本虚实的不同，故而脾胃论治之法较少，结合皮肤病的特点，摘要叙述如下。

### 1. 健脾益气法

如脾虚气弱，卫阳不固，外邪易乘营卫之间。邪气游走肤腠逐致皮肤瘙痒，若遇风遇冷，痒感更为明显，兼见气短乏力，倦怠懒言；脉象虚细且弱，舌质淡红，苔薄白等。常见病：寒冷性荨麻疹、冬季皮肤瘙痒症。方选人参健脾汤，药用黄芪、党参、土炒白术、陈皮、防风、茯苓、荆芥、砂仁（后下）、炒枳壳、玫瑰花、甘草、炒黄连、广木香等。

### 2. 扶脾化湿法

如脾气虚亏，运化失职，湿浊之邪，循经上行壅于面则肤色暗晦；下趋于胫，则渗液腐烂；流窜肤腠则血疱疹，寝发而痒，兼有脘腹胀满、纳谷不香、身重乏力等症，脉象濡细，舌质淡红少华，苔薄白且滑，常见病：黄褐斑、湿疹、湿疹样皮炎、静脉曲张综合征。方选益脾散、二妙丸合裁，药用陈皮、青皮、白术、薏苡仁、泽泻、苍术、黄柏、神曲、赤小豆、茵陈、泽兰、蝉蜕、僵蚕。

### 3. 扶脾化痰法

如脾阳不振，痰浊互结，阻滞经络而结块不化，肤色或淡红或苍白，压之微痛；兼有口淡乏味、四肢乏力、不任劳作等症；脉象细弱，舌质淡红微胖有齿痕，苔薄白，宜扶脾化痰。常见病：狼疮性脂膜炎、结节性红斑、硬红斑、慢性丹毒。方选二陈汤、益中汤合裁。药用陈皮、人参、白术、法半夏、茯苓、僵蚕、香附、黄芪、橘络、浙贝母、枳壳、甘草。

### 4. 扶脾固表法

如脾胃两虚，湿热内蕴，复遭风邪外袭，遂在四肢或腰骶等处，可见大小不等的风团或丘疱疹；自觉瘙痒时轻时重，部分搔破则渗液结痂，兼有神疲倦怠，或心烦意乱等症，脉象濡散，舌质微红，苔薄黄。常见病：慢性荨麻疹、丘疹性荨麻疹、痒疹。方选验方枳术赤豆饮。药用炒白术、炒枳壳、蝉蜕、赤芍、防风、茯苓皮、冬瓜皮、黄芪、莲子心、荆芥、白鲜皮、赤小豆。

### 5. 清脾泻火法

如脾胃实热，壅滞中焦，使其清阳不升，浊阴不降，遂致循行区域如口唇四周或面颊两侧，骤发红斑、丘疹、丘疱疹，甚则小脓疱等；兼有口臭、大便秘结；脉象弦数，舌质红，苔薄黄。常见病：口周皮炎、多腔性湿疹、脓疱性痤疮、酒渣鼻、脂溢性皮炎（湿疹）。方选验方变通泻黄散。药用藿香、佩兰、生石膏、焦山栀、黄芩、炒槐花、红花、凌霄花、防风、升麻、甘草、熟大黄。

### 6. 清胃泄热法

如胃火亢盛，复感风热外邪，上冲则牙龈红肿疼痛，或风火头痛；扑肤则皮肤弥漫猩红，自觉痒如芒锋所扎；伴有发热、口干、大便干结；脉象洪大，舌质红，苔薄黄或微干，宜清胃泄热。常见病：夏季皮炎、药疹（猩红热样）、中毒性红斑、酒性红斑、蔬菜—日光性皮炎。方选验方变通白虎汤。药用生石膏、知母、山药、甘草、绿豆衣、竹叶、灯心、沙参、紫草、白茅根、丹皮、生地黄、黄连。

### 7. 和胃除湿法

如恣食生冷或甘肥之物，致使胃中湿热互蕴，外窜肤表则见皮肤焮红、丘疱疹、渗出、糜烂、苔藓样变，相迭而生；自觉痒感时轻时重，呈阵发性，兼有脘腹胀满、口淡乏味；脉象濡数，舌质淡，苔白或腻，宜和胃除湿。常见病：慢性盘状湿疹、局限性神经性皮炎、肠源性指端皮炎、湿性脂溢性脱发。方选和中汤加减。药用藿香、陈皮、苍术、茯苓、厚朴、砂仁、姜半夏、木香、炒枳壳、猪苓、干姜、黄连、淡茱萸。

### 8. 补中益气法

如脾阳虚馁，寒湿内停，肤腠空虚，外不能御六淫之邪，内难运湿浊之物，则见四肢沉重，腹中隐痛，大便溏泄，纳谷乏味，肤色少华，甚则晦暗，严重时还会发生皮肤肿硬肌肉漫疼等症。脉象弦细而涩，舌质淡，苔薄白。常见病：弥漫性系统性硬皮病、雷诺病、慢性荨麻疹、黑变病、皮肌炎（中期）。方选变通补中汤。药用人参、黄芪、当归、柴胡、升麻、茯苓、陈皮、熟地黄、九香虫、玫瑰花、五味子、丹参、苍术、炙甘草等。

### 9. 益气温阳法

如脾胃虚弱，阳气不生，五脏之气不生，脾病下流乘肾，则肾阳不振，令肌肤浮肿，步履艰难，或者肾色外露，兼有形寒怕冷、四肢不温、精神疲惫等症，面色如灰似尘甚至晦暗，脉象沉细且迟，舌质淡红，苔少。常见病：狼疮性肾炎、弥漫性系统性硬皮病、黑变病、寒冷性荨麻疹等。方选验方变通八味汤。药用制附子、肉桂、鹿角片（胶）、山茱萸、山药、黄芪、白术、炙甘草、益母草、丹参、活血藤、九香虫、防风、熟地黄。

### 10. 滋阴润燥法

如脾湿肺燥之人，不论是湿从外感，或者湿从内生，均能致使机体内的阴中之火易于外达于肤腠。古人谓：燥极似湿，湿极似燥，即燥湿同形同病。表现在皮肤上红色丘疹、丘疱疹、渗出、糜烂，甚者浸淫流水，越腐越痒，旷久难愈。兼有剧痒、烦渴、手足心热，小便短少，脉象细数，舌质红，苔少或无苔。常见病：传染性湿疹样皮炎、自身敏感性湿疹、口周湿疹、泛发性湿疹样皮炎等。方选滋阴除湿汤加减。药用生地黄、炒赤芍、玉竹、炒丹皮、茯苓皮、贝母、泽泻、地骨皮、苦参、柴胡、黄芩、蝉蜕、茵陈。

### 11. 扶脾保肺法

如虚损之人，多为阴火所烁，津液不足，筋、脉、皮、骨等皆无所养，症见皮肤干燥，糠秕状鳞屑，落之又生，严重时还会出现粗糙，皲裂，口干鼻燥，毛发枯槁焦黄，关节肌肉酸痛，兼有瘙痒，入夜尤重，咽干唇焦，心烦易怒，小便短黄，脉象弦细数，舌质红少津或有裂纹，苔少或无苔。常见病：干燥综合征、毛发红糠疹、老年性瘙痒病、鱼鳞病等。方选理脾阴方。药用人参、紫河车、白芍、茯苓、扁豆、橘红、干地黄、天冬、麦冬、紫菀、当归、黄芪、枸杞子、玄参。

### 12. 疏肝益脾法

如脾气不足，血生少源，难以滋养肝燥，遂致筋失濡润，疣赘丛生。其在肤者可见扁平丘疹、斑丘疹，表面平滑或粗糙似莲心，数目多少不一，揭去痂甲，或有污血外渗或溃疡，深浅各异，兼有心烦易怒，夜难入睡，女性常伴月经不调；脉象弦数，舌质淡红，苔少或薄白。常见病：寻常疣、扁平疣、鳞状上皮细胞癌、慢性盘状红斑狼疮。方选归脾汤、逍遥散化裁。药用黄芪、白术、茯苓、当归、党参、干地黄、炒白芍、柴胡、炒丹皮、焦山栀、麦冬、五味子、赤小豆、甘草、炒谷芽、炒麦芽。

### 13. 清心泻火法

如恣食辛辣炙煿食物，导致心火偏亢，火伤元气，脾阴被劫，热移于肤，症见红色丘疹、斑丘疹遍布周身，偏于燥者则红斑融合成片，状如地图；偏于湿者则黄水浸淫，糜烂，结痂；兼有瘙痒无度，烦躁不安，溺黄短少，口舌生疮；脉象细数，舌质红，苔薄黄或黄焦。常见病：婴儿湿疹、银屑病（血热型）、中毒性红斑、疱疹样皮炎、脓疱疮、丹毒等。方选验方三心导赤散。药用连翘心、山栀心、莲子心、生地黄、丹皮、蝉蜕、琥珀、车前草、甘草梢、紫草、白茅根、茯苓皮、灯心。

### 14. 温阳通痹法

张景岳说："若因劳犯寒，而寒伤脾胃者，尤酷尤甚。"如元气既损，脾肾阳衰，复遭寒邪侵袭，经络瘀阻，常能导致内外俱病。在外者，肤腠木硬，肢端苍白或冰冷；在内者，面色㿠白，神疲乏力，少食，齿摇发落，性欲减退，小便清长，畏寒，脉象沉细无力，舌质淡白，苔少。常见病：弥漫性系统性硬皮病、重叠综合征（SLE+PSS 或 SLE+RF）。方选验方温阳通痹方。药用黄芪、山药、赤芍、党参、当归、丹参、茯苓、白术、陈皮、桂枝、路路通、制川乌、制草乌、炙甘草、鹿角片（胶）、干地黄。

## 三、疑难性皮肤病效仿奇经八脉

《奇经八脉考》是李时珍在著述《本草纲目》之外的又一本重要专著。李氏在这本书中，对奇经八脉旁征博引，论据翔实，素为后世医学家、养生家所赞赏。特别是清代叶天士将李氏论述引入内、妇科，辨证用药多有创造性发挥。徐老及其传承人在两贤的启迪下，运用奇经八脉指导疑难性皮肤病的诊疗，效验恒多。

### （一）李时珍对奇经八脉的贡献

奇经八脉是经络学说的重要组成部分，最早散见于《内经》《难经》《针灸甲乙经》《备急千金要方》《外台秘要》《十四经发挥》诸书，虽有阐述，但不够系统，不够精详。李氏有鉴于此，博采众家之长，特作《奇经八脉考》，使这一理论大为丰富。诚如吴哲所说，"奇经八脉，闻之旧矣，不解其奥。今读濒湖李氏八脉考原委精详，经络贯彻，顿觉蒙开塞决，胸次豁然，诚仙医二家入室之指南也。"李氏《奇经八脉考》一书的主要贡献集中反映在以下3个方面。

### 1. 奇经八脉循行条理化

一般而论，经脉为里，支而横者为络；经脉多行于深部；络脉多散于浅部。奇经，奇，异也，是指有别于十二正经而言，别道奇行。譬喻：阳维起于诸阳之会，自外踝上行于卫，主表，譬喻为天（乾）；阴维起于诸阴之交，由内踝上行于营，主里，譬喻为地（坤），总为一身之纲维。阳跷起于跟中，循外踝上行于身之左右，主一身左右之阳。阴跷起于跟中，循内踝上行于身之左右，主一身左右之阴，譬喻东西两边，总主周身关节之矫健。督脉起于会阴，循背而行于身后，系阳脉之总督；任脉起于会阴，循腹而行于身前，系阴脉之承任。冲脉起于会阴，夹脐而行，直冲而上，为诸脉之冲要。冲、任、督主身之前后，譬喻南北两面。带脉则横围于腰，状如束带，总约诸脉，故尔譬仿六合（上下东西南北）之中。由此可见正经与奇经构成了人体经络的深浅、纵横及其相互既有关联，又有区别的沟渠湖泽，这种网络系统可供流溢气血，内溉脏腑，外濡腠理。

### 2. 八脉的病理系统化

八脉指阴维、阳维、阴跷、阳跷、冲、任、督、带。

（1）二维病　阴阳相维，则营卫和谐。营卫不谐常会导致二维为病。阳维受邪，病在表；阴维受邪，病在里；前者用桂枝汤；后者病在太阴用理中汤，病在少阴用四逆汤，病在厥阴用当归四逆汤。

（2）二跷病　总的来说，阴跷为病，阳缓而阴急。阳跷为病，阴缓而阳急。具体言之，二跷病证多发生在头目和四肢，尤以下肢居多，其重点在脑。此外，还当注意阴阳跷脉交会于目，且呈左右交叉的关系，诊疗时定要熟记这一特性。

（3）冲脉病　冲为经脉之海，又名血海。大凡逆气里急和毛发疾病皆与冲脉的盛衰密切相关。

（4）任脉病　任，保也，又与"妊"相通。主男女生殖器及肛门、尿道、咽喉部病症。

（5）督脉病　督，都也，为阳脉之都纲。主脑、脊病症。

（6）带脉病　带，绅也……象系珮之形。主腰腹胀满、下肢不利及带下、白淫、疝气、崩漏等。

综合上述，奇经八脉的病症既包括妇科疾病，又涉及运动、神经、内分泌等多种疾病。

### 3. 选用药物规范化

在前贤遗教的基础上，李氏《奇经八脉考》将八脉病的选方用药进一步规范化。如李氏注解二维病指出：寒热在表，有汗用桂枝汤，无汗用麻黄汤；邪在半表半里用小柴胡汤加减……凡寒痛，兼少阴及任脉者用四逆汤；兼厥阴者用当归四逆汤；兼太阴者用理中汤。凡热痛，兼太阴及任脉者用金铃散、延胡索散；兼厥阴者用失笑散；兼太阴者用承气汤，若营卫内伤，兼夫任冲，手厥阴者宜四物汤、养营汤、妙香散等。此外，对其他六脉病症均详尽列举了针灸和方药，为今人探索八脉病辨证用药的规律铺垫了基石。

## （二）奇经八脉对皮肤病诊疗的意义

奇经八脉对妇科的重大影响，世人皆知；然而，对皮肤病诊疗的指导意义，探索不多。徐老认为奇经八脉既有十二经、十五络的属性，又有十二经十五络不可替代的特性，尤其是对某些疑难性皮肤病，若能运用奇经八脉予以指导，其疗效非同凡响。其指导意义主要体现在以下 3 个方面。

### 1. 病变部位

皮肤病的发生，通常与体表经络循行和部位息息相关。从经络循行剖析，腹、胸区域属冲脉；腹旁区域属阴维；腰侧区域属带脉；头、肩区域属阳维；脊背正中属督脉；下肢外侧属阳跷；下肢内侧属阴跷；腹、胸正中属任脉。从脏腑学说立论，奇经八脉与肝肾关系密切，前者是通过任、督两脉来完成；后者是从足太阳、足少阴两经来实现。由此可见，运用奇经八脉指导皮肤病辨证的核心，乃是肝与肾。

### 2. 疾病归纳

基于上述，肝与肾的异常，常常能导致众多皮肤病的发生，结缔组织病及有关免疫性疾病，如红斑狼疮、干燥综合征、硬皮病、白塞氏综合征等。色素障碍性皮肤病，如白癜风、Riehl 黑变病等。遗传性皮肤病，如大疱性表皮松懈症（营养不良型）。皮肤附属器疾病，如斑秃（普秃）。与皮肤有关的综合征，如月经前综合征。

### 3. 用药大法

李氏《奇经八脉考》偏于论述经络循行与病症，相比之下，对于用药大法显得过于简略。不过，叶天士和《得配本草·奇经药考》作了一些弥补。

（1）督脉药 多系通阳刚药，如鹿茸、鹿角霜、鹿角胶、附子、肉桂、干姜、川椒、桂枝、细心、藁本、锁阳、菟丝子、山茱萸、巴戟天、肉苁蓉及牛、羊、猪脊髓等。

（2）任脉药　多为血肉填阴之药，如龟甲、鳖甲、阿胶、鱼鳔胶、淡菜、蚌水、知母、玄参、生地黄、紫河车、紫石英、何首乌、人乳、柏子仁、艾等。

（3）冲脉药　多以利气通脉药为主，如延胡索、川楝子、香附、郁金、降香、茺蔚子、青皮、乌药、吴茱萸、小茴香、桃仁、当归等。

（4）带脉药　多数是固摄下焦药，如五味子、山药、湘莲肉、芡实、金樱子、覆盆子、桑螵蛸、当归、白芍、川续断、龙骨、升麻、艾叶、甘草等。

（5）二跷药　既有升阳，又有养阴，还有祛风湿、强筋骨的作用。升阳药有麻黄、防风、苍术、炙甘草。养阴药有知母、黄柏、枣仁；祛风湿、壮筋骨药有虎骨、延胡索、穿山甲、肉桂等。

（6）二维用药　阳维脉起于诸阳之会，由外踝而上行于卫分；阴维脉起于诸阴之交。常用中药有桂枝、白芍、甘草、生姜、大枣、人参、白术、黄芪、川楝子、延胡索、蒲黄、五灵脂、熟地黄、乳香、没药、姜黄、川芎等。

# 第二节　学术诊疗特色

## 一、当分男女

在临床中，徐老认为治分男女，对男性患者重点有三，一是提醒患者不得酗酒，少抽烟，少熬夜，尽量不要"以酒为浆，以妄为常，醉以入房……务快其心，逆于生乐"；二是少食浓汤厚味，避免古人所云"膏粱厚味，足生大疔"；三是避免情绪的大起大落，不少皮肤病均因此愈而复发，慎之。对女性患者徐老认为要重视其特殊性，在诊治皮肤病时，他认为女性患者在人生的长河中，以7年为一个年龄段，相继出现许多直观的现象，如7岁齿更发长，14岁月经始潮，具有生育能力，21岁真牙长而头发黑而密长，28岁身体处于极盛期，35岁面始焦，发始堕，42岁面色进一步憔悴，头发开始渐白，49岁经绝，形体始见老态，其原因有二：一是不可抗拒的生理变化；二是绝大多数女性均要经历月经、妊娠、产褥、哺乳四个阶段，这些内在的和外在的变化均与肾、冲脉、任脉、阳明脉、太冲脉、三阳脉有密切的关系，因此在临床中一定要重视这些有形或无形的变化，徐老结合个人多年的临床体会，归纳为以下10个要点，仅供参考。

### （一）部位辨别

女性皮肤病的部位辨别包含脏腑、经络、奇经八脉等内容，在临床中比较隐秘的部位有乳房、乳晕、乳头，前者属足阳明胃、后二者属肝经；脐，古人对脐尤为重视，书云脐大而没陷，表明相貌娇媚，而且为健康之相，属脾经所主；前阴与肝肾、冲、任、督三经关系密切，后阴与大肠、肺有关，总之，上述这些内容常是立法用药的依据，不可不知。

### （二）月经调理

唐容川说："女子胞中之血，每月一换，去旧生新，旧血即是瘀血，此血不去，便阻生机。"由此可见，女子1个月一潮是正常的生理现象，然而在患有皮肤病的情况下，其病情有的变轻，有的加重，两者相比，加重者居多。徐老一向主张对女性皮肤病的诊疗分两个阶段，一是月经调摄；二是针对皮肤病的诊疗。前者按女性的生理特征分三个时期：室女期用四物汤为基方；婚后前期用逍遥散或益母胜金汤；婚后后期用二仙汤为基方加减变化。月经提前以血热居多，加玄参、白芍、麦冬、地骨皮，专于补水，水足而火自消；月经推迟或量少，与寒邪有关，加肉桂、制附子、炒蛇床子、川续断温散寒邪；月经不定期或经水或续或断，或前或后，这种错乱之相，大多与肝肾有关，加白芍、山药、枣皮、柴胡、金橘叶、鸡血藤、桑椹等。

另外，少数患者月经两月一潮为并月，三月一潮为居经，1年一潮为闭年，多数与禀赋有关，对此傅青主先生主张用助仙丹，药用菟丝子、茯苓、陈皮、白术、白芍、山药、杜仲、甘草等。

### （三）妊娠事项

妊娠对女性而言美好而神圣，然而在妊娠后期部分孕妇在腹部乃至全身出现针尖大小的丘疹，自觉刺痒难忍，这种现象称之为妊娠痒疹，应及时而正确地处理，否则有死胎的可能性。徐老主张外洗，药用楮桃叶、威灵仙、白薇、白蔹、马齿苋、绿豆衣，浓煎取汁外搽患处，每日2~3次，5~7天后则会渐趋渐好，无需内服药治疗之。

### （四）癥瘕辨别

女性患者在就诊皮肤病时，常会递上一些超声波之类的检查报告，对于常见疾病徐老提出分别处置的方法，仅供参考。

（1）盆腔炎急性期为下焦毒热，药用蒲公英、白薇、丹参、丹皮、赤芍、黄柏、青皮、川楝子等；慢性期为气滞血瘀，药用丹参、赤芍、乌药、沉香、荔枝核、香附、桃仁等。

（2）输卵管堵塞药用青皮、路路通、王不留行、三棱、莪术、黄芪。

（3）子宫肌瘤实证予以消散，不可骤攻，只可缓图，经前3~5天用益母胜金丹，月经净用桃红四物汤。

（4）子宫内膜薄，表现为月经推迟或者量少，选用五子衍宗丸；子宫内膜厚，选用桃红四物汤。

（5）子宫内膜异位选用膈下逐瘀汤。

（6）卵巢囊肿参照子宫肌瘤之法治疗之。

### （五）带分五法

白带又名带下白，始见于《备急千金要方》，专指妇人阴道流出的白色黏液，绵绵如带。对此古人分为五个层次而论之，一是女性阴道分三门，已产为胞门，未产为龙门，未嫁属玉门。当女性发育成熟时，肾气充盛，任脉畅通，从胞门或龙门溢出津液属正常现象，非疾病之兆，未嫁少女少见。二是带下病定位在肝、脾、肾，脾气虚，肝气郁，肾气亏，湿气浸，热气逼而带下并生。三是带下病从色分有五，即白、青、黑、赤、黄；从质分有四，即稀、浊、清、稠。稠浊多湿、多热；清稀多虚、多寒；从气味分，气腥多寒，气臭多热，臭秽难闻多由湿热化火化毒。四是带下致病的因素主要有湿、热、寒，然其重点在湿邪。五是带下防治的重要性，王肯堂曾告诫说"妇人有白带，乃是第一等病，令人不能产育，宜急治之"。

在临床中以白带、黄带居多。白带有湿盛火衰，选用完带汤；黄带多由任脉湿热为患，选用易黄汤；赤带侧重肝火，选用清肝止带汤；青带多由湿毒所致，方选逍遥散；黑带分虚证与实证，虚证为精液不守，方选寿脾煎；实证为湿热下注，方选利火汤。

### （六）情志变化

情志主要指人的七种复杂而重要的生理活动，即喜、怒、忧、思、悲、恐、惊。一个人情绪的好坏，在疾病的发生发展与转变过程中有着极其重要的影响，这是因为情志失常导致脏腑、经络、气血、阴阳、形体百骸皆受损而引起多种多样的疾病，在皮肤病中主要有白癜风、神经性皮炎、瘙痒病、干燥综合征、荨麻疹、湿疹、过敏性紫癜、头发早白，限局性或全身性多汗症等。现按七情为病的主要特征分述之。

#### 1. 七情致病

（1）喜　北齐《刘子辨乐》一书中有段精辟的描述，"人心喜则笑，笑则乐，乐则口欲歌之，手欲鼓之，足欲舞之"。说明喜出于心，心主血脉，故喜能促使气血和调，精神振奋，重病转轻，轻病消失，不过不可过度，过度则伤心，产生许多精神和神志方面的症状。

（2）怒　怒指人受到欺骗、侮辱、违抗时所表现出的一种精神紧张和发泄，按其程度分不满、生气、小怒、大怒、愤怒、暴怒等。愤怒表现为愤愤不平，愁眉苦脸，暴怒表现为横眉竖眼，咬牙切齿，面红耳赤，这种怒伤肝的病症也不少见。

（3）忧　忧者愁也，两者往往相提并论，忧愁的表现多种多样，大到国家，忧国忧民，小到家庭，旷夫怨妇的情仇，游子思乡的离愁，昔日遗憾的愧愁。前途担心的虑愁。这类忧愁疾病多与肺有关。

（4）思　思有广义与狭义之分，狭义指思虑、思念；广义指悲、忧、哀、愁、怨等情感内容，病位在脾。

（5）悲　悲往往伴有哀思、痛苦、烦恼等，古人认为心气虚则悲，同时与肺也有密切关系。

（6）恐　恐指害怕，若恐惧情志过于剧烈或者持久就会导致脏腑气血功能的紊乱，出现多种病症。病位在肾。

（7）惊　惊指卒然遇到非常事变而致精神上的突发性紧张，如突闻巨声、目睹异物、骤遇险境等，张子和说"惊者为不自知也，恐者自知也"。

**2. 治疗大法**

情志之疾，心理疗法至关重要，但药物治疗也应该适当配合，归纳大法有七。

（1）安神　以重镇安神和滋阴安神为主。重镇安神有磁石、朱砂、龙齿、珍珠母；代表方剂朱砂安神丸；滋阴安神有酸枣仁、柏子仁、五味子、麦冬、浮小麦、生地黄等，代表方剂酸枣仁汤。不过脾胃虚弱者应与补脾和胃药用之。

（2）开窍　痰热阻于心包，出现壮热、神昏、谵语等症，按轻重而治疗之。轻度用至宝丹；中度用紫雪丹；重度用安宫牛黄丸。

（3）理气　以理气药为主，分行气与降气。行气药有陈皮、厚朴、枳实、川楝子、乌药、香附、小茴香、橘核等。代表方剂半夏厚朴汤；降气药有丁香、柿蒂、旋覆花、沉香；代表方剂四磨饮。但是行气、降气药皆力猛势峻，适用于体壮气实者，治疗的过程中要治实防虚，以邪正兼顾为佳。

（4）调肝　以理气疏肝或养血活血为主，常分三类治疗。虚证多因肝阴不足，肝失濡养，易致心情急躁，代表方剂一贯煎；实证多因肝气有余，肝阳妄动，代表方剂龙胆泻肝汤；郁结证，常因肝脾不足，导致月经不调等，代表方剂逍遥散。

（5）祛瘀　以活血调血药物为主，主要有两类。活血祛瘀适用于情志内伤，波及血分，代表方剂桃红四物汤；行气祛瘀，适用于血行不畅，痛在定处，代表方剂丹参饮。

（6）豁痰　用于痰湿较重的各种痰证，分两类。脾失健运，湿积生痰，代表方剂二陈汤；痰蒙清窍，扰动心神，代表方剂定痫丸。

（7）缓痉　当情志压抑过久，出现手足抽搐，当息风止痉，代表方剂镇肝息风汤。

此外还可对症予以针刺治疗，常用穴位有手少阴心经的灵道、通里、阴郄、神门；手厥阴心包经的大陵、内关、间使、劳宫；足厥阴肝经的行间、太冲、曲泉。

综合七情与五脏的特应性，七情分属五脏，名为五志，如喜为心志，怒为肝志，思为脾志，悲忧为肺志，惊恐为肺志，这样为临床诊疗提供了三个思路，一，心是肝、脾、肺、肾的主宰；二是病程长多虚，但暴喜、恚怒、大惊多为实证。三是分别阴阳，阳指外感疾患，多实证，阴指内伤，多虚证。

## （七）职业影响

在大多数家庭中，成年女性在外要勤劳工作，在内要为老少操持家务，在双重压力下，除了精力消耗外，还会发生一些难以避免的皮肤病如主妇手、冻疮、手足皲裂、化妆性皮炎、染发皮炎等。

## （八）重视保养

女性皮肤病患者，往往伴有众多兼证，应予重视。

（1）神疲乏力，一天下来，自觉精力不够，疲倦乏力，这种亚健康状态，建议用西洋参 50g，仙鹤草 15g，乌鸡 750g，慢炖浓汤，分次食之。

（2）手部清洁，洗蔬菜瓜果时建议内层带棉纱手套，外层带塑料手套，避免农药或其他酸碱类化学物质对手部的刺激。

（3）保护颜面，建议做完饭菜后立即用温水清洗面部皮肤，减少油膜油垢之类对面部皮肤的损伤，然后再适当涂上护肤霜，使面部和手部皮肤得到保养。

（4）头发焦脱，建议用杨木梳或水牛角梳或十个手指，从额前向脑后方向梳49次，早晚各1次。洗头发建议用桑叶50g（鲜品100g），浓煎取汁洗头。春夏 2~3 日 1 次；秋冬 3~5 日 1 次。

## （九）饮食习惯

为了家人和自己的身体健康，建议参阅烹饪书籍。这里从普通老百姓的角度，推荐几种蔬菜和水果：常吃香蕉能健脑；空腹吃梨治便秘，洋葱可抗癌护心。女性多吃大白菜，可防乳腺癌，冬瓜是降脂减肥的好帮手，莴笋能抗衰老，白萝卜能消食顺气，香菜能开胃解毒，山药能补益强身，总之，民以食为天，足见食物的重要性，每个人均要培养成健康和良好的饮食习惯，将有利于一辈子的身心健康。

## （十）其他

通常在月经1个月一潮的情况下，若49~53天未来月经的未婚女性，劝其到妇科检查，避免因未婚先孕而引发医疗纠纷，其次，发现HPV阳性时，不论已婚、未婚均建议到专科诊治。

## 二、危重疾患中西互补

### （一）危重皮肤病的特征

在众多皮肤病中，危重皮肤病占少数，然而，这组疾病又常是考验中医理论与疗效的最佳标尺。徐老从多年的临床实践中提出一管之见，仅供参考。

#### 1. 皮肤损害

皮肤病最直接、最客观的指征就是皮肤损害，观察皮肤损害主要从以下三方面入手。

（1）最早发生皮肤损害的区域，特别是皮肤与黏膜的移行区，如眼睑、口唇、外阴等。

（2）皮肤损害分布的面积达到全身总面积的65%~75%，可划为危重皮肤病的范畴。

（3）皮肤损害的颜色变化。色泽鲜红，压之褪色为轻，压之不褪色为重；其次是色泽暗红，甚者深黑，特别是爪甲部位呈灰黑色为最重。

#### 2. 壮热

又名高热，轻者体温在39℃以下，中等体温在39~40℃之间；重者常高达40℃以上。按中医理论将这种壮热分为3个方面。一是在表：六淫外邪从皮毛或口鼻而入，引起邪正交争。二是在里：包括肺热、胃热、腑实以及肝胆湿热证等。三是在心包：热邪逆传心包，热盛动血，危重时还会出现惊厥、闭脱等症。

#### 3. 兼证

病邪侵袭人体后，有的由表传里，如六经传变；有的自上而下，如三焦传变，从而发生许多兼证，然其核心在五脏。邪在心，烦热发狂，甚者昏迷谵语。邪在肝，急躁忿恚，骂詈不分亲疏，面红目赤。邪在肺，咳嗽气喘，伤络则咯血，多汗。邪在脾，倦怠无力，懒言，内脏下坠，甚者便血。邪在肾，喘促，腰膝酸软，耳聋，厥逆。

### （二）危重皮肤病诊疗方案

#### 1. 基本方

凡见壮热者，邪在气分用白虎汤加减、在血分用犀角地黄汤加减，重症昏迷者根据辨证使用"凉开三宝"安宫牛黄丸、至宝丹、紫雪丹。

#### 2. 辨证施治

邪在表解表。风寒邪为主，用辛温发汗；风温邪为主，用辛凉发汗。邪在里，胃实证用承气汤，胃虚证用增液汤。邪在心包，轻症用清营汤或清宫汤；重症用安宫牛黄丸、紫雪丹、至宝丹。

### （三）中西互补方略

在中医治疗的过程中，由于有些疾病特别危重，如重症多形红斑、亚急性系统性红斑狼疮活动期、落叶性天疱疮、中毒性表皮松解坏死、血管性水肿伴有喉头水肿等，急需足量皮质类固醇激素治疗，尽快改善症状，为中医治疗争取时间。做到中西互补，相得益彰。

### （四）危重皮肤病举例

#### 1. 带状疱疹

发病主要在单侧的额部、头皮、眼周、结膜等区域，伴有疼痛，证属毒热壅肤，流窜经络，中医用清热泻火，解毒止痛。药用炒丹皮、赤芍、大青叶、玄参、青葙子、杭菊花、金银花炭、板蓝根、生地黄炭、马齿苋、绿豆衣、水牛角粉。壮热不退加天然牛黄或体外培植牛黄；剧烈疼痛加金头蜈蚣粉。

#### 2. 急性发热性皮肤黏膜淋巴结综合征（川崎病）

患者以婴幼儿为主，突然壮热，烦躁不安，周身皮肤焮红，颌下臖核肿大，中医用清营凉血，解毒化斑。用水牛角粉、生石膏、连翘、生地黄、玄参、麦冬、金银花、绿豆衣、焦山栀、炒黄连等。约有5%以上的患者出现心血管受损，表现为心肌炎、心包炎、心肌梗死，应及时请西医专家会诊，给予对症治疗，约有1%猝死，应予高度重视。

#### 3. 中毒性表皮坏死松解症

此病为药疹中最严重的一种，治疗不及时死亡率高达10%以上。此时应给予足量皮质类固醇激素。中医则根据药毒波及营血给予凉血解毒，退斑，药用水牛角粉、绿豆衣、生地黄炭、金银花炭、炒薏苡仁、炒丹皮、地骨皮、紫草、大青叶、茯苓皮、蒲公英、黑料豆等。危笃期加服安宫牛黄丸。

### 4. 变应性亚败血症

本病表现为反复发热、一过性皮损、关节痛等。在高热期间，应给予皮质类固醇激素治疗。中医则治以清瘟败毒，药用板蓝根、大青叶、金银花、绿豆衣、炒牛蒡子、桔梗、升麻、生地黄、玄参、紫草、大青叶等；壮热不退加玳瑁或紫雪丹。

## （五）危重皮肤病代表方药归纳

### 1. 退热类

初期风寒用辛温剂，麻黄汤、香薷饮；风热用辛凉剂，银翘散、桑菊饮；兼湿用神术散；兼燥用桑杏汤；重症用安宫牛黄丸、紫雪丹、至宝丹。

### 2. 退斑类

病在气分，用白虎汤、化斑汤；病在血分用犀角地黄汤。

### 3. 解毒类

毒在上焦用普济消毒饮；毒在中焦用黄连解毒汤；毒在下焦用雪乳汤（生熟地黄、天麦冬、玉竹、五味子、当归、白芍、山药、人乳、藕汁，出自《医醇賸义》）。

### 4. 开窍类

轻度用至宝丹；中度用紫雪丹；重度用安宫牛黄丸。

### 5. 生津类

在肺用沙参麦冬饮；在胃用叶氏养胃汤；在肝肾用麦味地黄汤。

# 第三章
# 流派用药经验

# 第一节　花类药

赵炳南教授自拟方凉血五花汤（红花、玫瑰花、凌霄花、野菊花、鸡冠花）经过30余年的临床验证，已被业医者广泛用于治疗玫瑰糠疹、多形性红斑、盘状红斑狼疮初期及红斑性皮肤病。赵老认为花性轻扬，适宜治疗病变在上半身或全身泛发的疾病。徐老在这种理念的启迪下，对花类药的临床应用予以延伸，旨在继承与发扬赵老的学术思想。

众所周知，大凡花朵多生于植物的顶端。花的芬芳香气，沁人心扉，令人心旷神怡；香气使人头脑清醒，精神振奋，具有陶冶情操、美化环境、治病健身等功效。特别是毁坏性皮肤病，适当应用花类药能起到美容驻颜的作用，已经受到人们越来越多的青睐。

花类药分辛、甘、酸、苦、咸、淡、涩七味，具有上行外散、轻扬上浮的特性。花类药内应脏腑，以肝、肺、脾、胃、大肠诸经为主，心、肾次之。肝经—月季花、肺经—金银花、脾经—扁豆花、胃经—葛花、大肠经—槐花、心经—合欢花、肾经—芫花。

总之，花类药的轻扬宣达，既能治六淫外邪客于皮毛的疮疡；又能治火热郁抑于心血的肤疾，使之宣而泄之，或者火散而愈。

## 白蓼花

始载于《新修本草》，属水蓼的一种，味辛无毒，具有化湿、行滞、祛风、消肿的功效。适用于蛇咬、疮疥、肠炎、痢疾、脚痛成疮、湿疹等。月经来潮时不宜服用。

## 鸡冠花

始载于《嘉祐本草》，味甘、性凉、无毒，具有清热除湿、凉血止血的功效。凡见皮肤焮红，部位不论在上、在下、在肤腠、在脏腑均可用之。入药炒用为好。

## 凌霄花

又名紫葳，始载于《神农本草经》，味酸，性寒无毒。具有行血化瘀、凉血祛风的功效。适用于妇人产乳余疾、崩中、癥瘕血闭、寒热羸瘦、养胎、产后崩血、大小便不利、肠中结实、酒渣热毒、妇人血膈游风、大风疠疾、遍体风痒、女人阴疮、走皮疮等。李时珍在《本草纲目》一书的附方中，转载二则治疗酒渣鼻的医案，仅供参考：

一王傪百一选方，用凌霄花、山栀子等份为末，每日当茶饮二钱，日二次，数日除根。临川曾子仁用之有效。

二杨氏家藏方，用凌霄花半两，硫黄一两，胡桃四个，腻粉一钱，研膏，生罗包擦。

引述两则文献，佐证凌霄花对酒渣鼻、肺风粉刺不论内服外用，确有效果。然而现代医家对本品不仅用之不多，而且知之也少。由此可见，发掘中医药遗产任重而道远。

## 玫瑰花

始载于《本草纲目拾遗》，味甘微苦，性温，具有疏肝理气、活血行血的功效。玫瑰花香气最浓，清而不浊，和而不猛，柔肝醒脾，流气活血，宣通窒滞，而绝无辛温刚燥之弊。断推气分药之中，最有捷效而最为驯良者，芳香诸品，殆无其匹。其用法有四：煎服、泡酒、开水冲服、熬膏服之，不过肝病用之多效，蒸露尤佳。

## 野菊花

始载于《本草纲目拾遗》，味苦、辛，性温，有小毒。具有清热解毒、散风明目的功效。专入肺、肝，凡痈毒疔肿、瘰疬、眼目红痛、妇人瘀血、眩晕、湿疹、流火、丹毒、毒蛇咬伤等症均可用之。不过，胃气虚弱之人，切勿妄投。朱丹溪说："野菊花服之大伤胃气。"慎之。

## 金银花

始载于《名医别录》，味甘，性温，无毒，具有清热解毒、疏散风热的功效。

《本草纲目》谓"忍冬，茎叶同花，功效皆同"。尽管历代对其论述颇多，但对其性味与功能，得其要领者首推张景岳。张氏说："金银花味甘，气平，其性微寒。善于化毒，故治痈疽、肿毒、疮癣、杨梅、风湿诸毒，成为要药。毒未成者能散，毒已成者能散。但其性缓，用须倍加。"在疮疡专著中，将金银花列入专章论述，是陈远公所著《洞天奥旨》，其要点有四：一是消火热之毒，不耗气血；二是毒不分阴阳，皆可用之；三是疮之初，用之可以止痛，溃脓用之可以去脓；收口用之可以起陷；四是与人参同用，可以夺命返魂。因此陈氏的结论，疮疡诸疾，他药可以少用，而金银花必须多用。究其缘由，这是因为本品入心、脾、肺、肝、肾五脏，无经不入，消毒之神品。大凡攻毒之药，未有不散气者，而金银花非唯不散气，且能补气，更善补阴。尤妙在补先于攻，消毒而不耗气血，败毒之药，未有过于金银花。因此，少用则力单，多用则力厚，此外本品非专泻阳明胃经之毒，还能专泻少阴肾经之毒，欲既消胃毒，而又消肾毒之药，舍金银花实无第二品也。气虚脓清，食少便溏者勿用。

## 红花（番红花）

始载于《开宝本草》，西红花，始载于《本草品汇精要》，别名有藏红花、番红花、泊夫蓉、撒法郎。主要产于西班牙、意大利、希腊和美洲等地。红花味辛，性温。具有活血通经、祛瘀止痛的功效。适用于产后血晕，腹内恶血不尽，胎死腹中等。朱丹溪说："多用破留血，少用养血。"李时珍说："活血润燥，止痛散肿，通经。"在皮肤科领域，还能治疗疮毒肿胀，老人血少便秘等症。徐老在临床中，凡见皮肤发红，病位在肤腠，血热居多者，用之。然其剂量宜少，不宜多。

西红花味甘辛，性温，无毒。具有活血化瘀、凉血、解毒的功效。适用于心忧郁积，气闷不散，久服令人喜。然其性质软润，养血的作用大于化瘀。通常剂量为0.9~1.5g。为了充分发挥药效，具体做法有二：一是将红花放入杯中，加入黄酒少量，隔水蒸炖，取药汁兑入汤药中服用；二是将红花放入密闭的容器中，加绍兴酒适量（西红花5g，加绍兴酒5~10ml）拌匀。每次取1g，加水少量，小火炖开，取药汁兑入汤药中服用。

## 绿萼梅

梅花之名始载于《本草纲目》，后世《本草纲目拾遗》才出现绿萼梅之名。味酸涩，性平。具有疏肝解郁、开胃生津的功效。适用于头晕脘痛，胸闷不适，胃纳不佳，梅核气，安魂魄，解痘毒等。《百草镜》说：梅花有红、白、绿梅，唯单叶绿萼入药尤良，含苞者力胜。

徐老在临床中，凡见病变部位在肝胆循行区域，皆可用之。取其疏肝理气、生津润肤，特别是对于女性患者尤为适合。

## 菊

始载于《神农本草经》，著名的品种有滁菊、亳菊、怀菊、德菊、徽菊（贡菊）、茶菊、黄菊、川菊、济菊等。味甘苦，性平。具有清热祛风、解毒明目的功效。

从皮肤科的角度而论，菊花的主治有五：一是令人好颜色；二是染发令黑；三是遍身游风风疹；四是皮肤死肌；五是头目肌表之疾。总之，历代文献对菊花的药用论述颇多。然而深得其要领者首推李时珍，他在《本草纲目》中说："菊，春生、夏茂、秋花、冬实，备受四期，饱经霜露，叶枯不落，花枯不零，味兼甘苦，性禀平和。昔人谓其能除风热，益肝补阴；盖不知其得金水之精英，尤多得益精水二脏也。补水可以制火，益金可以平木，木平则风息，火降则热除。用治诸风头目，其旨深微。黄者，入金水阴分；白者，入金水阳分；红者，行妇人血分。皆可入药，神而明之，存乎其人。"

凡芳香之物，皆能治头目肌表之力。然其品种不同，功效各异，从总体而言，甘菊花，味甘微苦，性平，无毒。能补阴气，明目聪耳，清头目及胸中烦热，肌肤湿痹。野菊花味辛苦，性平，有小毒。大能散火，散气。主治痈、毒、疗、肿、瘰疬、眼目热痛、妇人瘀血等。据张华博物志引用范致能谱序言：食品需用甘菊，入药则诸菊皆可，但不得用野菊……真菊延龄，野菊泻人，正如黄精益寿，钩吻杀人之意。

胃气虚弱，切勿妄投。总之，家种味甘，补多于泻；野菊味苦，泻多于补。

## 木槿花

始载于《日华子本草》，别名有白槿花。味甘苦，性凉。具有清热利湿、凉血的功效。内服适用于痢疾、痔疮出血，外用治疔肿、浅表真菌病，如脚癣、体癣等。

## 三七花

始载于《云南中草药选》，味甘，性凉。具有清热、平肝、降压的功效。用于急性咽喉炎、高血压等。

## 芫花

始载于《神农本草经》，味辛苦，性温有毒。具有逐水涤痰的功效。从皮肤科的角度，徐老主张外用，治痈、头癣、恶疮、毒风诸疾。

## 马蔺花

始载于《本草纲目》，味咸酸，微苦，性凉。具有清热解毒、止血利尿的功效。内服能治小便不通、痈疽疔肿、淋证等。外用能治鼻病、酒渣鼻。多服令人溏泻。

## 凤仙花

始载于《救荒本草》，味甘微苦，性温，具有祛风活血、消肿止痛的功效。内服治腰胁疼痛，妇人闭经，下死胎，痈疽疔疮。外用治甲癣、手癣、蛇咬伤。

## 代代花

始载于《药材资料汇编》，味甘微苦，性平。具有疏肝、和胃、理气的功效。内服适用于胸闷气滞，不思饮食，恶心呕吐。徐老在临床中将本品加入益气扶脾方中，对腹型荨麻疹有改善的作用。

## 合欢花

始载于《神农本草经》，味甘，性平。具有解郁安眠的作用。内服适用于抑郁不舒，夜眠不安，尤对女性失眠有改善的功效。

## 佛手花

始载于《随息居饮食谱》，味辛、苦、酸，性温。具有调气散瘀的功效，内服适用于胃气滞疼痛。徐老在临床中，用以调理肝脾气机，对慢性荨麻疹有辅助作用。

## 辛夷花

始载于《神农本草经》，味辛，性温。具有散风寒、通鼻窍的功效，适用于风寒头痛，也能治过敏性鼻炎所致的鼻痒。

## 雪莲花

始载于《本草纲目拾遗》，味甘、苦，性温（大苞雪莲花有毒）。具有补肾壮阳、调经止血、祛风湿、壮筋骨的功效，适用于阳痿、腰膝酸软、妇女崩带、月经不调、风湿性关节炎等。外用敷贴治外伤出血。《柑园小识》说：雪莲生西藏，藏中积雪不消，暮春初夏生于雪中，状如鸡冠花，花高尺许，雌雄相并而生，雌者花园，雄者花尖，色深红。

## 茉莉花

始载于《本草纲目》，味辛、甘，性温。具有散风热、避秽气的功效。常被加入茗汤中饮之。外用以蒸油取液为主，面脂、长发、润燥、香肤之类化妆品中可用之。

## 芙蓉花

始载于《本草纲目》，味辛，性平。具有清热解毒、消肿排脓的功效。外用治疗痈疽疔毒、烧伤、烫伤、鱼口便毒。

## 金雀花

始载于《百草镜》，味甘，性微温。具有补肾壮阳的功效。适用于肾虚阳痿、白塞综合征等。

## 桂花

始载于《本草纲目拾遗》，味辛，性温。具有化痰散瘀的功效。适用于痰饮喘咳、牙痛口臭、视物不明等。

## 密蒙花

始载于《开宝本草》，味甘，性凉无毒。具有祛风凉血、润肝明目的功效。适用于目赤肿痛、风弦烂眼、多泪羞明等。

## 桃花

始载于《名医别录》，味苦，性平，无毒。具有调和气血的功效。徐灵胎说："桃得三月春和之气以生，而花色鲜明似血，故一切血郁、血结之症，不能调和畅达者，此能入于其中而和之，散之。"本品能令人好颜色，悦泽人面，令面光滑。《圣济总录》说："三月三日收桃花，七月七日将鸡血和涂面上，三二日脱下，则光华颜色也。"此外，还能治疗头上秃疮、肥疮、黄水面疮、足上窝疮、雀卵面疮、面上粉刺等。还能除水气、消肿满、下恶气、破石淋等。在历代文献中，对桃花的褒贬，有两种不同的看法，现录于下，以供参考。陶弘景、苏颂认为：酒渍桃花饮之能除百疾，益颜色，令面色红晕，悦泽如桃花。李时珍认为陶苏二氏，引服桃花法，则因本草之言而谬用者也。桃花性走泄下降，利小肠甚快，用以治气实人病水饮肿满积滞，大小便闭塞者，则有功无害。若久服，既耗人阴血，损元气，岂能悦泽颜色乎。

## 素馨花

始载于《广东中药》，性平无毒，具有解气止痛的功效，适用于血热不舒、心胃气痛、下痢腹痛等。

# 荷花

始载于《日华子本草》，味苦甘，性温无毒。具有活血、止血、祛湿消风的功效。荷花能镇心益色，驻颜轻身，主治天疱湿疮。故而凡病在颜面或者悦色养颜均可用之。此外还能难产催生。陈藏器曰：红莲花、白莲花，生西国，胡人将来也。其功与莲相同，久服令人好颜色，变白却老。

# 金莲花

始载于《本草纲目拾遗》，味微苦，性寒，质滑，无毒，具有清热解毒的功效。

金莲花主治喉肿口疮、耳目唇舌诸疾、疔疮大毒、诸风、耳痛、目痛、岚瘴等。近代名医耿鉴庭老先生曾在其专著中说："余家数世临证经验，此花有清解热毒作用，治在清上，故咽喉、口齿、耳、目、唇、舌有炎症者，均可用之，尤其对慢性炎症，更为相宜。"并告知清解热毒的中药，多苦寒，不能久用。唯本品平稳可取，不伤胃，无副作用，常服无弊。徐老在学习耿老经验的基础上，在临床中，凡见红斑、丘疹、甚至渗出、糜烂、脓疱发生在颜面和五官区域均喜用金莲花。大凡红斑为主，配生石膏、紫草；丘疹为主，配荆芥炭、白茅根；脓疱为主，配龙葵、白花蛇舌草；渗出、糜烂配茯苓皮、蚕沙等。常获良效。

# 槐花

始载于《神农本草经》，味苦，性平，无毒。主治五痔、心痛、眼赤、赤白痢、肠风、泄泻，祛皮肤风热。在历代本草专著中，对本品的论述较多，但以《本草疏正》所言较为公允。其要点为：花者开散告终，治皮肤风热，病在外，花则独效；实为生发之始，治妇人乳瘕子脏急痛，病在内，实有专功。此外还要明辨一点，槐米即花未开之蕊，性味与槐子正同，但槐子味太重，槐米轻淡，入汤剂槐米胜于槐实。若入丸药之中，槐米不及槐实。虚寒无实火，禁用，脾气不足者禁用。患者虚寒，脾虚作泻，阴虚血热而非实热者不宜服之。

# 款冬花

始载于《神农本草经》，味辛，性温，无毒。具有润肺下气、止咳化痰的功效。气浮，阳也。能温肺气，疗咳嗽。治肺痈、肺痿、咳唾脓血、痰喘、心虚心悸等。总之益五脏、润心肺、除烦痰、止消渴及治喉痹惊痫等症。配白薇、贝母、百部治鼻塞等。

本品与紫菀均为止咳嗽的要药，但两者之间有所不同，紫菀虽止久咳，但味苦，伤胃，不如本品之味甘，清中有补，但也不可多用。诚如《本草新编》所说："款冬花虽清中有补，而多用亦复不宜，盖补少而清多也。夫款冬花入心则心安，入肝则明目，入肺则止咳，是其补也。然入心，则又泻心之火，多用则心火过衰，反不生胃以健食矣；入肝，则又泻肝之气，多用则心火过涸，反不能生心以定神矣；入肺，则又泻肺之气，多用则肾气过寒，反不能生脾以化物矣。是款冬花多用则伤，少用则益又何必多用哉。"

《本草新编》指出本品能"益肺、益肝、益心"。由此而推衍之。凡皮肤虚痒，尤其是老年人或者痒感发生于冬季者均可用之。痒感而伴烦躁不安或者影响睡眠时亦可用。上述痒感若配用百合，效验更佳。不过本品的剂量宜少不宜多，少则益，多则害。推荐剂量以每次 6g 为佳。

## 白扁花

始载于《图经本草》。味甘，性温，无毒。具有健脾和胃、清暑化湿的功效。《本草便读》说：扁豆花，赤者入血分而宣瘀，白者入气分而行气。凡花皆散，故可清暑散邪，以治夏月泻痢等症。具体言之，本品主治中暑发热，呕吐，泻痢脓血，妇人赤白带下，并能解一切药毒，包括酒毒、河豚毒、一切草木毒等。《本草思辨录》说："扁豆花，得金气最多。"由此而悟之。凡见皮肤焮红、灼热刺痒均可用之。诸如夏季皮炎、日光性皮炎、中毒性红斑、酒毒红斑等。不过，本品气轻味薄，单用无功，必须与他药相配。

## 厚朴花

始载于《饮片新参》，味微苦，性温。具有温中理气、化脾胃湿浊的功效。

古代医籍论述厚朴多，言厚朴花少，甚至在《本草纲目》一书中也未记述。厚朴花品种主要有二，一是产于四川、湖北，称之为川朴花；二是产于浙江、福建，称之温朴花。以花朵完整，色棕红香气浓者为佳。鉴于本品气香，尤其适用于肝胃气郁所致疼痛之证，如病发在肝胆区域的带状疱疹、玫瑰糠疹等。用之能收到调理气机的作用。厚朴与厚朴花的不同之处："厚朴花偏用于上、中二焦；厚朴偏用于中、下二焦"（焦树德语）。诚为确当之论。

## 夏枯草

始载于《神农本草经》，味苦辛，性寒，无毒。具有清肝火、散郁结的功效。

夏枯草是治疗瘰疬、鼠瘘、头疮等的要药。《本草逢原》将本品的功效归纳有四，一是专治寒热瘰疬；二是脚肿湿痹；三是目珠热痛；四是痘后余毒。综合上述，本品要旨：解阴中郁结之热，通血脉瘀滞之气。据此，徐老常将本品用于治疗聚合性痤疮的囊肿、带状疱疹的目痛、慢性丹毒和硬红斑的皮下结块。若病变在颜面区域配炒决明子、杭菊花；病变在下肢；配川牛膝、浙贝母。陈远公说：夏枯草阴药也，阴者宜多用以出奇，而不可少用以待变也。陈氏之言仅供参考。不过应当指出，气虚者禁用。久服也可伤胃。

## 萱草花

始载于《嘉祐本草》，味甘，性凉，无毒。具有利湿热、宽胸消食的功效。适用于身体烦热，安五脏，令人欢乐无忧，轻身明目。徐老将萱草花、合欢花、玫瑰花各等份研粗末，每取 6g，开水冲泡饮之，一日量，用于治疗皮肤瘙痒。

此外，现代人喜用花茶作为养颜或减肥的饮料之一。不过，徐老提醒花茶要按体质的不同而有所选择。体质肥硕者，痰湿居多，选用红茶作基础，适当加入山楂、玫瑰花、茉莉花、代代花等；体质干瘦，肤色灰暗，多为阴虚火旺，选用绿茶为基础，酌加甘菊花、玫瑰花、金莲花之类较为妥当。总之，花类药还可以应用于治疗接触性皮炎、药疹、红斑狼疮、皮肌炎等疾病，可以作为消退红斑、瘀斑、丘疹的辅助药物来应用，常能获得意想不到的效果。

# 第二节　藤类药

据赵老次子赵恩道大夫追述：赵老经过十余年的实践而确定的四藤汤主要有调节阴阳的功效，大凡中老年女性，几乎每方必用四藤，用与不用功效迥异。赵老临终前告诫说："藤药可以使用，但作为方剂尚不成熟，未来的路还很长。"对其作用及其机制寄望于后学。

按照赵老的思路，所谓调节阴阳包括凉温同用、承上启下、温经清热、养血活血四个方面。基于上述理念，结合古代有关文献，藤类药的适应病证，大致上概括为抗老扶衰，安神益智，治疗诸毒痈疖、风热游丹、血痹斑疹、诸虫蛇咬、刀斧箭伤、恶疮疥癣、杨梅诸痒等。从皮肤科的角度，徐老通常对下列五大类皮肤病加用藤类药。

（1）结缔组织病　凡见关节痹痛麻木，选用独活寄生汤加石楠藤、络石藤、海风藤；指端苍白冰冷，乃至青紫，选用黄芪桂枝五物汤加红藤、鸡血藤、天仙藤；咳嗽痰少，偶有胸闷，选用百合固金汤加忍冬藤、天仙藤；小便涩滞或不通，选用通关散加万年藤、忍冬藤、红藤；倦怠或夜寐欠安，选用三子养阴汤加夜交藤、百毛藤等。

（2）皮肤血管疾病　结节不化，选用泽兰汤加紫金藤、红藤、天仙藤；肿胀疼痛选用四妙勇安汤加忍冬藤、红藤、鸡血藤；紫癜不退，实证选用犀角地黄汤，虚证选用归脾汤。不论虚实，皆加红藤、鸡血藤、忍冬藤等。

（3）神经障碍性皮肤病　剧烈瘙痒，部位在上，选用消风散加青风藤；部位在下，选用三妙丸加钩藤、忍冬藤、青风藤等。皮疹肥厚，状如苔藓，选用当归饮子加夜交藤、络石藤、钩藤、天仙藤等。

（4）荨麻疹类皮肤病　风团骤起，色红如云片，选用凉血消风散加百棱藤、红藤；痒重，夜间尤剧，选用逍遥散加钩藤、鸡血藤等。

（5）湿疹与皮炎　渗出明显，选用龙胆泻肝汤加红藤、青风藤、石楠藤；结痂或肥厚选用胃苓汤加钩藤、鸡血藤、络石藤；继发感染，选用五味消毒饮加忍冬藤、白花藤；痒剧，选用丹栀逍遥散加夜交藤、钩藤、红藤等。

总之，徐老深切体会到，藤类药有"能循脉络，无微不到"的殊效，在具体组方中还必须遵循《韩氏医通》所提出"药有成性，以材相制，味相洽而后达"的原则，因此，选用藤类药应处理好三个方面的关系。一是审证，多数疾病的病位在血脉、肤腠、关节；二是求因，常见的致病因素有风、热、寒、湿和气血失调；三是配伍，藤类药味甘、酸、苦，性偏温居多，处方的配合要有利于藤类药的功能发挥，诚如《得配本草》所说，"得一药而配数药，一药收数药之功；配数药而治数病，数病乃一药之效。以正为配，固倡而随；以反为配，亦克而生"。

## 天仙藤

始载于《本草图经》，味苦性温，微毒。具有行气化湿、活血止痛的功效。适用于风湿疼痛，胃痛，毒蛇、毒虫咬伤等。《本草汇言》说："天仙藤，流气活血，治一切诸痛之药也。人身之气，顺则和平，逆则痛闷作矣。"《本草求真》说："天仙藤，观书所论主治，止属妊娠子肿，腹痛、风痨等症，而于他症未及焉。即其所治之理，亦不过因味苦主疏泄，性温得以通活，故能活血通道而使水无不利，风无不除，血无不活，痛与肿均无不治故也。"不过，诸病属虚损者勿用。

## 鸡血藤

始载于《本草纲目拾遗》，也有文献称之最早见于《本草备要》，味苦微甘，性温。具有行血补血、舒筋通络的功效。适用于风湿痹痛及手足麻木等症。《滇志》对此有段综合性的记载："统治百病，能生血、活血、补血、破血，又通七窍，走五脏，宽筋络。治妇人经水不调，四物汤加减八珍汤加延胡索为引；劳伤气血，筋骨酸痛，转筋，牛膝、杜仲、沉香、桂枝、佛手、木瓜、穿山甲、五加皮、砂仁、茴香为引；大肠下血，椿根皮煎汤送下；男子虚弱，八味加减为引，总之对老人气血虚弱，或者老年妇女更为得益。"此外，还能主治手足麻木瘫痪，男子虚损不能生育，遗精白浊，胃寒痛，妇女经血不调，赤白带下，妇女干血痨及子宫虚冷不受胎等症。近代本品也常被用来治疗硬皮病（中医之皮痹），取其养血活血、舒筋通络之功效。当代名老中医朱良春应用单味鸡血藤治疗银屑病静止期及消退期、脱发和小儿鱼鳞病等而获佳效，均取其养血润燥、活血祛瘀之作用。鸡血藤熬胶后的药效较之鸡血藤汤剂不仅疗效高，而且应用范围更广。不过，服此药时，忌食酸冷。

## 雷公藤

始载于《神农本草经》，在《本草纲目拾遗》一书中才出现雷公藤之名。味苦辛，性寒，有大毒。具有祛风除湿、通络止痛、消肿止痒、解毒杀虫的功效。

在《本草纲目拾遗》时期，本品是一味很少应用的中药，仅局限于截疟、瘰疬、鱼口便毒、反胃呃逆、阴囊肿大、发背疔疮、乳痈、产后遍身浮肿、一切毒蛇伤等症。近代逐步发现该药是一味颇有发展前途的具有免疫抑制活性的中草药。综合文献报道，本品可治疗的病种很多，包括类风湿关节炎、强直性脊柱炎、风湿性关节炎、原发性肾小球疾病（急性肾小球肾炎、慢性肾炎、肾病综合征、隐匿性肾炎、特发性 IgA 肾病）、继发性肾小球疾病（紫癜性肾炎、狼疮性肾炎）、重症肝炎和慢性活动性肝炎、呼吸系统疾病、妇科疾病、肿瘤、疼痛性疾病、甲状腺疾患、赖特综合征、红斑狼疮、皮肌炎、干燥综合征、白塞综合征、硬皮病、感染性皮肤病（带状疱疹、疥疮、皮肤真菌病）、麻风反应、皮肤血管炎（中性粒细胞增多性皮病、多形性红斑、过敏性紫癜、结节性红斑、变应性血管炎、进行性紫癜性皮肤病、结节性血管炎、隆起性红斑）、皮炎、湿疹、银屑病、副银屑病、红皮病、高球蛋白血症性紫癜、天疱疮、脂膜炎等。

徐老认为在应用本品的过程中，要注意以下几点：①产地和品质，以产于福建建宁、泰宁两县，以及湖北洪湖市疗效较好。②药用部位不同，毒性有差异，以嫩芽、叶、花、根皮毒性更大。③减轻毒性的方法：一是用文火煎 2~3 小时以上，能降低毒性；二是用岗梅同等剂量配伍，可以降低毒性，而又不影响疗效；④在应用本品过程中，应当遵循"三小、二算、一慢的原则"，即初服者剂量要小，女性、儿童、老年人、体弱者剂量要小，增加剂量幅度要小；儿童和老年人用药要计算；增加剂量时，速度要慢。⑤用药过程中，应经常检查血、尿常规，肝、肾功能及心电图等，用于青年男性，须定期检查精液。⑥尽量使用一种雷公藤制剂，避免两种以上口服制剂同时服用，因为难以准确掌握用药剂量。⑦服药期间，勿饮酒，以免增加药物毒性。⑧联合用药，减少毒副作用，如与维生素 $B_6$、肝泰乐等同用。本品哺乳期妇女勿用，避免通过乳汁使婴儿中毒。总之，本品是一味疗效确切但毒副作用较大的中药，临床使用时，应当全面掌握本品的利与弊，做到合理使用，避免毒副作用的发生。

## 昆明山海棠

始载于《滇南本草》，味辛，性温，有毒。具有祛风除湿、活血通络、止痛消肿的功效。

明代《滇南本草》说："紫金皮味辛苦，性温，有毒。入肝、脾二经，行十二经络。治筋骨疼痛，风湿寒痹，麻木不仁，瘫痪痿软，湿气流痰，胀筋，止腰痛，并治妇人血寒腹痛，吃之良效。"今人在综合现代药理研究的基础上，扩大了其主治范围，并视之为治疗各种皮肤病的要药。主治病证有红斑狼疮、白塞综合征、斯蒂尔病、银屑病、多形红斑、手足癣、血管炎、疱疹样皮炎、莱特综合征、结节性红斑、环状红斑、紫癜、慢性荨麻疹、瘰疬等。

然而，本品有一定的毒性，以茎叶为甚。据报道，牛羊等牲畜食之枝叶，可致体毛大量脱落，故称掉毛草。中毒反应通常在数小时至三五天内出现。主要有神经系统的头痛、头晕、四肢发麻、烦躁不安、精神亢奋、幻觉，甚者出现阵发性强直性惊厥；消化系统症状有口唇食道和肠胃黏膜出现广泛散在性糜烂或坏死、恶心呕吐、剧烈腹痛、腹泻、大便带血、肝脾肿大。本品对心血管、呼吸系统和肾脏均有一定的毒性，用之宜慎。

## 钩藤

始载于《名医别录》，味甘，性微寒。具有息风止痉、清热平肝的功效。

钩藤古方多用皮，后世多用钩，取其力锐尔，其中藤细多钩者良。久煎无力，故宜后下。钩藤为手少阴、足厥阴经要药，少阴主火，厥阴主风，风火相搏，则寒热惊痫。此药气味甘寒，直入二经，则风静火息而肝心宁，寒热惊痫自除。主治病症有热壅夜啼、斑疹、天钓、头旋烦热、妇人赤白带下、小儿寒热、诸肿惊痫、胎风客忤、瘛疭筋挛等。《本草求真》说："藤类象筋，故抽掣痛，由筋生者，必为之用。"

鉴于本品有静风息火的功效，徐老常用之治疗三类皮肤病：一是瘙痒病，不论虚实新久，均可用之；二是血管病，初期血热居多，常在凉血、解毒方剂之中，加入本品，如本品配紫草可治斑疹；久病血瘀为主，在理气、散寒、化瘀方剂中，加入本品。三是关节肌肉疼痛，以疼痛为主时，在散寒止痛药中加入；若酸痛为重时，于扶正药中加之。本品祛风甚速，有风症者必宜用之。然其亦能盗气，虚者勿投。

## 夜交藤

始载于《本草逢源》，味甘微苦，性平。具有养心安神、祛风通络止痒的功效。

夜交藤的药效与何首乌有相似的一面，又有独特的一面，集中反映在能治劳损、失眠、多汗、血虚身痛、瘰疬、风疮疥癣、风湿痹痛、肌肤麻木等。《本草正义》对夜交藤的药效有一段总结性的论述：夜交藤，濒湖只称茎叶治风疮疥癣，作浴汤甚效，今以治夜少安寐，盖取其能引阳入阴耳。然不寐之源，亦非一端，苟不知从病源上作想而唯以此为普通用品，则亦无效。但只堪供佐使之助，因是调和阴阳者，故亦有益无害。

大凡皮肤病血虚难寐，酌加酸枣仁、柏子仁、白芍、龙齿等，取其养血安神；血虚肢体疼痛和麻木，可与鸡血藤、当归、络石藤等配合，将会收到养血通络止痛的效果；皮肤瘙痒配伍防风、苦参、地肤子以增强祛风止痒之力。

## 野葡萄藤

始载于《广西药植名录》，味甘性平，具有清热、消肿、止血的功效。适用于疮疡肿痛及红斑性皮肤损害之类的皮肤病。张镜人说："野葡萄藤专清热毒，且茎藤尤善通经达络，热毒解则斑疹消而筋脉自利耳。"

## 鸡矢藤

始载于《生草药性备要》，味甘酸性平，具有祛风活血、止痛解毒、消食导滞、除湿消肿的功效。适用于风湿疼痛、瘰疬、肠痈、无名肿毒、流注、脚湿肿烂及神经性皮炎等症。

## 石楠藤

始载于《图经本草》，味辛性温，无毒。具有祛风湿、壮腰膝、止痛、止咳的功效。适用于风湿痹痛、挫伤、痛经、风寒感冒、咳嗽气喘。

## 忍冬藤

始载于《名医别录》，味甘性寒，具有清热解毒、疏风通络的功效。适用于温病发热、热毒血痢、痈疽疮毒、风湿热痹、关节红肿热痛。《医学真传》说："余每用金银花，人多异之，谓非痈毒疮疡用之何益？夫金银花之藤乃宣通经脉之药也……通经脉而调气血，何病不宜，岂必痈毒而后用之哉。"《本草正义》说："今人多用其花，实则花性轻扬，力量甚薄，不如枝蔓之气味俱厚，古人只称忍冬，不言为花，则并不用花为药，自可于言外得之，观《纲目》所附诸方，尚是藤叶为多，更是明证。"

## 青风藤

始载于《图经本草》，味苦性平。具有祛风化湿、通络止痛的功效。适用于风湿痹痛、关节肿胀、麻痹瘙痒等症。《本草便读》："凡藤蔓之属，皆可通经入络，此物善治风疾，故一切历节痹皆治之，浸酒尤妙。"

## 络石藤

始载于《神农本草经》，味甘微酸不苦，性平。具有祛风通络、凉血消肿的功效。适用于风湿热痹、筋脉拘挛、腰膝酸痛、痈肿、喉痹、跌打损伤等。《本草纲目》说："络石，气味平和，其功主筋骨，关节。风热痈肿，变白耐老，即医家鲜知用者，岂以其近贱而忽之焉。服之当浸酒耳。"

## 海风藤

始载于《本草从新》，味辛苦，微温。具有祛风湿、通经络、止痹痛的功效。适用于风寒湿痹、关节疼痛、筋脉拘挛。

## 金刚藤

始载于《西藏常用中草药》，味微辛性温，具有祛风、活血、解毒的功效。适用于风湿腿痛、瘰疬、银屑病等。

## 活血藤

始载于《简易草药》，味苦，性平。具有败毒消痈、活血通络、祛风杀虫的功效。适用于月经不调、风湿痹痛、蛔虫、蛲虫、麻风、淋病、肠痈、疮疖等。孕妇不宜多服。

## 百花藤

始载于《新修本草》。味苦，性寒，无毒。具有消肿止痛的功效。适用于解诸毒，如菜、肉中毒，毒蛇咬伤等。其剂量不可超过 20g，否则将出现眼花、头晕、呕吐等不良反应，可服米泔水解之。

## 苦瓜藤

始载于《陆川本草》。味苦，性寒。具有清热解毒的功效。适用于疮毒、小儿胎毒。

## 糯米藤

始载于《天宝本草》。味甘苦，性凉。具有清热解毒、健脾止泻的功效，适用于疔疮、痈肿、瘰疬、血管神经性水肿、慢性下肢溃疡等。

由上可见，深入研究藤类药物，不仅为中医治疗皮肤病提供有效的药品，而且还将为治疗各种自身免疫性疾病提供新的思路。

# 第三节　皮类药

初步统计《神农本草经》列入上品皮类药有五加皮、地骨皮、肉桂、杜仲、黄柏；中品有白鲜皮、合欢皮、牡丹皮、厚朴、秦皮；下品有苦楝子皮。汉代《伤寒杂病论》一书中，以皮类药物为主的方剂主要有大黄牡丹皮汤、橘皮汤、厚朴生姜半夏汤、栀子柏皮汤、橘皮竹茹汤、橘皮枳实生姜汤、半夏厚朴汤、厚朴七乌汤等。其主治的范围多与咳喘、腹胀、身黄、胸痹、肠痈等病证有关。

多皮饮是赵炳南教授治疗慢性荨麻疹的经验方，用之效验恒多。新疆医科大学附属中医院皮肤科文谦等人通过现代药理学研究，表明丹皮、五加皮、地骨皮等具有抗炎免疫调节的作用，特别是在降低血清 IgE 水平及嗜酸性粒细胞计数方面优于咪唑斯汀。徐老根据以皮达皮，取象比类，对部分皮类药作进一步的延伸。

## 土槿皮

始载于《药材资料汇编》，又名土荆皮、金钱松皮、荆树皮。味辛，性温有毒。具有杀虫、去湿止痒的功效。用于疥癣、瘙痒。专从外治。醋或酒浸外搽。

## 五加皮

始载于《神农本草经》，味辛，性温。具有祛风湿、补肝肾、强筋骨、通瘀血、利水肿的功效。适用于关节疼痛、水肿脚气、腰膝酸痛、四肢屈伸不利。

## 木槿皮

始载于《日华子本草》，又名川槿皮。味甘苦性凉。具有杀虫止痒、清热利湿的功效。用于癣疥等症。

## 石榴皮

始载于《本草经集注》，味酸涩，性温，有毒。具有涩肠止泻、杀虫的功效。用于蛔虫、绦虫、久泻久痢。

## 白鲜皮

始载于《神农本草经》，又名白膻皮。味苦咸，性寒。具有清热燥湿、祛风解毒的功效。用于湿热疮毒、湿疹、风疹、疥癣疮癞、黄疸尿赤等。

## 地骨皮

始载于《神农本草经》，又名枸杞根皮、地骨、狗地芽皮。味甘，性寒。具有凉血除烦、清肺降火的功效。用于骨蒸盗汗、肺热咳嗽、咯血衄血等。

## 肉桂

始载于《神农本草经》，又名玉桂、紫桂等。具有温肾助阳、散寒止痛、活血通经的功效。用于阳痿、宫冷、腰膝冷痛等。

## 合欢皮

始载于《神农本草经》，又名夜合欢皮。味甘，性平。具有解郁安神、活血消肿的功效，用于心神不安、忧郁生恨、肺痈疮肿等。

## 杜仲

始载于《神农本草经》，又名丝仲、扯丝皮、丝棉皮。味甘微辛，性温。具有补肝肾、强筋骨、安胎的功效。用于肾虚腰痛、筋骨无力、胎动等。

## 牡丹皮

始载于《神农本草经》，又名丹皮、粉丹皮、香丹皮。味辛苦，性寒。具有清热凉血、活血化瘀的功效。用于温毒发斑、吐血衄血、痈肿疮毒等。

## 苦楝子皮

始载于《神农本草经》，味苦，性寒，有毒。具有杀虫疗癣的功效。用于祛虫、疥癣。

## 厚朴

始载于《神农本草经》，又名紫油厚朴、川朴、赤朴。味苦辛，性温。具有燥湿祛痰、下气除满的功效。用于湿滞伤中、痰饮喘咳等。

## 香加皮

始载于《中国药典》，又名白五加皮、杠柳皮。味辛苦，性微温，有毒。具有祛风湿、强筋骨的功效。用于风寒湿痹等症。

## 秦皮

始载于《神农本草经》，又名梣皮、秦白皮、蜡树皮。味苦，性寒。具有清热除湿、收涩明目的功效。用于热痢、目赤肿痛。

## 海桐皮

始载于《开宝本草》，又名刺桐皮、钉桐皮、川桐皮、丁皮。味苦辛，性平。具有祛风湿、通络止痛的功效。用于腰膝肩背疼痛。外用治湿疹、癣、疥。

## 桑白皮

始载于《神农本草经》，又名桑根白皮、桑根皮。味甘，性寒。具有泻肺平喘、利水消肿的功效，用于肺热喘咳、水肿等。

# 黄柏

始载于《神农本草经》，又名檗木、黄檗、柏皮等。味苦，性寒。具有清热燥湿、泻火解毒的功效。用于湿热泻痢、热淋、湿疹、瘙痒、疮疡、肿毒等。

# 紫荆皮

始载于《日华子本草》，又名白林皮。味苦，性平。具有活血通经、消肿解毒的功效。用于风寒湿痹、疥癣、痈肿、蛇虫狂犬咬伤等。

# 紫金皮

始载于《本草纲目拾遗》，味苦涩，性温，剧毒。具有活血理气、祛风活络的功效。用于胃脘痛、腹痛等。若发现中毒，可用茶叶煎水服解毒。

# 椿皮

始载于《新修本草》，又名椿根皮、樗白皮。味苦涩，性凉。具有清热燥湿、收涩止带的功效。用于赤白带下、湿热泻痢等。

# 梓白皮

始载于《神农本草经》，味苦，性寒。具有清热、解毒、杀虫的功效。用于皮肤瘙痒、疮疥等。不过，《日华子本草》说：梓树皮有数般，唯楸梓佳，余皆不堪。

# 大腹皮

始载于《药谱》，又名槟榔皮、大腹毛、槟榔衣。味辛，性微温。具有宽中下气、行水的功效。用于大肠痈毒、脚气等。

# 冬瓜皮

始载于《开宝本草》，味甘，性凉。具有利水消肿的功效。用于水肿、痈肿、暑热口渴、小便短赤等症。

# 丝瓜皮

始载于《滇南本草》，味甘，性凉。具有清热解毒的功效，用于金疮、坐板疮、疔疮等。

## 西瓜皮

始载于《本草纲目》，味甘，性凉。具有清暑解热、止渴利尿的功效。用于口疮、皮肤间热、养胃生津。

## 柑皮

始载于《本草纲目拾遗》，味辛甘，性寒。具有调中下气、化痰醒酒的功效。用于病后饮食失调、上气烦满、伤酒口干。

## 柚皮

始载于《新修本草》，味辛甘苦，性温。具有化痰消食、解酒毒的功效。用于食滞、脘腹冷痛、咳喘疝气。

## 茯苓皮

始载于《本草纲目》，味甘淡，性平。具有利水消肿的功效，用于开水道、腠理。

## 生姜皮

始载于《本草图经》，又名姜皮、姜衣。具有行水消肿、外达皮毛的功效。用于行水祛风。

## 扁豆皮

始载于《本草便读》，又名扁豆衣。味甘，性平。具有健脾化湿、达肌行水的功效，用于人工性荨麻疹、婴儿湿疹等。

## 瓜蒌皮

始载于《雷公炮炙论》，味甘，性寒。具有润肺化痰、理气宽胸的功效。用于消肿解毒等。

## 绿豆皮

始载于《本草纲目》，又名绿豆壳、绿豆衣。味甘，性寒。具有解热毒、清风热、化斑疹、消肿胀的功效。用于各种中毒症、红斑性皮肤病。

## 橘皮

始载于《神农本草经》，又名陈皮、贵老、黄橘皮、红皮等，味苦辛，性平。具有理气调中、燥湿化痰的功效。用于解鱼蟹毒。

## 青皮

始载于《本草图经》，味苦辛，性温，具有消食化滞、疏肝破气的功效。用于胸膈气滞、小腹痛等。

## 柞木皮

始载于《本草纲目拾遗》，味苦酸，性凉。具有清热燥湿的功效。用于疮毒溃烂、瘰疬、酒毒下血等。

## 甘蔗皮

始载于《本草纲目》，味甘，性寒。具有清热润燥的功效，外用烧煅成性，研细末外撒或调搽。用于小儿口疳、秃疮、坐板疮等。

# 第四节　根类药

赵老认为，根性下沉，凡病变在下肢的血热、发热、热毒阻遏经络所致的皮肤病均可应用，凉血五根汤（白茅根、栝楼根、茜草根、紫草根、板蓝根），其主治病证有多形性红斑、丹毒初期、紫癜、结节性红斑及一切红斑类皮肤病。

## 紫草根

始载于《神农本草经》，味苦性寒无毒。具有凉血活血、清热解毒的作用。适用于温热斑疹、紫癜、尿血、血痢、热结便秘、烧伤、湿疹、丹毒、恶疮等。《神农本草经疏》说："紫草为凉血之要药，故主心腹血热之气。五疸者，湿热在脾所成，祛湿除热利窍，其疸自愈……苦寒性滑，故利九窍而通利水道也。"

## 茜草根

始载于《神农本草经》，味苦性寒无毒。具有行血止血、通经活络、止咳祛痰的功效。适用于吐血、衄血、尿血、便血、风湿痹痛、瘀滞肿痛、疮疖虫伤、蛇伤、梅毒等。

## 白茅根

始载于《本草经集注》，味甘性寒无毒。具有凉血止血、清热利尿的功效。适用于热病烦渴、吐血衄血、肺热喘急、淋病、小便不利、水肿黄疸、解酒毒等。

## 芦根

始载于《本草经集注》，味甘性寒无毒。具有清热生津、除烦止呕的功效。适用于热病烦渴，胃热呕吐，噎膈反胃，肺痿肺痈，解河豚鱼毒、酒毒、蟹毒等。

## 山豆根

始载于《开宝本草》，味苦性寒无毒（另注：《本草正》谓大苦大寒）。具有清火解毒、消肿止痛的功效。适用于喉痈、喉风、喉痹、牙龈肿痛、黄疸、下痢、热肿、秃疮、疥癣、蛇虫犬咬伤，解诸药毒等。但脾胃虚寒，泄泻者忌服；虚火炎肺咽喉肿痛者忌用。《神农本草经疏》说："山豆根，甘所以和毒，寒所以除热，凡毒必热必辛，得清寒之气，甘苦之味，则诸毒自解，故为解毒清热之上药。"

## 葛根

始载于《神农本草经》，味甘辛性平。具有升阳解肌、透疹止泻、除烦止渴的功效。用于头痛项强，烦热消渴，斑疹不透，疗金疮，解诸毒，如野葛、巴豆、百药毒等。

## 丁香根

始载于《开宝本草》，味辛性热有毒。具有温中降逆的功效。用于风热毒肿，外用煎水熏洗为主，不可内服。

## 山楂根

始载于《本草纲目》，味甘性平无毒。具有消积祛风止血的功效。用于食积、关节痛、咯血等。

## 马蔺根

始载于《本草纲目》，味甘性平。具有清热解毒的功效。用于痈疽恶疮、喉痹肿痛等。

## 牛蒡根

始载于《药性论》，味苦性寒无毒。具有除风热、消肿毒的功效，用于风毒面肿、咽喉热肿、痈疽疮疥等。

## 水蓼根

始载于《贵州民间药物》，味辛性温。具有除湿祛风、活血解毒的功效。用于痢疾、月经不调、皮肤湿癣。

## 玉蜀黍根

始载于《本草纲目》，味甘性平无毒。具有利尿祛瘀的功效，用于砂淋、吐血、解热毒等。

## 龙葵根

始载于《本草图经》，味苦微甘性寒无毒。具有消痈解毒的功效。用于痈疽肿毒、睾丸炎、风牙虫痛。但虚寒无实热者禁用。

## 丝瓜根

始载于《滇南本草》，味甘性寒无毒。具有活血、通络、消肿的功效。用于偏头痛、腰痛、乳腺炎、喉风肿痛、肠风下血、诸疮久溃不敛。

## 地瓜根

始载于《草本便方》，味苦涩性凉。具有清热利湿的功效。用于腹泻痢疾、黄疸、瘰疬、遗精等。

## 朱砂根

始载于《本草纲目》，味苦辛性凉无毒。具有清热解毒、散瘀止痛的功效。用于急性咽峡炎、丹毒、淋巴结炎、跌打损伤、毒蛇咬伤等。

## 花椒根

始载于《本草纲目》，味辛性热微毒。具有温中散寒、除湿止痛的功效。用于脚气、湿疮。以外用为主，不可内服。

## 苍耳根

始载于《食疗本草》，味甘性温有毒。具有散风止痛、除湿杀虫的功效。用于痈疽、丹毒等。以外用为主。

## 芭蕉根

始载于《日华子本草》，味甘大寒。具有清热止渴、利尿解毒的功效。用于天行热病，烦闷消渴，黄疸水肿，脚气血淋，痈疽疔疮，丹毒，游风肿痛等。脾胃虚弱，肿毒系阴分者禁用。

## 苦瓜根

始载于《民间常用草药汇编》，味苦性寒无毒。具有清热解毒的功效。用于痢疾便血、疔疮肿痛、风火牙痛等。

## 桑树根

始载于《本草纲目》，味甘性平无毒。具有清热解毒、凉血退斑的功效。用于风疹、丹毒、月经不调、关节酸痛、风丹、胃痛等。

## 南瓜根

始载于《分类草药性》，味淡性平无毒。具有利湿热、通乳汁的功效。用于淋病、乳汁不通、痢疾、黄疸、便秘、小便涩痛等。

## 韭菜根

始载于《名医别录》，味辛性温。具有温中、行气、散瘀的功效。用于胸痹、食积腹胀、癣疮、疖疮、漆疮、养发等。但阴虚内热及疮疡目疾者忌服。

## 黄瓜根

始载于《本草纲目》，味甘苦性凉无毒。用于腹泻痢疾、狐刺毒肿等。

## 紫玉簪根

始载于《品汇精要》，味甘苦性平。具有消肿止痛的功效。用于咽喉肿痛、胃痛、牙痛、痈疽、瘰疬、乳肿等。

## 槐根

始载于《名医别录》，味苦性平无毒。用于烂疮、阴囊坠肿、一切恶疮、妇人产门痛痒、湿热金疮等。

## 糯稻根须

始载于《本草再新》，味甘性平无毒。具有益胃生津、退虚热、止盗汗的功效。用于除风湿，治阴寒，疗冻疮、金疮、安胎活血等。

## 王瓜根

始载于《名医别录》，味苦性寒有小毒。具有清热解毒、破血化瘀的功效。用于痈肿、毒蛇咬伤、烫火伤、鱼口便毒、梅毒性阴茎头溃烂、阴囊肿大等。

## 莨菪根

始载于《本草纲目》，味苦辛有毒。具有抗疟、攻毒、杀虫的功效。用于疥癣、指尖肉刺、狂犬咬人等。不过本品有毒，其毒性近于天仙子，须慎用。

## 石榴根

始载于《本草经集注》，味酸涩性温有毒。具有涩肠杀虫，止带、止血的功效。用于蛔虫、寸白虫、久痢久泻、止血、止带等。本品作为祛虫剂使用，其毒在异石榴皮碱，对运动呼吸中枢有麻痹作用。

## 凤仙根

始载于《本草纲目》，味苦甘辛性平有小毒。具有活血软坚、通经消肿的功效。用于骨鲠喉、跌打损伤、风湿关节痛等。本品有麻醉作用，口服过量可使中枢神经抑制。

## 麻黄根

始载于《名医别录》，味甘性平，用于汗证。《本草纲目》曾说："麻黄发汗之气驶而不御，而根节止汗效如影响，物理之妙，不可测度如此。自汗有风湿、伤风、风温、气虚、血虚、阴虚、脾虚、胃热、痰饮、中暑、亡阳、柔痉诸症，皆可随症加而用之。当归六黄汤加麻黄根治盗汗尤捷，盖其性能行周身肌表，故能引诸药外至卫分而固腠理也。本草但知扑之之法，而不知服饵之功尤良也。"

## 连翘根

始载于《神农本草经》，味苦性平，具有清热解毒、消肿散结的功效。历代医籍论连翘多，谈连翘根少。其性与连翘相近，发表之力不如连翘，而利水之力则胜于连翘。在具体应用中，须注意相互间的配伍，败毒必须用甘草，化毒必须用金银花，消毒必须用矾石，清毒必须用芩、连、栀子，杀毒必须用大黄。

# 第五节　子类药

子的原意，《说文解字》说：子为地支的第一位，十一个月的月建为子，其卦为复。其时一阳发动，万物始萌孽于下。子本为阳气动万物滋之称，人们借用它来称呼自己的小孩。《辞海》进一步将其原意外延：动物的卵或植物的种子果实。由此可见，子既包含有原始的物质，又有繁衍下一代的特殊含义。这是因为子中脂膏最足，十分类似人类之精的缘故。

子类药包括种子、成熟的果实或者内核以及果仁。然而有部分药物虽名曰"子"，但不属子类药，而是根茎或块茎，如附子（子根）、白附子（块茎）、黄白药子（块茎）、香附子（专指莎根）等。徐老在查阅《医方集解》一书粗略统计119方，含子类药占10%左右，说明子类药有许多特殊的药效，素为临床医家所器重，按主治与药效，归纳为八大类。

（1）温阳补肾　如五子衍宗丸、七宝美髯丹等。

（2）养心安神　如天王补心丹、养心汤等。

（3）泄热利湿　如八正散等。

（4）润肠通便　如麻仁苏子粥、通幽汤、润肠丸等。

（5）降气化痰　如三子养亲汤、苏子降气汤、顺气消食化痰丸。

（6）温肝逐寒　如橘核丸、疝气丸。

（7）行水泻湿　如禹功散等。

（8）化瘀散结　如抵当汤等。

李时珍对药用的部分分为用根（羌活）、用茎（木通）、用花（款冬花）、用实（葶苈子）、用苗（败酱草）、用叶（大青叶）、用皮（大腹皮）、用核（郁李仁）、用节（沉香）、用肌（苏木）、用膏（龙脑）等。同时他还指出：有的是兼用，或者全用，或者一物两用，或者春夏用苗、秋冬用根。从李时珍所说：子类药应该是成熟的果实或者是果实内的核、仁。

## 人参子

始载于《本草纲目拾遗》，味甘微苦性温，具有发痘行浆的功效。

## 山茱萸

始载于《神农本草经》，味酸微温，具有补肝肾、涩精气、固虚脱的功效。常用于腰膝酸痛、阳痿遗精、面疱等。但命门火炽，小便淋涩忌用。

## 山樱桃

始载于《本草纲目》，味辛性平，具有益气固精的功效，用于肠澼等。

## 千金子

始载于《开宝本草》，味辛性温有毒，具有逐水消肿、破癥杀虫的功效。用于水肿胀满、疥癣疮毒、蛇咬、疣赘。内服入丸散，0.5~3g；外用研敷。中气不足、孕妇忌服。

## 川楝子

始载于《本草正》，味苦性寒有毒。具有除湿热、泻肝火、止痛杀虫的功效。用于胁痛、疝痛、虫积腹痛等。内服3~9g；外用研末敷。脾胃虚寒者忌服。

## 女贞子

始载于《本草正》，味苦甘性平。具有补肝肾、强腰膝的功效。用于阴虚内热、腰膝酸软、须发早白。脾胃虚寒及阳虚者忌用。

## 马钱子

始载于《本草纲目》，味苦寒有毒，具有散血热、消肿止痛的功效，用于痈疽肿毒、风痹疼痛、重症肌无力。内服入丸散，0.3~0.6g。外用醋磨涂。孕妇及体虚者忌服。

## 王不留行

始载于《神农本草经》，味苦性平，具有行血通经、催生下乳、消肿敛疮的功效。用于妇女经闭、乳汁不通、痈肿、带状疱疹、恶疮、疔疮、风疹等。孕妇忌服。

## 木鳖子

始载于《开宝本草》，味苦微甘，性温有毒。具有消肿散结、祛毒的功效。用于痈肿、疔毒、瘰疬、无名肿毒、癣疮等。外用研末或水煎洗。内服多入丸散，用量 0.6~1.2g，孕妇体虚忌服。

## 五味子

始载于《神农本草经》，味酸性温，具有敛肺、滋肾、生津、收汗、涩精的功效等。用于盗汗自汗、久泻久痢、肺虚喘咳。外有表证，内有湿热或咳嗽初起忌服。《本草会编》：五味子治喘咳，须分南北。生津液止渴，润肺补肾，劳咳，宜用北者；风寒在肺，宜用南者。

## 车前子

始载于《神农本草经》，味甘性寒，具有利水清热、明目祛痰的功效。适用于小便不通、淋浊、暑湿泻痢、咳嗽痰多。肾虚寒者忌用。

## 牛蒡子

始载于《本草图经》，味苦辛性凉，具有疏散风热、宣肺透疹、消肿解毒的功效。用于风热咳嗽、咽喉肿痛、斑疹不透、风疹作痒等。若气虚，便溏慎用。

## 乌梅

始载于《本草经集注》，味酸性温，具有收敛生津、安蛔祛虫的功效。用于久咳、久疟、便血、尿血、蛔厥腹痛、钩虫病、黑痣、恶漏等。有实邪者忌服。多食损牙。

## 火麻仁

始载于《日用本草》，味甘，性平，具有润燥滑肠、通淋活血的功效。用于肠燥便秘、月经不调、疥疮、癣癫等。肠滑忌用。

## 巴豆

始载于《神农本草经》，味辛，性热，有毒。具有泻寒积、通关窍、逐水杀虫的功效。用于寒积凝滞，痰癖。外用治喉风喉痹，恶疮疥癣。内服入丸散，0.15~0.3g（无寒实积滞、孕妇及体虚忌服）。《药对》说：中巴豆毒者，以冷水、黄连水、大豆汁解之。供参考。

## 白果

始载于《日用本草》，味甘苦涩，性平，有毒。具有敛肺气、定喘咳、止带浊的功效。用于哮喘、白带、遗精、酒渣鼻、疮疖等。有实邪者忌用。

## 白芥子

始载于《新修本草》，味辛，性温。具有理气豁痰、温中散寒、通络止痛的功效。用于痰饮咳喘，中风不语，阴疽肿毒，跌打肿痛。肺虚咳嗽，阴虚火旺者忌服。

## 冬瓜子

始载于《新修本草》，味甘，性凉，具有润肺化痰、消痈利水的功效。用于痰热咳嗽、肺痈、肠痈、酒渣鼻等。

## 地肤子

始载于《神农本草经》，味甘苦，性寒，具有利小便、清湿热的功效。用于小便不利、风疹、疮毒、疥癣、阴部湿痒等。

## 决明子

始载于《神农本草经》，味苦甘，性凉。具有清肝明目、利尿通便的功效。用于风热赤眼、鼻衄、蛇毒、癣癫、便秘等。《本草述》说：决明子、青葙子，虽曰其治目同功，然青葙子味苦微寒，决明子咸平除肝热，决明子优于青葙子。

## 苍耳子

始载于《神农本草经》，味甘性温有毒。具有散风止痛、祛湿杀虫的功效。用于风寒头痛、鼻渊、疥癫、瘙痒等。血虚头痛忌用。

## 吴茱萸

始载于《神农本草经》，味苦辛性温有毒。具有温中止痛、理气燥湿的功效，用于呕逆吐酸、疝气、口腔溃疡、齿痛、湿疹、黄水疮。阴虚火旺者忌服。《医学启源》说吴茱萸功效有四：祛胸中寒一也；止心痛二也；感寒腹痛三也；清宿酒，为白豆蔻之佐四也。

## 青葙子

始载于《神农本草经》，味苦性凉。祛风热，清肝火。用于目赤肿痛，鼻衄，皮肤风热瘙痒。疥癞。若瞳孔散大者忌用。

## 苦瓜子

始载于《纲目》味苦甘，性温。益气壮阳，用于解误食疗牛中毒，擂水灌之。

## 枳椇子

始载于《新修本草》，味甘酸性平，具有解酒毒、祛烦热等功效。用于酒醉、风湿麻木、舒筋络等。脾胃虚寒者忌服。

## 南烛子

始载于《本草纲目》，味酸甘性平，具有益肾固精、强精明目的功效。用于久泻梦遗、固精驻颜。

## 茺蔚子

始载于《神农本草经》，味甘辛性凉，具有活血调经、疏风清热的功效。用于月经不调，产后瘀血疼痛，目赤肿痛，安魂定魄等。肝血不足，瞳孔散大及孕妇忌用。《本草纲目》说：茺蔚子，白花者入气分，紫花者入血分。治妇女经脉不调，胎产一切气血诸病，妙品也。

## 挂金灯

始载于《救荒本草》，味酸性寒。具有清热、解毒、利尿的功效。用于骨蒸劳热、咽喉肿痛、天疱湿疮、玉茎痛，脾虚泄泻者忌用。

## 韭菜子

始载于《本草经集注》，味辛甘性温，具有补肝肾、壮腰膝、壮阳固精的功效。用于阳痿梦遗、小便频数、带下淋浊等。阴虚火旺者忌用。

## 胖大海

始载于《本草纲目拾遗》，味甘淡性凉，具有清热润肺、利咽解毒的功效。用于干咳少痰，喉痛，声哑，牙龈肿痛等。

## 婆罗子

始载于《本草纲目》，味甘性温，具有宽中理气、杀虫的功效。用于胃寒作痛，疳积虫痛等，阴虚、气虚者忌用。

## 萝藦子

始载于《新修本草》，味甘辛性温。具有补益精气、生津止血、解毒的功效。用于虚劳阳痿、金疮出血等。《本草推陈》说本品适用于老人元阳虚弱，阳痿遗精。

## 葡萄籽

始载于《神农本草经》，味甘酸性平，具有补气血、壮筋骨、利小便的功效。用于气血虚弱、肺虚咳嗽、淋病浮肿等。孟诜说：不堪多食，令人烦闷眼暗。

## 鹤虱

始载于《新修本草》，味苦辛性平，有毒，具有杀虫的功效。适用于虫积腹痛，包括蛔虫、蛲虫、恶疮、蛇毒等。《新修本草》说：鹤虱生于西戎，子似蓬蒿子而细，合叶茎同用。

## 覆盆子

始载于《本草经集注》，味甘酸性平，具有补肝肾、助阳、固精明目的功效。用于阳痿、遗精、遗溺，对男子能补肾精虚竭，对女子益颜色，食之有子。肾虚有火，小便短涩慎服。《本草通玄》说：覆盆子，甘平入肾，起阳治痿，固精涩溺，强肾而无燥热之偏，固精而无凝涩之害，金玉之品也。

## 鸦胆子

始载于《本草纲目拾遗》，味苦，性寒，有毒。具有清热解毒、腐蚀赘疣、截疟止痢的功效。用于疣赘、鸡眼、赤痢等。张锡纯说："本品为凉血解毒之要药，善治热性赤痢、二便因热下血，最能清血分之热及肠中之热，防腐生肌，诚为奇效。"该品外用治疣赘方法有三，一是擦破病变的角质层，取仁外涂，每日1~2次，结痂而愈；二是捣碎加水少量，呈糊状，外涂患处，早晚各1次，结痂停药；三是鸦胆子捣如泥状加凡士林，制成30%软膏，涂少量药膏于患处，纱布包扎，一天后局部充血明显，继而出现水疱，疱液干燥结痂，隔三五日再用1次。若发生荨麻疹、呼吸急促等不良反应，立即停药。脾胃虚弱者、孕妇、小儿禁服。

# 第六节　香类药

香，芳也。引申为气味美的通称。《尔雅释器》："妇人之祎，谓之缡"，缡指妇人的香袋。中国自古钟爱使用兰、蕙、杜、椒等传统香药。《离骚》《周礼》《礼记》等古籍中均有记载，用香药沐浴、祛虫、辟邪、防病。随着张骞西域之行和郑和下西洋的开通，经过朝贡、贸易等方式，进入了大量的香药，初步统计有安息香、丁香、沉香、檀香、茴香、茅香，达37种之多，为皇权贵族间的馈赠佳品。据考古文物发现长沙马王堆一号墓发掘用于熏香衣的"熏笼"；河北靖王刘胜墓中发掘"铜熏炉"。综合上述说明香药萌始于春秋战国秦汉时期，兴盛于盛唐五代，发达于宋代。可惜现今化学性香料充斥，贻害不少爱美之人。

古人谓：香者，气之正，正气盛则除邪避秽也。据查有关文献归纳为七大类：

（1）悦脾醒胃　如香砂六君子汤（丸）。

（2）辟疫逐浊　如太仓公辟瘟丹（外用）。

（3）行气散郁　如五香流气饮。

（4）提神醒脑　如补中益气汤（丸）。

（5）散邪祛毒　如五香麻黄汤。

（6）软坚散结　如五香连翘散。

（7）熏衣香身　如五香丸。

香药品种繁多，用之恰当，常能收到事半功倍之效。

## 丁香

始载于《药性论》，味辛，性温。具有温中止痛、降逆、温肾助阳的功效。用于口臭、反胃、虫毒、酒毒等。

## 小茴香

始载于《新修本草》，味辛，性温。具有温肾散寒、和胃理气的功效。用于一切臭气、癫疝肿痛、蛇咬伤等。

## 干姜

始载于《神农本草经》，味辛，性热。具有温中散寒、回阳通脉的功效。用于风毒冷痹、破邪祛风、胃中虚寒等。

## 乌药

始载于《开宝本草》，味辛，性温。具有行气止痛、温肾散寒的功效。用于一切冷气、疥癫、猫犬百病、天行疫瘴等。

## 白芷

始载于《神农本草经》，味辛，性温。具有解表散寒、解毒排脓的功效。用于头面皮肤之风，消除周身燥痒，去面部黑斑。

## 艾叶

始载于《名医别录》，味辛、苦，性温，有小毒。具有散寒止痛、温经止血的功效。用于血崩、下部匿疮、生肌肉、避风寒。古人谓本品为白带之要药，调经之妙品。

## 冰片

始载于《新修本草》，味辛、苦，性凉。具有开窍醒脑、散热止痛的功效。用于惊痫痰迷、九窍不通、齿痛、辟邪等。

## 延胡索

始载于《开宝本草》，味辛、苦，性温。具有行气、活血、止痛的功效。用于月经不调、一身上下俱痛等。

## 肉桂

始载于《名医别录》，味辛、甘，性大温。具有补火助阳、散寒通经的功效。用于下焦虚寒、完谷不化等。

## 佛手

始载于《本草图经》，味辛、苦，性温。具有疏肝理气、和中化痰的功效。用于气滞，下痢后重。

## 沉香

始载于《名医别录》，味辛、苦，性温。具有行气止痛、温肾纳气的功效。用于风水毒肿、湿气皮肤瘙痒等。

## 苍术

始载于《神农本草经》，味辛，苦，性温。具有燥湿健脾、祛风散寒的功效。用于上中下湿疾等。

## 辛夷

始载于《神农本草经》，味辛，性温。具有散风寒、通鼻窍的功效。用于头痛、面部黑斑、晕船、生须发等。

## 乳香

始载于《名医别录》，味辛、苦，性温。具有活血止痛、消肿生肌的功效。用于风水毒肿、风瘾疹、痒毒、痈疽诸毒等。

## 细辛

始载于《神农本草经》，味辛，性温。具有散寒解表、温肺化饮的功效，通窍开闭。用于头面风痛、皮肤湿痒。

## 降香

始载于《海药本草》，味辛，性温。具有活血散瘀、止血定痛的功效。用于折伤金疮、生肌肉、消肿毒等。

## 草果

始载于《饮膳正要》，味辛，性温。具有燥湿温中、化痰截疟的功效。用于山岚瘴气、杀鱼肉毒、除口臭。

## 荜菝

始载于《新修本草》，味辛，性热。具有温中散寒、下气止痛的功效。用于水泻、杀腥气、消食、头痛、牙痛等。

## 香附

始载于《名医别录》，味辛，微苦，微甘，性平。具有疏肝理气、解郁止痛的功效。用于皮肤瘙痒，久服利人长须眉。

## 香橼皮

始载于《本草图经》，味辛，微苦，酸，性温。具有疏肝理气、和中化痰的功效。用于祛皮中之气，除心头痰水。

## 益母草

始载于《神农本草经》，味苦、辛，性微寒。具有活血调经、利尿消肿的功效。用于瘾疹痒、疔肿乳痈、妇人胎产诸病等。

## 高良姜

始载于《名医别录》，味辛，性热。具有温胃散寒、消食止痛的功效。用于胃中冷逆、悦颜、解酒毒等。

## 菊花

始载于《神农本草经》，味辛、甘、苦，性微寒。具有疏散风热、平肝明目的功效。用于头风眩痛，治身上诸风，染髭发令黑。

## 紫苏

始载于《本草经集注》，味辛，性温。具有辛温发散、理气宽胸的功效。用于辟口臭，恶气，宣通风毒，解鱼蟹毒等。

## 薄荷

始载于《新修本草》，味辛，性凉，具有疏散风热、利咽透疹的功效。用于瘰疬瘰疹疮疡，祛头风，发毒汗，为小儿惊热的要药。

## 麝香

始载于《神农本草经》。味辛，性温。具有开窍醒神、止痛消肿、催产下胎的功效。用于通关利窍、风毒、妇人难产、堕胎。入十香丸，令人百毛九窍皆香。

## 藿香

始载于《名医别录》，味辛性微温。具有芳香化浊、开胃止呕的功效。用于治口臭，祛恶气，治风水，解酒秽。

## 藁本

始载于《神农本草经》，味辛性温。具有发表散寒、祛风止痛的功效。用于鼻面皮肤酒刺，长肌肤，悦颜色，古人称脑后剧痛的要药。

## 檀香

始载于《名医别录》，味辛性温。具有理气调中、散寒止痛的功效。用于面生黑痣、辟秽恶邪气、消肿毒、心腹疼痛等。

香类药在临床使用广泛，徐老将其使用经验归纳为以下几点：

（1）气滞之证　用广木香，该药偏行肠胃系统的滞气，能和胃气，通心气，降肺气，疏肝气，快脾气，暖肾气，消积气，温寒气，顺逆气，通里气，总管一身上下内外诸气，独推其功。不过，少用行气即止，大约用一分、二分至一钱而止，断勿浮于一钱之外，过多反无功效（陈士铎语）。

（2）妇科主帅　香附是妇科气病之主帅。宋代以前许多外科名家创立香附去腐消肿之论，如陈自明说：气血闻香则行，闻臭则逆，大抵疮疡多因营气不从，逆于肉理，郁聚化脓，得香之味则气血流行。曾孚先亦说凡痛疮疡，皆因气滞血凝而致，宜服诸香药引气通血。有鉴于此，徐老从古籍中归纳了香附配伍十四条：香附配参、术则补气；香附配归、地则补血；香附配广木香流滞和中；香附配檀香理气醒脾；香附配沉香升降诸气；香附配川芎、苍术总解诸郁；香附配栀子、黄连能降火热，香附配茴香、补骨脂引气归元；香附配厚朴、半夏决壅消胀；香附配紫苏、葱白解散郁气；香附配三棱、莪术消磨积块；香附配茯神交济心神；香附配艾叶温暖子宫；香附配荔枝核理气散结。

（3）消痰之最　橘，既有观赏价值又有药用价值。古人谓橘有四悦之美，即味悦人口，色悦人目，气悦人鼻，誉悦人耳。橘全身是宝，临床上用青盐橘皮消痰降气、生津开郁、润脾调胃、解毒安神；橘核理气止痛，主治疝气睾丸肿痛、乳痛、腰痛；橘络善通经络，理气化痰；橘白通络化痰，顺气和胃而无燥热之感；橘饼和中开膈，温肺散寒，醒酒消食。其中化州橘皮一度被视为宫廷贡品。

（4）散寒珍品　蜀椒古代视为珍贵之品。汉代后宫所居宫殿用椒捣烂和泥涂于墙上，取其芳香辟邪，名曰椒房。现代证明蜀椒能补命门元阳。不过椒的种类繁多，有秦椒、川椒、巴椒、蜀椒等。多因产地不同而名称各异，其中秦椒又名花椒，粒细则佳；蜀椒即川椒，外皮紫红，品质最佳。临床应用中注意椒肉和椒目的不同之处，若寒热错杂脾胃不和，脘腹胀满嘈杂泛酸，口苦便溏，用椒目，不用椒肉；椒肉能温通心腹之阳，散上焦之浊，活血通痹，散寒止痛。

（5）凉血祛瘀　凌霄花，原名紫葳。《神农本草经》列为中品。用于妇人产乳诸疾、崩中、癥瘕血闭、寒热羸瘦、养胎等。不过，后人指出养胎当是堕胎之讹。本品是一味用于治疗血热生风、全身瘙痒的药品，不论是茎叶还是花朵，均有凉血祛风的功效。徐老常用凌霄花、焦山栀治疗玫瑰性痤疮，效验恒多。不过，李时珍说：凌霄花不可近鼻闻，伤脑，令人昏蒙，不可不防。

（6）柔肝醒脾　玫瑰花主要品种有紫玫瑰、红玫瑰、白玫瑰。其中以波斯国所产的百瓣玫瑰花最香，我国过去的苏州所产色香俱足。现在杭州苋桥、北京门头沟、甘肃永登县被称之国产三大玫瑰园区。玫瑰花香气最浓，清而不浊，和而不猛，柔肝醒脾，流气活血，宣通窒滞而绝无辛温刚燥之弊，是气分药中最有捷效而最为驯良芳香之品，殆无其匹。

（7）开窍之首　麝香为四大动物香料之一，居灵猫香、海狸香、龙涎香之首。李时珍说麝之香气远射，故谓之麝。品种有三，即原麝、林麝和马麝，通常以原麝为习用，然其品质以蛇头麝香最佳，红头麝香次之，草头麝香再次之。麝香的功效归纳有五；一是开窍醒脑，二是祛瘀疗伤，三是消痈排脓，四是催下胎，五是宣痹通阳。古人曾赞颂蛇头麝香，香气浓烈，经久不散，医治毒症，效如桴鼓。

香类药多数具有强烈香气散发的功效，临床应用尽量做到"一小、二后、三配"。一是剂量要小；二是后下为主；三是重视相对药物的配伍，否则有戕伤正气、津液之虑。具体言之，有四点值得注意，一是真阴不足，虚火上炎，素有痰火之人当禁；二是溃后生肌药中少用冰、麝，这是因为冰片麝香香窜，多用则走泄真气，反令创面难敛；三是痈疽溃后，忌房内焚烧沉香、安息香等，烧之则会令疮口燥痒；四是溃后忌佩香囊，恐引动相火遗泄。

# 第七节　炭类药

## 一、炭与炭药

炭的原始含义：炭是使木材不完全燃烧而成的一种燃料。炭药在雷公炮制十七法中属炒，所谓炒者，置药物于火使之黄而不焦也。法有炒黄、炒黑、炒焦，各不相同。

历代医家对炮制十分重视，汉代张仲景用猪膏发煎治诸黄，开创炭药用于临床之先河。方中乱发，李时珍译为血余，其实应为血余炭。张锡纯说："血余者发也，不煅则其质不化，故必煅为炭，然后入药。"明代李时珍对香附有如下阐述：生用上循胸膈，外达皮肤；熟用下走肝肾，外彻腰足；炒黑止血，童便浸炒，入血分而补虚；盐水浸炒入血分而润燥；青盐炒补肾气；酒浸炒循经络；醋浸炒消积聚；姜汁炒化痰饮。

清·沈金鳌在《要药分剂》一书中分别列出荆芥治便血需炒黑；刺猬皮煅黑成性，治腹疝积；鱼鳔烧灰敷阴疮、漏疮、月蚀疮等；发煅成性，走血分而带散，其主诸血；黑料豆炒焦黑，热酒投之，治产后冷血等。

今人赵炳南教授在解读凉血汤中，将生地黄、金银花炒黑成性，取其既能入血分，清血分之毒热，又能养阴护心，具有特殊的妙用。实践证明凡毒热郁入营血的危笃阶段，用之效验恒多。

## 二、炭药的归类

徐老在查阅现代名著中，发现不少名医喜用炭药。罗元凯先生治崩漏，凡夹瘀而滞者用茜草炭；温经止血用炮姜炭；祛瘀止血用大黄炭。张琪先生说：在清热凉血的基础上，加炭类药，以修复损伤之血络，如大黄炭、地榆炭、蒲黄炭等。尤其是对屡用激素而有郁热之象，首选大黄、桃仁常能收到满意的效果。

现将炭药归纳如下：

解表类：荆芥炭、防风炭、炒黑苏子、菊花炭、葛根炭。

清热类：槐花炭、栀子炭、贯仲炭、黄芩炭、小蓟炭、金银花炭、生地黄炭、椿根皮炭。

理气类：香附炭、广皮炭、青皮炭。

散寒类：肉桂炭、炮姜炭、附子炭、艾叶炭。

理血类：蒲黄炭、丹皮炭、当归炭、茜草炭、棕榈炭、血余炭、益母草炭、仙鹤草炭、墨炭、藕节炭、山楂炭、侧柏炭。

收涩类：乌梅炭、莲须炭、莲房炭。

补益类：续断炭、杜仲炭、怀牛膝炭、黄柏炭、熟地黄炭、白术炭、苍术炭、补骨脂炭。

泻下类：大黄炭。

其他：荷叶炭、木贼炭、刺猬皮炭、柿饼炭、黑木耳炭、石榴皮炭。

## 三、炭药的适应证

从皮肤病的临床出发，大凡三大类皮肤病均可列入主要适应证。

### 1. 血瘀性皮肤病

主要临床表现归纳如下：①肤色晦暗；②毛发枯槁；③肌肤甲错；④皮肤粗糙；⑤皮肤肥厚或如苔藓；或硬化；⑥皮下或黏膜呈现瘀点、瘀斑；⑦多种出血，如鼻衄、齿衄、肌衄、尿血、便血、宫血、咳血、呕血。

### 2. 血管性皮肤病

①脉迟涩或弦。《四诊抉微》说：迟涩血病；《读医随笔》说：凡瘀血初起，脉多见弦。②指端青紫或冰冷，如雷诺病、大动脉炎、结节性红斑、变应性血管炎。

### 3. 其他

凡伴有疼痛，其痛不移，多与瘀血有关。

## 四、名家经验

现代中医大家在各自的临床中，积累了许多丰富的经验。

施今墨以血余炭为主有如下的配伍应用：

血余炭配益元散清热通淋，治血淋等。

血余炭配韭菜子温肾涩尿，治尿频、血尿。

血余炭配薏苡仁、六一散通淋排石，治泌尿系结石。

血余炭配仙鹤草、阿胶珠养阴止血，治慢性肾炎、肾结核、尿血。

血余炭配赤石脂、禹余粮涩肠止血，治久泻久痢。

血余炭配黑升麻、黑芥穗升阳摄阴，治月经过多。

血余炭配左金丸止酸止血，治溃疡病。

血余炭配琥珀、血竭化瘀通脉，治动脉硬化症。

施老在治疗泻痢诸疾中，常用炭类药如苍术炭、血余炭、陈皮炭、干姜炭、补骨脂炭、生地黄炭、大黄炭、椿根皮炭、木耳炭、柿饼炭、葛根炭、条芩炭、仙鹤草炭、石榴皮炭等，并云用炭类药既可促进吸收水分，又可保护肠壁，用之多效。

任继学先生在自拟妇科8方中用炭药达5味之多，分别为生地黄炭、贯仲炭、杜仲炭、艾叶炭、炮姜炭。叶心清说：荆芥炭、地榆炭、肉桂炭治疗便血，尤多奇效。徐小圃说：黑荆棘、防风炭祛风敛湿，治风疹块。焦树德说：大黄炭能消除大肠积滞，有治大便下血的功效。炮姜炭偏于温经止血，棕榈炭、川续断炭治月经过多；益母草炭治月经后错，量少；黄芩炭治月经提前。邓铁涛治血崩首先血余炭单味药3~9g；一日3次冲服。董庭瑶用侧柏炭、小蓟炭、藕节炭治过敏性肾炎。许玉山鼻衄用栀子炭，齿衄用生地黄炭，呕血用荆芥炭、生地黄炭。廖冀阶用菊花炭治阴虚血燥疹。孟澍江治扁平苔藓、口腔炎用蒲黄炭。邹云翔治慢性肾炎、腹胀用苍术炭，尿中红细胞多用血余炭、生地黄炭、怀牛膝炭。李克绍用刺猬皮炭治遗精频繁。罗元凯温经止血用炮姜炭，夹瘀而滞用茜草炭，祛瘀止血用大黄炭等。不过他还告诫后学者，炭类止血药不宜过多、过久用于崩漏，以免过于凝聚，反而留瘀为患。

徐老在学习前辈经验的同时，感悟到炭药在皮肤科领域是大有作为的，值得同道们去探讨。现将其应用经验陈述如下。

（1）慢性荨麻疹　选用玉屏风散加大黄炭、荆芥炭、防风炭、菊花炭。

按：玉屏风有固表御风之义，在于防邪，然风、热、湿三邪不同程度参杂其中，用大黄炭荡涤肠腑浊湿积滞之邪；荆芥炭、防风炭、菊花炭祛风热之邪，兼除孙络血分之瘀，有利于邪去正安。

（2）过敏性紫癜　新发者用犀角地黄汤加减；久病者用归脾汤加减，然而不论新久，均可加入生地黄炭、血余炭、栀子炭、地榆炭、大黄炭、金银花炭、茜根炭、蒲黄炭。

按：大凡肌衄之疾，在清热、凉血、解毒、补血、摄血的同时，均可加入炭药，旨在提高致密血管壁的功效。

（3）口腔扁平苔藓　麦味地黄汤、导赤散合裁加大黄炭、蒲黄炭。

按：口腔扁平苔藓多因胃中燥热，上熏所致，方用麦味地黄汤养阴滋肾，治在上；导赤散清泻心火，治在下。加大黄炭的目的不在于攻下，而在于直折火势、活血化瘀，取瘀去生新之义，此时不宜偏补偏泻，更不宜燥热伤阴。蒲黄炭是治疗口腔疾病的要药，内服外用均可。《千金方》首载蒲黄治疗口舌疮，并云蒲黄炭敷之，不过三上瘥。

（4）变应性血管炎　五根汤加味加怀牛膝炭、三七炭、仙鹤草炭。

按：变应性血管炎常与毒热、湿瘀互结，阻于经络，在红肿热痛时，用五根汤清热通络，加用怀牛膝炭、三七炭、仙鹤草炭，意在化瘀通络的同时，特别是对孙络的瘀阻既有疏通的功效，又有解毒止痛的作用。特别是怀牛膝炭性善下行，能降逆气，引血下行，善治上部出血；用炭又能止血，与三七炭合用，使血止而无留瘀之弊。

颜正华先生说：炮制可以增强药物的功效，改善药物的性能，消除或降低药物的毒性和不良反应及烈性，是提高药物质量的台阶。然而当今重视药物炮制者少，颜老之言，切中时弊，医者尚需牢记。徐老对炮制方法的应用体会有三。

（1）改善药性　如香附，生用上行胸膈，外达皮肤；熟用下走肝肾，外彻腰足。炒黑止血；童便浸炒，入血分而补虚；盐水浸炒入血分而润燥；青盐炒补肾气；酒浸炒行经络；醋浸炒消积聚；姜汁炒化痰饮。又如黄柏性寒而沉，生用则降实火；熟用则不伤胃；酒制则治上；蜜制则治中；盐制则治下；黄柏炭坚肾清热，为血尿的要药。

（2）降低毒性　毒是一个广泛的概念，古代将毒分为剧毒、大毒、有毒、小毒、微毒、无毒六种（《本草纲目》）。毒药主要集中在大辛、大热、大寒之品，如附子，炮制为黑附子，不仅毒性下降，而且药力足、见效快，更适用于面色苍白、汗出如珠、四肢逆冷的危笃之症；又如大黄炒炭，即改变它苦寒急下之弊，取其不在攻下，而在荡涤湿热浊邪，使之清解。

（3）发挥殊效　炭药在许多场合常能发挥特殊功效，比如中寒溏泄不止，用炮姜炭、乌梅炭；肾虚胎漏用杜仲炭、川续断炭；鼻中衄血山栀炭吹之；生地黄炭可用于衄血、便血、尿血、呕血、咳血、崩漏；流产后出血不止用丹皮炭、贯仲炭、艾叶炭、荆芥炭等，这是产后用药，不宜过于寒凉，只宜温经止血；齿衄用生地黄炭取其清虚热，泻阴火。

# 第四章

# 流派常用方剂

# 第一节 经方选

"经方"又称仲景之方，其要旨辨证准确，药少而精，效如桴鼓，素为临床医学家所倚重。徐老在60余年的临床实践中，运用经方治疗皮肤病颇有心得。

## 小柴胡汤

**经方释义**：小柴胡汤在《伤寒论》中，先后出现的条文达18条之多，归纳要点有四：①主症：往来寒热，胸胁苦满，默默不欲饮食，心烦喜呕；②次症：胸烦不呕，或渴，或腹中痛，或胁下痞硬，或心下悸，小便不利，或不渴，身有微热，脉象浮细；③病机在半表半里；④重点：但见一证便是，不必悉具。综合上述要点说明小柴胡汤是一张枢机之方，凡病邪不全在表，未全入里，皆可用之。方中用柴胡疏邪透表，轻清升阳；黄芩苦寒泻火，善清胆经，前者治半表之邪，后者清半里之热；人参、生姜、大枣益胃气，和营卫，扶正祛邪；炙甘草调和诸药。是一张清透兼顾、扶正祛邪的代表方剂。

**按语**：小柴胡汤的应用要点有三：一是病位在半表半里；二是病变的部位以胆经循行区域为主；三是方中化裁，胆热蕴结日久伤津，改人参为南北沙参，意在甘寒生津，扶正护液。此外，该方还可用于发于胸胁区域的带状疱疹、乳头湿疹、耳廓湿疹、眼周湿疹等。

## 四逆汤

**经方释义**：四逆汤及其加减在《伤寒论》中，条文达15处之多，辨证要点有三：①主症：清谷不止，身体疼痛，手足寒，手足厥冷；②次症：心中温温欲吐，膈上有寒饮，干呕，四肢拘急，脉沉微欲绝；③病机：素体阳虚，外受寒邪。方用：附子温肾壮阳，祛寒救逆；干姜温脾阳，散里寒，两药同用，助阳散寒之力尤大，故有"附子无姜不热"之说；炙甘草既益气温中又调和诸药，还能缓解附子之毒，同时对姜附的燥热之性也有缓冲的余地，进而防止伤阴，乃至出现虚阳暴散之象，三药同用确能收到回阳救逆之效。

**按语**：四逆汤是以药测证的代表方剂，凡是里寒、下利清谷、脉象沉微欲绝均可用本方为基础加减。针对静脉曲张致淤积性皮炎患者，徐老常用党参、黄芪、当归、丹参益气活血，路路通、桑枝、姜黄、牛膝分别主上下之脉络的贯通，使脾肾阳气得以通达病所，起到既治其本，扶助脾肾之阳，又能疏通经络直达肢末的作用。此外，凡见脾肾阳虚，寒邪阻于经络诸证均可以四逆汤为基础加味治之。如血栓闭塞性脉管炎初期用本方加鸡血藤、活血藤、忍冬藤、海风藤、石楠藤等；雷诺病用本方加穿山甲、黄芪、王不留行、川芎、路路通；网状青斑用本方加川牛膝、木瓜、鹿角片、黄芪、党参；大动脉炎用本方加黄芪、党参、丹参、地龙、桑枝、姜黄、制水蛭。

## 大黄䗪虫丸

经方释义：大黄䗪虫丸，仅见于《金匮要略》。原文指其要点有三：一是病因有食伤、忧伤、饮伤、房室伤、饥伤、劳伤、经络营卫气伤；二是主症：有肌肤甲错，形体羸瘦，腹满，两目暗黑；三是病机为内有干血，方中用大黄、土鳖虫、水蛭等蠕动啖血之物，佐以干漆、生地黄、桃仁行而去其瘀血，略加甘草、芍药以缓中补虚，待瘀血行尽，然后纯行缓中补虚收功。实为邪去而正安。

**按语**：凡是湿热互结阻于皮里膜外，化毒化瘀，以毒为主，因此在内服方中，选用外科第一名方仙方活命饮内服，意在尽快解毒散结，控制病情的不良进展。后期以本方为主，缓缓图之。在临床中，徐老认为既可单独使用，又可联合应用，稳妥而有效。此外，对深在性红斑狼疮选用四君子汤、二陈汤与本方合用；多发性脂肪瘤选用礞石滚痰丸与本方连用；慢性丹毒选三妙丸加味与本方合用；结节性红斑选用桃红四物汤与本方合用。

## 白虎汤

经方释义：白虎汤及其加减均以阳明热甚为其主要切入点，辨证有4个方面。一是主症：壮热、大汗、渴饮；二是主脉洪大；三是次症：面垢、谵语；四是病位表里俱热。方用石膏辛甘大寒，专清肺胃邪热，解肌透热，生津止渴；知母苦寒质润，助石膏清气分湿热，并护已伤之阴；粳米、甘草益胃护津，防石膏大寒伤中之虑。药只四味，各守其责，颇为精当。

**按语**：白虎汤中生石膏的药性与药用，今人张锡纯先生曾有过创见性的论述，多为后学所推崇，方中粳米部分学者主张用山药代之，徐老亦赞同。另外还提出了自己的看法：凡红斑不论大小，压之褪色者系血热，石膏配大青叶；压之不褪色者为血瘀，石膏配桃仁或苏木；斑疹暗红范围且大，伴有壮热时系血毒，石膏配生地黄炭、金银花炭或玳瑁、羚羊角粉、水牛角之类。此外若遇见红皮病样的药疹，或猩红热样药疹，本方加玳瑁、大青叶、羚羊角粉；中毒性红斑本方加紫草、茜草、旱莲草；酒性红斑本方加枳椇子、白茅根、车前子草等。

## 枳术汤

**经方释义：** 枳术汤仅见于《金匮要略》，实为水饮所属，并非张洁古之枳术丸。方用枳实行气推滞，白术润肠止燥。况且白术所用份量数倍于枳实，两药合用则能达到行气健脾、利水消痞之效。不过后世变通之法颇多，较为典型的有枳壳瘦胎散（枳壳、香附、甘草），适用于因胎儿肥胖而难产。诸如此类方剂还有瘰生丸（枳实、桑白皮）、神瘰丸（枳壳、乳香）、内补丸（枳壳、甘草、当归、木香）、束胎丸（枳壳、白术）、李氏秘传快气丸（枳壳、甘草、砂仁、香附）等。以上这些方剂均是从《经史类证大观本草》一书中所列瘦胎丸（枳壳、甘草）衍生而来，据述有瘦胎功能，预防难产。

**按语：** 在临床上凡见以丘疱疹为主的皮损，病变部位皆在四肢，在多数情况下徐老都喜用枳术赤豆饮加减，这是因为该方既能健脾化湿，又能搜风止痒，况且药性平和，老少咸宜。用之效验恒多。适用本方的皮肤病还有汗疱疹、手足部位湿疹、癣菌疹等。

## 桂枝龙骨牡蛎汤

**经方释义：** 本方又名桂枝加龙骨牡蛎汤，出于《金匮要略》。按原文表述，有四个要点：一是少腹弦急，阴头冷、目眩脱发；二是男子失精，女子梦交；三是脉芤或迟；四是亡血、失精。方中用桂枝汤调和营卫，加龙骨、牡蛎涩敛固精，镇潜收敛，诸药同用达到阳守阴固、潜镇固精之效。

**按语：** 脱发患者合并手淫频繁精亏、手足冰冷等症颇合《金匮要略》所列诸症，故用本方而收效，因此在临证中应当认真体察患者的隐秘之处，不可一概以虚补之，同时，由此而推论凡见阴阳两虚，或者虚寒、虚热诸证，均可以本为基础加减。如虚寒症的冻疮本方加入鸡血藤、活血藤、石楠藤、丹参等；虚热症的汗多症，本方加糯稻根，浮小麦、黄芪、防风、白术等。

## 桂枝汤

**经方释义：** 桂枝汤在《伤寒论》中，分桂枝汤证正局、变局、类证变法等。涉及条文达26条之多，该方在内科曾被广泛应用，研究文献也十分丰富，这里仅就皮肤科的范围略述一二。一凡见营卫不和者可用该方为基础加减治之，如寒冷性荨麻疹等；二是病位在肤腠之间，也可应用本方，如风寒型的银屑病等。方中用桂枝通达营卫，解肌发表；白芍益阴敛营，助桂枝调和营卫；生姜助桂枝发表散邪，和胃降逆；大枣补脾生津，助白芍养血和营，姜枣合用，助白芍调和营卫，炙甘草调和药性，助桂枝辛甘以振心阳，合白芍酸甘以化阴。诸药同用，达到解肌而不伤正的药效。

**按语**：桂枝汤辨证的核心在卫、在营。《灵枢·本藏》说："卫气者，所以温分肉，充皮肤，肥腠理，司关合也。"由此可见，凡风寒诸邪初客，均可用本方为基础调治。效验恒多。如卫外不固荨麻疹，本方加黄芪、白术、防风、阿胶珠、煅龙牡；网状青斑本方加黄芪、丹参、当归、川牛膝、路路通等。

## 葶苈大枣泻肺汤

**经方释义**：葶苈大枣泻肺汤见于《金匮要略》，其要点有三：一是病位在肺；二是主症胸满胀，喘鸣迫塞；三是病机为肺实气闭，肺气不能宣布，导致水液代谢障碍，在内脏腑积液，在外肤腠浮肿。方用甜葶苈苦寒，开泻肺气，取得泻肺逐水之效，但恐其猛泻而伤正气，佐以大枣安中而调和药性，邪去而正不受伤。

**按语**：在临床中，凡见肺实证，皆可用之。不过要特别强调该方中病即止，不可长期应用。后期阶段，仍应扶正固本为好。因此，凡见胸腔积液，不论是血性或脓性，均可应用本方。血性积液加仙鹤草、白茅根；脓性积液加蒲公英、鱼腥草；高热不退时加服人工牛黄、羚羊角散等。

## 真武汤

**经方释义**：真武汤是一张温阳利水的名方，主症为小便不利，四肢沉重疼痛、腹痛，次症为或呕或渴。在方解方面张路玉曾有一段精辟的论述，"此方本治少阴病水饮内结，所以首推术、附；兼茯苓、生姜，运脾湿为要务，此人所易明也。至用芍药之微旨，非圣人所不能……则知其人不但真阳不足，真阴亦已素亏，若不用芍药固护其阴，岂能胜附子之雄烈乎！即附子汤、芍药甘草附子汤，皆芍药与附子并用，其温经与护荣之法，与保阴回阳不殊，后世用药，能获仲景心法者几人哉"。

**按语**：凡见脾肾阳虚，阴寒内盛证皆可用之。如雷诺病本方加鸡血藤、活血藤、石楠藤、山楂等；硬皮病（浮肿期）本方加高丽参、秦艽、丹参、路路通等；血栓闭塞性脉管炎（初期）本方加金头蜈蚣、川牛膝、地龙、延胡索。

## 茵陈蒿汤

**经方释义**：茵陈蒿汤虽然仅由三味中药组方，但是一张治疗黄疸的鼻祖之方。由此而增损诸方，应用于妇科、外科、皮肤科等。素为医家所推崇。该方用茵陈苦寒善清热利湿、山栀清热泻火，通利三焦，导湿热从小便而去，佐以大黄泻火逐瘀，通利大便，引湿从大便而出。三药合用，使湿热瘀滞得以清除，黄疸自能消退。

按语：凡见面部肤色呈橘黄色，巩膜又无黄染，除胡萝卜素血症外，还可依据肤色的明亮与晦暗而加减用之。大凡肤色过于明亮，热邪居多，酌加连翘、赤小豆、金莲花；肤色晦暗，寒湿为主，酌加制附子、炮姜、茯苓。

经方素被后世医家奉之若宝，广泛应用于中医各科。其中以内、儿、妇科居多，然而在皮肤科的应用虽有零星报道，尚无系统整理。为此徐老结合数十年的临床体会，对经方在皮肤科的应用作了如上的归纳。从这些经验之中，徐老认为经方的应用要处理好以下3个关系。

（1）主方与化裁　经方的研究，既要重视主方，又要注意化裁。主方要从原著中去寻找主症、次症，特别是要重视病机的要点。也就是说深切了解经方的原始涵义，如小柴胡汤的病机重点在少阳，主"和"；真武汤病机重点在少阴，主"温"。由此而演变，凡病机在少阳，经气往来不畅，内外表里，上下虚实不疏通者均可用小柴胡汤加减。在一部《伤寒论》中，桂枝汤、麻黄汤、小柴胡汤三方辨证最多，影响最大。因此文献报道也十分丰富。

（2）主药与配药　众所周知，一张处方，由君、臣、佐、使四部分组成。经方在主药与配药方面更是组合严谨。经方的组成，通常是药味少，在许多情况下，又根据病情的变化而加减，使之更加贴切病情，达到预期的疗效。徐老认为要做到这一点，深切了解经方中的主药与配药是至关重要的。如小柴胡汤中，主药与配药是柴胡、黄芩，一表一里，各司其职。四逆汤中，附子、干姜，一温阳一散寒，相得益彰；枳术汤一行气一健脾，补消同行，如此等等。由此推演才能将经方的应用游刃有余。

（3）分量的轻与重　处方药物的分量，客观反映拟方者的慧眼与匠心，集中反映在三个方面。一是主药与配药的巧妙配合，二是药性的充分发挥与毒性的拮抗。三是病症某一阶段的主攻方向。如茵陈蒿汤，茵陈与大黄，分量之比为3:1；枳术汤，生白术与枳实分量之比为6:1；麻黄连翘赤小豆汤，麻黄与连翘分量之比为1:1。

在学习仲景之方时，必须牢记古代医家的遗训，如柯韵伯说"小柴胡除柴胡、甘草外，皆可进退"，又说"真武以五物成方，为少阴治本之剂，去一味便不成真武"。徐灵胎说："四逆一类，总不离干姜，以通阳也，治宜下焦；理中一类，总不离白术，以守中也，治宜中焦。"周禹载说："四逆汤，全从回阳起见，四逆散，和解表里起见，当归四逆，全从养血通脉起见。"上述三段引文，告诫后学对仲景之方要有深切而全面的了解。其要点包括：六经各有主方，如汗剂皆本桂枝汤、吐剂皆本栀豉汤、攻剂皆本承气汤、和剂皆本小柴胡汤、寒剂皆本泻心汤、温剂皆本四逆汤；其次，组方严谨，精而不杂，同为半表半里，然而确有严格的界限，如小柴胡汤，主少阳半表半里；五苓散分利膀胱之半表半里；理中汤主上下之半表半里。最后，组方药味不多，但药力专精，如桂枝汤，药仅五味，然其配伍有法，用药有度，柯韵伯赞此方为仲景群方之冠。总之徐老认为对仲景之方既要忠于原著，又要扩大应用范围，尽量做到师古而多创新，守法而贵灵活。诚如陈修园所说："经方愈读愈有味，愈用愈神奇，凡日间临证立法，至晚间与经方查对，另别有神悟。"

# 第二节　验方选

## 蚕沙九黄汤

组成：蚕沙、黄芪、生熟地黄、黄芩各 10g，黄柏、姜黄各 6g，生熟大黄、黄连各 3g。

功效：清热化湿，扶正解毒。

主治：掌跖脓疱病，连续性肢端皮炎等。

用法与制法：水煎服，每日 1 剂，早晚各服 200ml。

加减：丘疱疹为主，加苍白术、赤小豆、赤石脂；渗出糜烂加茯苓皮、猪苓、泽泻；脓疱居多，加服西黄丸，一日 2 次，1 次 1 支（小儿减半）；干燥脱屑，加石斛、制何首乌；病变在脚跖部位加川牛膝、槟榔、萆薢。

按语：本方由著名的清热解毒之方——黄连解毒汤演变而来。其特点有三：①养阴并用；②燥湿散风同举；③上下经历各得其所。鉴于本病顽固难治，常需要长时间的治疗，苦寒药用量宜轻不宜重，否则克伐升发之气，更不利于病情的有效控制。

## 三叶瘦身茶

组成：人参叶、荷叶、绞股蓝、车前草各 10g，玫瑰花、山楂、苦丁茶、番泻叶、草决明各 6g，冬瓜皮 15g。

功效：益气去脂，通便利尿。

主治：单纯性肥胖。

用法与制法：分两阶段进行，第一阶段，水煎服，每日 3 次，每次 200ml。

大约在 2 周后，感觉腹胀、便通明显改善之时再进行第二阶段。此时将上述药物研粗末，分 10 等份，泡服当茶饮之。以巩固上述疗效。

加减：胃腹部隆起明显者，加炒莱菔子、广木香、陈萝卜缨子。下肢肥胖加木瓜、槟榔；腰部肥胖加五加皮、泽泻。

**按语**：单纯性肥胖，指无遗传倾向，或者无脑垂体疾病而继发者，多数是贪食甘肥、醇酒之类，致使湿浊壅滞，患者形体骤然丰硕，其中以胃腹部隆起居多，其次是下肢和上肢。方中在扶助肺脾的基础上，加入有三组药物，一组是行气散瘀，如玫瑰花、山楂、荷叶、苦丁茶等；二组是通便利尿，如潘泻叶、冬瓜皮、草决明、车前草等；三组是消除肉积，降低血脂，如山楂、绞股蓝等；综合起来祛食浊之邪而不伤正气，所以长期服用也不会损伤人体的元气，坚持服用 30 天后，肥胖症状有所改善，大小便趋向正常，改用当茶饮之，维持一段时间，效果更为显著。

## 清咽响声饮

组成：挂金灯、金莲花、薄荷各 4.5g，玄参、麦冬、桔梗各 10g，玉蝴蝶、诃子、鸭跖草、甘草各 6g。

功效：清咽利喉，宣肺开音。

主治：声音嘶哑。

用法与制法：在急性期水煎服，每日 1 剂，每次 200ml；在巩固期，将上方研成粗末，分成三等份，每日取一份，当茶，泡饮之。

加减：骤感风寒，暴致失音者，加炒牛蒡子、蝉蜕；内热偏炽者加胖大海；久咳失音者加凤凰衣；火为寒郁，咳嗽有痰而失音者，加百部、前胡、荆芥；肺热津亏加芦根、北沙参。

**按语**：该方由古代名方和今人对咽喉特殊用药而组成，经徐老多年临床的应用，确有卓越效果，也无毒副作用。组方的药物一是清热解毒；其重点是消除咽喉部位的红肿；二是宣散外邪，恢复"肺如钟，撞则鸣"的功效；三是言多伤阴伤津，故而声音嘶哑，方中用玄参、甘草之类保津护液，既可煎服，又可平素泡饮之。

## 蜂房野菊汤

组成：野菊花、金银花、连翘、蒲公英、紫花地丁各 10~12g，浙贝母、玄参各 10g，羌活、蜂房、川芎、甘草各 6g。

功效：清热解毒，散结止痛。

主治：项后硬结性毛囊炎，脓肿性穿掘性头部毛囊周围炎，聚合性痤疮。

用法与制法：每日 1 剂，加水 1000~1500ml；煎开后改用中火，煎至 600ml，分 3 次饭后 30 分钟饮之。

加减：病变在头部加茺蔚子、土鳖虫；病变在颧部、下颌区域加柴胡、桃仁；瘢痕硬结明显加半枝莲、三棱、莪术；脓肿重，疼痛剧加服西黄丸。

**按语**：项部硬结性毛囊炎等，属顽固性皮肤病，一般解毒药物难以见效，方用五味消毒饮加入蜂房、浙贝母软坚散结，使硬结尽快液化排出体外，病位在项部，督脉行循区域，羌活引经必不可少。体质壮实者 5~7 剂可见效果，然后酌加扶正药物以调之。

## 百合八仁汤

组成：百合、枣仁、瓜蒌仁、杏仁、柏子仁各 10g，冬瓜仁 30g，火麻仁、郁李仁各 6g，核桃仁 12g。

功效：养颜悦肤，润肠通便。

主治：干燥综合征，津枯便秘，失眠。

用法与制法：每日 1 剂，加水 1000~1200ml，煎开后，改用中火煎 30 分钟，取汁 600ml，分 3 次饭后服之。

加减：夜多恶梦，加煅龙骨、煅牡蛎、琥珀；眼睛干涩加枸杞子、石斛、杭菊花；阴道干涩加炒杜仲、韭菜子、炒蛇床子；皮肤干燥发痒，加南北沙参、玉竹、益母草。

**按语**：本方专为津液亏损而设，众所周知，中老年妇人，多数经历过分娩、哺乳等阶段，津液受损较为常见，内燥之证尤为突出，方用众多含有油质类的药物，补充不足，缓解燥热，进而濡养肌肤，达到安神、美肤、乌发、防皱的效果。

## 益威止痒汤

组成：益母草、徐长卿各 12g，威灵仙、秦艽、羌活、独活各 6g。

功效：散风、祛湿、止痒。

主治：慢性湿疹、局限性神经性皮炎、寒冷性荨麻疹。

用法与制法：每剂加水 1200~1500ml，煎开改用中火煎 30 分钟，取药液 600ml，分 3 次温服。

加减：肤燥痒，夜间为重加制何首乌、钩藤；寒冷性荨麻疹反复发作，加阿胶珠、煅龙牡、五味子。

按语：本方是徐老数十年来治疗慢性湿疹经验方之一，组方的药性一方面针对致病因子如风、湿、热诸邪，取其辛苦之味，共奏散风、胜湿、清热之功。另一方面着眼于气虚、血瘀与经气不畅所致的瘙痒，采用益母草主攻血分，颇合治风先治血，血行风自灭的医理。方中将散风、胜湿、清热、活血四者有机地组合成表里同治、标本兼顾。

## 土茯苓饮

组成：土茯苓 30~50g，山药、黄芪、茯苓、白花蛇舌草各 15g，白术、太子参、野菊花、赤石脂、蚕沙、龙葵各 12g，薏苡仁 30g。

功效：扶正，解毒，化湿。

主治：脓疱性银屑病、脓疱性指端性银屑病（掌跖脓疱病）。

用法与制法：每日 1 剂，加水 1500~2000ml。煎开后改中火煎 40~45 分钟，取药汁 600ml。分 3 次温服。

加减：壮热不退，加玳瑁、羚羊角、水牛角；脓疱持续不消加服西黄丸。每日 2 次，每次 6g，随药液服下。

按语：方中诸药平淡，但其组方是多方面的考虑，一是本，重点在益气扶脾；二是标，集中在化湿、除湿、祛湿、祛风、解毒、活血等方面，况且这类疾病需要较长时间治疗，方能见效。

## 薏苡仁赤豆汤

组成：生薏苡仁、赤小豆各 15g，茯苓皮、金银花、地肤子、生地黄各 12g，车前子草、赤芍、马齿苋各 10g，甘草 6g。

功效：清热化湿，凉血解毒。

主治：带状疱疹、单纯疱疹、生殖器疱疹等。

用法与制法：每日 1 剂，加水 1500~2000ml，煎开后改中火煎 40 分钟，取药汁 600ml，分 3 次温服。

加减：病变在头面区域，加杭菊花、谷精草、升麻、茺蔚子；病变在胸肋区域加苏梗、柴胡；病变在腰胯区域加炒杜仲、川牛膝；病变在下肢或阴部，加川牛膝、炒蛇床子、韭菜子、炒杜仲等。

按语：徐老从临床中悟感到，凡患带状疱疹之类的患者，体质虚弱居多，不主张用大苦大寒之类，即使非使用不可，宜从小剂量开始，恐伤生发之气，犯虚虚实实之误。

## 蜈蚣胶囊

组成：金头蜈蚣若干条。

功效：祛风逐瘀，散热解毒。

主治：血管性或神经性疼痛的皮肤病。

用法与制法：金头蜈蚣去头足，焙干研细末。装入 0.3~0.5g 胶囊之中。每日 2~3 次，每次 2~3 粒，随药汁或温开水送下。

按语：徐老从多年的临床中体会到，大凡神经性疼痛，常因风邪侵袭所致；血管性疼痛，多与瘀血阻滞经络有关。拟用蜈蚣治之，恰好药证相对，效果专一。

## 枳术赤豆饮

组成：枳壳 6g，砂仁（另包，后下）6g，益母草 10g，蝉蜕 6g，白术 6g，荆芥 6g，赤小豆 12g，防风 10g，赤芍 10g。

功效：健脾利湿，消风止痒。

主治：丘疹性荨麻疹、婴儿湿疹等。

用法与制法：每日 1 剂加水 800~1200ml，中火煎开，持续 15 分钟，再加入砂仁，煎 2~3 分钟，取药汁 450~600ml，分 3 次温服。

加减：抓破毒染，加蒲公英、连翘、金银花；痒感较重，加蝉蜕、苦参。

按语：本方由枳术散加味而成，方中加赤小豆、砂仁芳香健脾，扶脾化湿；蝉蜕、防风、荆芥疏散风邪，风去则痒休；赤芍、益母草，寓意治风先治血，血行风自灭。是一张正气得扶，邪气得祛，经气宣达，诸痒俱平的良方。

## 温阳和血汤

组成：黄芪 15g，桂枝 6g，干姜 3g，丹参 30g，炙甘草 6g，当归 12g。

功效：益气活血，温经散寒。

主治：冬季寒冷性皮肤病、寒冷性荨麻疹、局限性硬皮病、冻疮、网状青斑、多形性红斑、冬季皮肤瘙痒等。

用法与制法：每日 1 剂，加水 800~1200ml；大火煎开，改中火煎 20~30 分钟。取药汁 600ml；分 3 次温服。

加减：遇寒加重，加鸡血藤、蛤蚧、紫河车；皮肤硬化加穿山甲、三棱、莪术、地龙；指端清冷加姜黄、桑枝、制附子；食欲不振加鸡内金、山楂、麦芽；神疲乏力加党参、制何首乌、仙鹤草、大枣。

**按语**：本方辨证治疗的核心在脾肾阳虚，因此，在用甘温益气的同时加入养荣之品，使之卫强而御外、荣足以守中，外邪从何而犯。

## 清热四心汤

**组成**：栀子心、莲子心、连翘心各6g，灯心3扎，生地黄10g，淡竹叶10g，生甘草6g，车前子、草各10g，蝉蜕6g，赤小豆15g，黄芩3g。

**功效**：清胎热，去湿毒。

**主治**：婴儿湿疹等。

**用法与制法**：每日1剂，加水600~800ml，中火煎开，持续15分钟，取汁450ml；若在哺乳期间，嘱其母每日2次，每次200ml；余下50ml加冰糖少许，让婴儿吮之。

**加减**：渗出较多者加冬瓜皮、茯苓皮、炒薏苡仁；痒感较重者加白鲜皮、地肤子、蝉蜕；合并过敏性鼻炎者加藁本、苍耳子；合并哮喘者加百部、款冬花、百合；肤红刺痒加紫草、大青叶、金银花。

**按语**：本方清热解毒，治在心，然而在用药上，要注意婴幼儿发育不全，气血未充，脾胃易虚易实，故选药切忌大苦大寒；另外，婴幼儿为纯阳之体，选药也不可大热大补，这是十分重要的。

## 益气助阳汤

**组成**：炙麻黄、炒白芥子、穿山甲、当归、肉桂各10g，羌活、独活、鹿角胶各12g，黄芪18g，太子参15g，川续断、狗脊各10g。

**功效**：益气助阳，填精补髓。

**主治**：成人硬肿症。

**用法与制法**：每日1剂，加水1000~1500ml，大火煎开，中火持续30分钟，取药汁600ml，分3次温服。

**加减**：颈项强直加葛根、藁本、熟地黄；皮肤肿硬加地龙、三七；畏寒者加高丽参，每日5g（另煎兑服）。

**按语**：本病发于颈项背部，属督脉经统辖，督脉空虚，外邪乘隙而入，其治疗遵循叶天士遗训，选用刚药通阳之品，阳气一振，阴寒自散，其症豁然。

## 加味白虎汤

**组成**：生石膏15~30g（另包，先煎），知母6~9g，粳米9~12g，甘草6g，沙参12g，绿豆壳15g，竹叶9g，灯心1扎。

功效：清气泄热，护肤止痒。

主治：夏季皮炎。

用法与制法：每日1剂，加水1000~1200ml，先煎生石膏15分钟，再加群药，煎至600ml，分3次温服。

加减：气短乏力加西洋参；偏于痒疹加浮萍、苦参、蝉蜕；偏于皮炎加生地黄、丹皮、赤芍、绿豆衣。

**按语**：暑热之邪，客于肤表，导致肤红肤痒，内服方药要点有四：一是清热清气，如石膏、知母；二是凉血褪斑，如绿豆衣；三是导热下行，如竹叶、灯心。四是扶脾固本如粳米、甘草。总之，用药宜轻、宜清，暑热除而肤痒自愈。

## 温阳通痹汤

组成：黄芪、山药、赤芍各12~15g，党参、当归、丹参、茯苓各9~12g，白术、陈皮、制川草乌各6~9g，路路通、炙甘草各9g。

功效：温阳通痹。

主治：弥漫性系统性硬皮症（皮痹）。

用法与制法：每日1剂，每剂加水1000~1500ml，中火煎开，持续40分钟，取药汁600ml，分3次温服。

加减：皮肤硬化加三棱、莪术、桃仁；皮肤萎缩加龟胶、鹿胶；指端溃破加白敛、制乳没；尿中蛋白加玉米须、黑料豆；肝脏损伤加柴胡、黄芩、贯众。

**按语**：本病治疗的重点在甘温扶脾，脾阳健运，气血流畅，则诸邪随去，但在具体应用时，既要分清病位浅深；又要兼顾宣通经气。如邪在肺，用桂枝、桑枝；邪在脾，用人参、白术、陈皮、苏梗；邪在肾，用熟地黄、巴戟天、鹿角片。此外孙络不通，常用橘络、地龙、丝瓜络、路路通、蜈蚣、活血藤等。

## 大青薏苡仁汤

组成：紫贝齿、生赭石、生龙骨、生牡蛎、生薏苡仁各30g，马齿苋、大青叶、丹参各15g，归尾、赤芍、升麻各9g。前2次水煎内服，第3次煎汁外洗患处。

功效：平肝潜阳，解毒铲疣。

主治：扁平疣、寻常疣、疣赘。

用法与制法：每日1剂，加水1200~1500ml，先将紫贝齿、代赭石、生龙牡先煎30分钟，然后放入群药，煎取600ml，分3次温服。

加减：扁平疣加黄芪、板蓝根；寻常疣加制何首乌、枣皮；疣赘加穿山甲、鸭跖草。

**按语**：疣的内治，既要考虑皮损发生在经络循行的部位；又要分析皮损的形态、色泽和病程的长短。大凡病变在阳经，实证居多；病变在阴经，虚证为主；病程长，皮损顽固不消者，应从滋肾、柔肝、扶脾入手，虽然不直接治疣，但能收到事半功倍之效，从而反映中医治病求本的一大特色。

# 第三节　代茶饮

何为茶。啜苦咽甘，茶也。何为珍品，茶之上者，适口为珍。追溯饮茶的起源，众说纷纭，通常有下面几种说法：或起于上古，或起于周，或起于秦汉三国，或起于南北朝，或唐朝。但唐代以前，无"茶"字，只有"荼"字。直到《茶经》的作者陆羽方将"荼"减去一划而成茶。

中药水煎代茶，是一种服药的形式。一般用于大病之后的调理阶段，或者没有大病而略施小方进行调理的方法，其剂量小，轻药煎汤代茶使用，既方便，又减少服药的痛苦，故起名代茶饮。归纳有十二种：平肝、生津、安神、止咳、化湿、宣肺、清热、理气、和中、养阴、清暑、止痒。下面主要从皮肤病的角度，将有代表性的代茶饮，简介于下。

## 保健类代茶饮

### （一）口臭

组成：茴香 3g。

制法与用法：研粗末，用 300ml 开水冲泡，频饮之。或用盐梅含之。

评议：茴香得土金之气，其味辛平，辛能发散，甘平和胃。胃和热解，热解则口臭自除。不过肺胃热盛或毒热盛者禁用。

来源：《验方新编》。

### （二）汗出

组成：五味子 5g，麦冬、人参、花茶各 3g，冰糖 10g。

制法与用法：研粗末装入茶包袋中，用 300ml 开水冲泡，频饮。

评议：本方由生脉饮加味组成，对于各种汗出后脉象细弱无力尤为适合。

来源：《备急千金要方》。

（三）口渴

组成：玉竹 5g，沙参、麦冬、生地黄、绿茶各 3g，冰糖 10g。

制法与用法：将药装入茶包袋中，用 300~500ml 开水冲泡饮之。

评议：本方由益胃汤加减组成，对于热病之后胃阴消耗者有补充阴津的作用。

来源：《温病条辨》。

（四）神疲

组成：天冬 5g，人参、生地黄、花茶各 3g。

制法与用法：研粗末装入茶袋中，用 300~500ml 开水冲泡，频频饮之。

评议：凡神疲乏力，精神不振者都有气阴两虚，方中用天冬补肾阴；人参益元气；生地黄生阴津；花茶芳香醒神，四味合用，既能养阴益气又能振奋精神，对多数从事脑力劳动者不失为一种消除疲劳的饮料。

来源：《儒门事亲》。

（五）咽炎

组成：挂金灯、金莲花各 3g，玉蝴蝶、甘草、藏青果各 1.5g。

制法与用法：研粗末装入茶包中，用 300ml 开水冲泡。每次饮 10ml 左右。

评议：咽干喉燥，多因阴虚火旺或者吃刺激性物品所致。挂金灯、金莲花之类均有清热解毒、清咽利喉的功效。凡是慢性咽炎者均可选用。

来源：徐宜厚经验方。

（六）安神

组成：法半夏、夏枯草各等份。

制法与用法：研粗末，每次将 10g 药末，装入茶包袋中，用 300ml 开水冲泡，分 2 次饮用。

评议：半夏得阴而生，夏枯草得阳而长，两者配合，阴阳交通，故对失眠有效。

来源：徐宜厚经验方。

（七）扶正解毒

组成：桑叶、大青叶各 10g，人参叶 5g。

制法与用法：研粗末，每次取 10g 药末装入茶袋中，用 300ml 冲泡，分 3 次饮用。

评议：大病之后，倍感疲倦或容易感冒，用人参叶甘温益气扶正；桑叶疏通腠理；大青叶解毒避瘟疫之气。

来源：徐宜厚经验方。

# 皮肤病类代茶饮

## （一）疮肿痛痒

组成：制何首乌 5g，防风、薄荷、绿茶各 3g。

制法与用法：研粗末，装入茶包中用 300~500ml 开水冲泡，频频饮之。

评议：大凡疮疡初发阶段多由正气不足，外邪乘虚而入，故有肿痛瘙痒，方用何首乌滋肝补肾治在内；防风、薄荷疏散外邪，治在外。加用绿茶清热养胃，调和诸药。

来源：《外科精要》。

## （二）干燥综合征

组成：青果 5 个，金钗石斛、甘菊、竹茹各 6g，荸荠 5 个，鲜藕 10 片，黄梨 2 个，麦冬、桑叶各 9g，鲜芦根 2 支。

制法与用法：先将诸药煎取浓汁 300ml；再将青果、梨、荸荠、鲜藕、芦根榨汁约 200ml，兑入一起频频饮之。

评议：该方由《温病条辨》五汁饮演变而成，加青果、石斛、桑叶、甘菊更能生津，育阴润燥之功更为卓著。对干燥综合征皮肤干痒及皮脂腺缺乏等症均有较好的辅助治疗作用。

来源：《慈禧光绪医方选议》。

## （三）激素依赖性皮炎

组成：西红花 0.5g，铁皮石斛 1g（鲜品 3g）。

制法与用法：先将石斛用冷水煮沸 30 分钟，取汁 300~500ml，冲泡西红花。频频饮之，晚上将铁皮石斛咀嚼吞汁吐渣，西红花吃掉。

评议：石斛甘寒清热滋阴润燥，西红花活血通孙络，凡见激素依赖性皮炎以红斑为主或者毛细血管隐约可见用之，则能收到养阴清热、通络褪红的作用。长期服用能增添皮肤水分，防止衰老。但月经期间禁用。

来源：徐宜厚验方。

## （四）酒渣鼻（红斑期）

组成：炒山栀、凌霄花各 6g，绿茶少量。

制法与用法：上药研粗末，装入茶包袋中，用开水冲泡，频频饮之。

评议：酒渣鼻在红斑期时，消退缓慢，同时煎服困难，可用此代茶饮治疗与调理。方中山栀清解三焦肺热，凌霄花凉血清灵上行，绿茶清热利尿，使上焦之热从小便而出。此外，本方对日光性皮炎、颜面再发性皮炎也有一定的效果。

来源：徐宜厚验方。

### （五）音嘶

组成：挂金灯、金莲花、薄荷各4.5g，玉蝴蝶、诃子、鸭跖草、甘草各6g，玄参、桔梗各10g。

制法与用法：上药研粗末，急性期用水煎服，每日1剂，每次200ml，一日3次，饭后温服；慢性期将上方研成粗末，分5等份，每日取一份，温开水冲泡，当茶饮之。

评议：该方由古代名方和今人对咽喉特殊用药合裁而成。具有3个显著特征：一是清热解毒，重点在消除咽喉部位的红肿；二是宣散外邪，恢复"肺如钟，撞则鸣"的功效；三是平素言语多，则伤阴伤津，常导致声音嘶哑，用玄参、甘草之类保津护液，若有鲜铁皮石斛加入其效果更佳。

来源：徐宜厚验方。

# 第四节　外用方

## 大黄散

组成：大黄、苍术、黄柏各等份。

制法：研细末。

功用：清热解毒，化湿消肿。

主治：丹毒、疖、脓疱疮等。

用法：取金银花或菊花煎汁，或凉开水调成糊状，涂敷。亦可用植物油调涂。

## 马齿苋水洗方

组成：马齿苋120g（鲜品180g）。

制法：加水1500ml，浓煎取汁300ml左右，滤过备用。

功用：清热解毒，散血消肿。

主治：急性湿疹、皮炎渗出较多。

用法：湿敷或泡患处。

## 山豆根水洗方

组成：山豆根 30g，桑白皮、蔓荆子、五倍子各 15g，厚朴 12g。

制法：加水 1500ml，浓煎取汁，滤过备用。

功用：清热散风，祛湿止痒。

主治：脂溢性脱发，石棉状糠疹。

用法：浸泡患处，3~5 日 1 次，每次 15~30 分钟，12 小时后再用温热水冲洗之。

## 山栀酊

组成：生山栀 30g，甘油少许，75% 乙醇 100ml。

制法：将山栀浸入乙醇溶液，5~7 日后滤汁去渣，再兑入甘油，备用。

功用：清热，增色，染肤。

主治：白癜风。

用法：外涂，日 1~3 次。

## 山柰酊

组成：山柰 15g，川椒 10g，甘油少许，75% 乙醇 100ml。

制法：将山柰、川椒同浸泡在乙醇中，5~7 日后滤汁去渣，再兑入甘油少许，备用。

功用：疏风通络，刺激毛窍。

主治：斑秃。

用法：外涂，日 1~2 次。

## 山豆根油剂

组成：山豆根 15g，樟脑油 5ml，橄榄油（或菜油）100ml。

制法：将山豆根放入油中，小火熬至药枯后滤过去渣，再兑入樟脑油，混匀备用。

功用：润肤涤痂，解毒止痒。

主治：石棉状糠疹等。

用法：外涂，日 1~2 次。

## 五倍五石散

组成：五倍子 6g，煅石膏、花蕊石、钟乳石各 12g，滑石、炉甘石各 15g。

制法：研细末。

功用：收湿，祛臭，敛汗，生肌。

主治：臭汗症。

用法：干扑患处，日 1~2 次；若见渗出糜烂则用植物油调糊外敷，日 1~2 次。

## 止痒扑粉

组成：炉甘石、煅石膏各 15g，滑石粉、绿豆粉各 30g，梅片、樟脑各 2.5g。

制法：研细和匀。

功用：收湿，止痒。

主治：皮肤瘙痒、痱等。

用法：外扑。

## 乌梅水洗方

组成：乌梅 15g，蚕沙、吴茱萸、明矾各 10g。

制法：水 1000~1500ml，煎汁取 500~800ml，备用。

功用：除湿敛水，散风止痒。

主治：急性渗出性皮肤病，如浸淫疮、阴蚀等。

用法：湿敷或溻洗。

## 龙胆草水洗方

组成：龙胆草 30g，龙葵 15g。

制法：水 1000ml，煎至 300ml，滤过去渣，备用。

功用：清热解毒。

主治：急性渗出、糜烂性皮肤病，如急性湿疹、癣菌疹、阴蚀等。

用法：湿敷或溻洗，日 1~2 次。

## 白芷水洗方

组成：香白芷 60g，厚朴 30g，蔓荆子 15g。

制法：水煎取汁，滤过去渣，温热时备用。

功用：散风，祛脂，止痒。

主治：脂溢性脱发，石棉样糠疹。

用法：浸洗患处，拭干保留 24 小时后，再用温水冲洗，5~7 日 1 次。

## 石榴皮水洗方

组成：石榴皮 30g，五倍子、威灵仙各 15g，陈皮 10g。

制法：水煎取汁，滤过去渣，备用。

功用：收湿敛疮。

主治：急性渗出、糜烂性皮肤病，如浸淫疮、阴蚀、阴囊湿疹等。

用法：湿敷或溻洗。

## 红花酒

组成：红花 15g，干姜 10g，50% 乙醇 75ml，甘油少许。

制法：将药浸入乙醇中 1 周后，过滤取汁，兑入甘油搅匀，备用。

功用：活血通络，通痹回阳。

主治：冻疮、局限性硬皮病等。

用法：外擦，或加按摩效果更好。

## 地榆二苍糊膏

组成：黄柏、苍术、苍耳子各 18g，地榆 36g，薄荷脑 3g，冰片、轻粉各 1.5g。

制法：共研细末，用凡士林按 25% 浓度调成糊膏。

功用：除湿散风，杀虫止痒。

主治：顽湿疡、四弯风等。

用法：外涂，日 1~2 次。

## 地虎糊

组成：生地榆、虎杖各等份。

制法：共研细末，用凡士林按 25% 浓度调成糊膏，备用。

功用：清热，活血，止痒。

主治：奶癣、水疥、血风疮及染毒成脓。

用法：外涂。

## 苍乌搓药

组成：苍耳子、楮桃叶、威灵仙、丁香各 60g，乌贼骨 120g。

制法：研粗末，加水 4000~5000ml，熬煎 2 小时，去渣留乌贼骨备用。

功用：散坚润肤，搜风止痒。

主治：顽湿疡，摄领疮。

用法：用乌贼骨腰面，轻巧而均匀地来回搓皮损处，以不渗血为度；若搓后涂些相应软膏，疗效更佳。

## 苍肤水洗方

组成：苍耳子、威灵仙、地肤子、艾叶、吴茱萸各 15g。

制法：浓煎取汁、滤过去渣备用。

功用：收湿止痒。

主治：皮肤瘙痒症等。

用法：外洗或湿敷患处。

## 芦荟乳膏

组成：鲜芦荟 45g，桉叶油 4.5g，阿拉伯胶 10g。

制法：先将鲜芦荟洗净，压榨取汁，边搅边兑入阿拉伯胶，待成乳白状，再加入桉叶油，搅匀备用。

功用：清热解毒，安抚润肤。

主治：日晒疮、放射性皮炎等。

用法：外涂或摊在纱布上敷贴。

第五章

流派特色技法

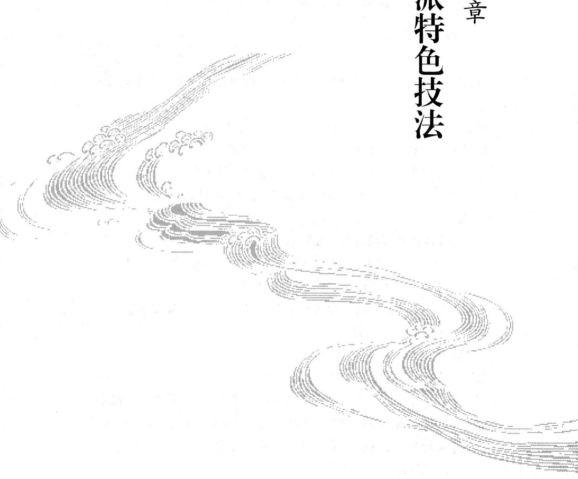

# 第一节　毫针疗法

## 一、常用腧穴及分类

针灸治病的真谛，全在于掌握腧穴的功能，犹如医者必须熟悉药物性味一样重要，因此，只有明辨腧穴的功能，才能精巧地配穴组方，做到配穴精专，疗效卓著。鉴于上述，从皮肤病治疗的需要出发，将常用腧穴按功效分为疏风止痒、清热镇痛、化浊通幽、行气利湿、开窍通络、固本培元六大类。

### （一）疏风止痒类

#### 1. 列缺

【取穴法】以左右两手虎口交叉，一手食指押在另一手的桡骨茎突上，当食指尖到达之凹陷处取。

【释义】列，分解也；缺，器破也。手太阴自此而分支别走阳明。

【效能】疏卫解表，宣通肺气（泻法）；补肺益气（补法）。

【主治】荨麻疹、瘙痒症、痤疮、单纯疱疹、单纯糠疹、酒渣鼻等。

【针灸法】针 2~3 分，针尖斜向肘部刺入；灸 3~7 壮。

#### 2. 太渊

【取穴法】腕部桡侧横纹头，按其陷凹中，触到动脉处是也。

【释义】太，大也；渊，深也。脉气大会，博大而深，故名太渊。

【效能】疏理肺气（泻法）；补肺益气（补法）。

【主治】急性荨麻疹、血管性水肿、无脉症、皮肌类、雷诺病。

【针灸法】针 2~3 分；灸 3~5 壮。

#### 3. 合谷

【取穴法】手部平伸，拇食两指伸张，歧间前凹陷中。

【释义】合，经络衔接处。当是手太阴脉与手阳明脉衔接之处，故名合谷。

【效能】疏风解表，祛风散邪（泻法）；补气固表，益气升阳（补法）。

【主治】酒渣鼻、扁平疣、寻常疣、疥疮、荨麻疹、疖肿、日光性皮炎、多汗症、瘙痒症、银屑病。

【针灸法】针 3~7 分；灸 3~7 壮。孕妇忌针忌灸。

#### 4. 曲池

【取穴法】屈肘拱手，肘窝横纹端近肘关节处取穴。

【释义】曲池者，曲者，曲肘之处也；池者，阳经有阴气所聚，阴阳通化，既治气又养阴，故名曲池。

【效能】祛风散邪，清热透表（泻法）；壮筋补虚（补法）。

【主治】荨麻疹、神经性皮炎、日光性皮炎、银屑病、疥疮、丹毒、过敏性紫癜、瘙痒症、疖肿、酒渣鼻、发际疮等。

【针灸法】针8分~1.5寸；灸3~7壮。

### 5. 迎香

【取穴法】嘱患者正视，睛明穴直下，鼻翼两侧旁开5分处取之。

【释义】迎者应遇；香者芳香之气。主治鼻塞不通，不闻香臭，故名迎香。

【效能】宣通鼻窍，宣散郁热（泻法）；壮筋补虚（补法）。

【主治】酒渣鼻、痤疮、干燥综合征（鼻燥）、口周皮炎。

【针灸法】针3分，针尖向鼻唇沟方向斜刺；禁灸。

### 6. 后溪

【取穴法】手握掌，从本节后陷中取之。

【释义】握掌时，穴处肉起如山峰，按之似小溪之曲处，故名后溪。

【效能】祛邪散滞，舒经止痒（泻法）；壮筋补虚（补法）。

【主治】荨麻疹、瘙痒症、硬肿病、雷诺病。

【针灸法】针5~8分；灸3~7壮。

### 7. 大杼

【取穴法】嘱患者正坐，陶道穴旁开1.5寸处取之。

【释义】杼，织机上的梭子，言脊椎骨两侧横突隆出，形似织杼。马莳注：大腧者，大杼穴也。

【效能】疏风散邪，疏卫宣肺（泻法）；壮骨补虚（补法）。

【主治】银屑病、荨麻疹、皮炎、瘙痒病、硬肿病、疖肿、痤疮。

【针灸法】针5~8分；灸3~7壮。

### 8. 风门

【取穴法】在第二胸椎下旁开1.5寸处取之。

【释义】风门主一身之表，为风邪入侵之藩篱，故名风门。

【效能】疏风清热，宣肺散邪（泻法）；温阳固卫（补法）。

【主治】荨麻疹、疖肿、疥疮、瘙痒病、硬皮病、斑秃、脂溢性脱发、硬肿病。

【针灸法】针5~8分；灸3~7壮。

### 9. 肺俞

【取穴法】嘱患者正坐或俯卧，在第三椎下身柱穴旁开 1.5 寸处取之。

【释义】肺气转输、输注之穴，是通治肺及其相关疾病的重要腧穴，故名肺俞。

【效能】轻宣肺气，祛风散邪（泻法）；扶正固表，温煦阳气（补法）。

【主治】荨麻疹、麻风、痤疮、疖肿、皮炎、瘙痒病、神经性皮炎、硬皮病、湿疹等。

【针灸法】针 5~8 分；灸 5~15 壮。

### 10. 风池

【取穴法】脑空穴直下，抵达后头骨下陷凹中取之。

【释义】穴处似池，主治风疾要穴，故名风池。

【效能】疏风清热，通经散邪（泻法）；补益元神，健脑安神（补法）。

【主治】枕部硬结性毛囊炎、斑秃、荨麻疹、瘙痒病、眼睑湿疹、皮炎、疥疮。

【针灸法】针 5~8 分，针左侧风池，心中臆念针尖指向右眼球；针右侧风池，心中臆念针尖指向左眼球；灸 3~7 壮。

### 11. 风市

【取穴法】嘱患者直立，两手下垂，其中指所按之处取之。

【释义】市，杂聚之处，系风气所聚之处，是治疗风疾的要穴，故名风市。

【效能】祛风散寒（泻法）；强壮筋脉（补法）。

【主治】荨麻疹、瘙痒症、血栓闭塞性脉管炎、结节性红斑、过敏性紫癜、环状红斑等。

【针灸法】针 5~8 分；灸 5~7 壮。

### 12. 大椎

【取穴法】嘱患者正坐，在第一胸椎上陷中取之。

【释义】因其椎骨最大，故名大椎。

【效能】退热解表，祛邪散寒（泻法）；振奋阳气，益阳固表（补法）。

【主治】银屑病、荨麻疹、痤疮、毛囊炎、丹毒、瘙痒症、硬皮病、硬肿病等。

【针灸法】针 3~5 分；灸 3~15 壮。

## （二）清热镇痛类

### 13. 尺泽

【取穴法】手掌向上，肘窝横纹中央二筋间，稍偏桡侧。

【释义】比喻手太阴脉气至此像水之归聚之处。

【效能】清泄肺热，祛瘀通络（泻法）；壮筋补虚（补法）。

【主治】丹毒、酒渣鼻、荨麻疹、湿疹、无脉症、雷诺病等。

【针灸法】针3~5分。

14. 解溪

【取穴法】内外踝前横纹中点，系解绑鞋带之处。

【释义】上行胫骨，下为跗属，分解于此穴陷中，故名解溪。

【效能】清降胃火，舒筋活络（泻法）；扶脾养胃（补法）。

【主治】酒渣鼻、单纯糠疹、皮脂溢出、血栓闭塞性脉管炎、湿疹、癣菌疹、慢性溃疡、白念珠菌病、疥疮。

【针灸法】针5~8分；灸3~5壮。

15. 内庭

【取穴法】次趾与中趾合缝处上际取之。

【释义】深处曰内；居处为庭。以其主治四肢厥，喜静卧，恶闻声，有似深居内室，闭门独处不闻人声，故将此穴名曰内庭。

【效能】清火泄热，通络止痛（泻法）；补脾温中，回阳救逆（补法）。

【主治】足癣（浸渍、糜烂型）、湿疹、癣菌疹、口臭、红斑性肢痛症、酒渣鼻等。

【针灸法】针4~5分；灸3~5壮。

16. 委中

【取穴法】嘱患者正坐垂足，腘窝腘横纹中央。

【释义】委中者，委寄腘之中央而得名，又称血郄，是言三阴之血入于腹，而郄入膝腘中，运行于两足故能步履。

【效能】清热解毒，活血祛瘀（泻法）；壮筋补虚（补法）。

【主治】丹毒、过敏性紫癜、疖肿、阴囊瘙痒、湿疹、皮炎、瘙痒症、足癣、血栓闭塞性脉管炎、红斑性肢痛症、银屑病、环状红斑等。

【针灸法】针1~2寸；不灸，宜放血。

17. 昆仑

【取穴法】足外踝后，跟骨上，陷中。

【释义】该穴位比井、荥、俞、原之穴皆高，喻跟骨骨起状如昆仑，故以昆仑名之。

【效能】清降郁热；泄热祛瘀（泻法）；温散寒湿（补法）。

【主治】红斑性肢痛症、足多汗症、足癣、丹毒、湿疹、冬令瘙痒症。

【针灸法】针 5~8 分，孕妇禁针；灸 3~7 壮。

### 18. 曲泽

【取穴法】伸肘，肘窝横纹正中，大筋内侧取之。

【释义】曲，屈也；泽，水之钟也。钟有归聚之意，血从三阴而入曲泽，系肘内部之大血管，润关荣筋，故名曲泽。

【效能】清热凉血，解毒祛瘀（泻法）；壮筋补虚（补法）。

【主治】疖肿、夏季皮炎、荨麻疹、丹毒、银屑病、瘙痒病、无脉症等。

【针灸法】针 3~5 分；灸 3~7 壮。

### 19. 中渚

【取穴法】握拳，在第四、五掌骨间中央陷处取之。

【释义】渚，遮也，能遮水使旁回也；中渚乃三焦所注之俞穴，若江之有渚，而居其中，故名中渚。

【效能】清热降火，通畅经气（泻法）；壮筋补虚（补法）。

【主治】耳廓湿疹、扁平疣、寻常疣、瘙痒症、无脉症、瘰疬性皮肤结核、湿疹、丹毒。

【针灸法】针 3~5 分；灸 3 壮。

### 20. 外关

【取穴法】从阳池上 2 寸，两骨缝际中取之。

【释义】正与内关相通，手心主阴血之关，手少阳系阳气之关，故名外关。

【效能】清降三焦火热，和解少阳（泻法）；温阳散寒，扶正固表（补法）。

【主治】耳廓湿疹、瘰疬性皮肤结核、疖肿、扁平疣、寻常疣、急性荨麻疹、手汗疱疹、手多汗症、手癣感染、瘙痒症等。

【针灸法】针 5~8 分；灸 3~7 壮。

### 21. 丘墟

【取穴法】从第四足趾直上，外踝骨前横纹陷中取之。

【释义】丘之大者曰墟。胆经腧穴至此，转而升高，故名丘墟。

【效能】泄热通络，利胆疏肝，清宣少阳经气（泻法）；壮筋补虚（补法）。

【主治】带状疱疹、耳廓湿疹、疖肿、瘰疬性皮肤结核、瘙痒症、疣等。

【针灸法】针 3~5 分；灸 3~5 壮。

### 22. 行间

【取穴法】足拇趾本节外侧，离趾缝约 5 分处陷中取之。

【释义】比喻其脉行于两趾之间而入本穴，故名行间。

【效能】清泻肝火，疏肝利胆，宣通厥阴经气（泻法）；扶正补虚（补法）。

【主治】狐臭、阴部瘙痒、带状疱疹、急性女阴溃疡、湿疹、癣菌疹、疣。

【针灸法】针3~4分；灸3~5壮。

### 23. 太冲

【取穴法】在足第一、二跖骨连接部位的直前陷中。

【释义】太冲者，肾脉与冲脉合而盛大，故名太冲。又，太冲为九针十二原之原穴，五脏禀受六腑水谷气味精华之冲衢，故曰太冲。

【效能】清泻肝火，疏肝理气（泻法）；滋补肝血（补法）。

【主治】目痒、阴囊瘙痒、女阴溃疡、阴囊湿疹、皮炎、瘰疬性皮肤结核、疣。

【针灸法】针3~4分；灸3~5壮。

### 24. 长强

【取穴法】脊骶骨端五分处。

【释义】督脉别络，诸阳脉长，其气强盛，穴当其处，故名长强。

【效能】消散郁热，消痈散结（泻法）；束约肛肌，益气提摄（补法）。

【主治】阴囊湿疹、女阴瘙痒、蛲虫病、女阴溃疡、阴部神经性皮炎、外阴白斑等。

【针灸法】针5~8分；灸3~15壮。

### （三）化浊通幽类

### 25. 天枢

【取穴法】仰卧，脐旁开2寸处取之。

【释义】天，系上部之气；枢，指枢纽司转输，清气达胃腑，上通肺金转浊气而出肠部，故名天枢。

【效能】通肠导滞，清热通便（泻法）；温阳固肠（补法）。

【主治】腹型荨麻疹、硬皮病、湿疹、红斑狼疮（肾病期）、干燥综合征、白塞综合征。

【针灸法】针7分~1.2寸；灸7~15壮。

### 26. 上巨虚

【取穴法】足三里直下3寸处取之。

【释义】巨虚，谓胫骨外方大空虚处，因腧穴空虚居巨虚下廉之上，故名上巨虚。

【效能】通便化滞，和胃畅中（泻法）；温补肠胃（补法）。

【主治】荨麻疹、慢性溃疡、下肢湿疹、丹毒、足癣感染、癣菌疹、结节性红斑、过敏性紫癜。

【针灸法】针 5 分 ~1 寸；灸 3~7 壮。

### 27. 大肠俞

【取穴法】嘱患者正坐或俯卧，由命门穴下二节，旁开 1.5 寸处取之。

【释义】本穴系大肠之气输转、输注之穴，亦是主治大肠病的重要腧穴，故名大肠俞。

【效能】通肠导滞（泻法）；健固肠腑（补法）。

【主治】腹型荨麻疹、蛲虫病、湿疹、痤疮、唇炎、口臭、口腔溃疡、皮脂溢出、女阴瘙痒、女阴溃疡。

【针灸法】针 5~8 分；灸 7~15 壮。

### 28. 支沟

【取穴法】从阳池穴上 3 寸处取之。

【释义】古时称穿地为沟。因其支脉直透手厥阴之间使穴，谓其脉之所行，犹如水之注于沟中，故名支沟。

【效能】清热通便，清宣少阳经气（泻法）；壮筋补虚（补法）。

【主治】带状疱疹、瘰疬性皮肤结核、荨麻疹、瘙痒症、疣。

【针灸法】针 5~8 分；灸 3~7 壮。

### 29. 中脘

【取穴法】仰卧，自胸歧骨至脐窝连线的中点处取之。

【释义】脘，胃府也，通管也。正当胃之中，故名中脘。

【效能】和胃导滞，祛痰消积，温通腑气（泻法）；健胃补中（补法）。

【主治】肥胖症、荨麻疹、口臭、湿疹、夏令皮炎、湿疹、红斑狼疮、白塞综合征等。

【针灸法】针 1~2 寸；灸 7~15 壮。

## （四）行气利湿类

### 30. 太白

【取穴法】在足第一跖骨内缘前方陷中。

【释义】太，大也。此穴具有培土生金之功，故名太白。

【效能】清热化湿，通络凉血（泻法）；健脾益胃，理脾扶中（补法）。

【主治】湿疹、癣菌疹、丹毒、过敏性紫癜、疣、单纯糠疹、瘙痒等。

【针灸法】针 3 分；灸 3~5 壮。

### 31. 阴陵泉

【取穴法】在胫骨头内侧陷中，与阳陵泉相对。

【释义】泉，水源也。系阴筋陵结甘泉，升润宗筋，上达胸膈，以养肺原，故名阴陵泉。

【效能】清热利湿，利水化湿（泻法）；温补脾阳，益气扶脾（补法）。

【主治】阴痒、下肢湿疹、阴囊湿疹、荨麻疹、丹毒、神经性皮炎、疥疮、足癣、结缔组织病、慢性溃疡等。

【针灸法】针5分；灸3~5壮。

### 32. 肝俞

【取穴法】嘱患者正坐或俯卧，在第九椎下筋缩穴，旁开1.5寸处取之。

【释义】内应肝，系肝气转输、转注之穴，是治肝的重要腧穴，故名肝俞。

【效能】行气祛瘀，疏肝解郁（泻法）；补养肝血（补法）。

【主治】瘙痒症、结缔组织病、硬肿病、月经疹、荨麻疹、女阴干枯、麻风、疣等。

【针灸法】针5~8分；灸3~7壮。

### 33. 内关

【取穴法】横纹上2寸，两筋间取之。

【释义】关，联络也。系阴维脉所发，是心包经之络脉通于任脉，关于内脏、血脉之连络，故名内关。

【效能】行气散滞，和胃止呕（泻法）；壮筋补虚（补法）。

【主治】无脉症、月经疹、瘙痒症、带状疱疹、酒性红斑、中毒性红斑、荨麻疹、皮炎等。

【针灸法】针5~8分；灸3~7壮。

### 34. 中极

【取穴法】嘱患者仰卧，脐下4寸取之。

【释义】穴在腹部，喻之有天体垂布之象，其位居人体上下左右之中央，故名中极。

【效能】行气化浊，清泄膀胱郁热，通经活血（泻法）；温阳化水（补法）。

【主治】红斑狼疮（肾病期）、女阴瘙痒、口腔溃疡、女阴干枯、女阴白斑、阴囊湿疹、淋病等。

【针灸法】针8分~1寸；灸7~10壮。

## （五）开窍通络类

### 35. 少商

【取穴法】拇指内侧爪甲角1分许取之。

【释义】少商者，阴中生阳，从少；五音六律，分宫商角徵羽，从商，属肺，乃肺经根，故名少商。

【效能】开窍醒志，通畅经气（泻法）。

【主治】酒渣鼻、银屑病、红斑狼疮（脑病期）、瘙痒症、荨麻疹、夏令皮炎。

【针灸法】浅刺1分或点刺出血少许。

### 36. 通里

【取穴法】从手掌后豆骨上横纹端，上行1寸处取之。

【释义】通，达也；里，邑之含义。本穴的络脉，通达本经，有如返还乡里之象。

【效能】通心开窍，泻火安神（泻法）；补心宁神（补法）。

【主治】疖肿、多汗症、麻风后遗腕下垂、无脉症、红斑狼疮（脑病期）、口腔溃疡等。

【针灸法】针3~5分；灸3~7壮。

### 37. 少泽

【取穴法】小指外侧端爪甲1分许处取之。

【释义】少者，小也；泽者，润也。手太阳之脉主液，《灵枢·决气》曰："谷入气满，淖泽，注于骨，骨属屈伸，泄泽，补益脑髓，皮肤润泽，是谓液。"液有润泽全身的功能，该穴为手太阳之井，脉气刚出而微小，故曰少泽。

【效能】开窍醒志，清宣太阳（泻法）；充调乳汁（补法）。

【主治】瘙痒症、干燥综合征、无脉症、红斑狼疮（脑病期）。

【针灸法】针1分；灸3壮。

### 38. 涌泉

【取穴法】足趾蜷曲，跖之中心发现凹陷形处取之。

【释义】"涌"，是水腾溢的现象；"泉"，为水自地而出。脉气从足底发出，有如地出涌泉之状，故以为名。

【效能】开窍启闭，醒脑苏厥（泻法）。

【主治】结缔组织病脑损害期，红斑性肢痛，口腔溃疡。

【针灸法】针3~5分；灸3~7壮。

### 39. 大陵

【取穴法】腕横纹正中，两筋间陷中。

【释义】穴在腕关节掌侧两筋间，此处隆伏较大，故名大陵。

【效能】开窍通络，清营凉血（泻法）；壮筋补虚（补法）。

【主治】口臭、疖肿、手癣、汗疱疹、薄片状汗出不良症、手多汗症、无脉症、口腔溃疡等。

【针灸法】针3~5分；灸3~5壮。

### （六）固本培元类

**40. 足三里**

【取穴法】外膝眼直下3寸处。

【释义】里，居也。该穴主治脾、胃、肾有效，故名三里。

【效能】和胃通肠，祛痰导滞（泻法）；健脾养胃，补中益气（补法）。

【主治】下肢湿疹、慢性溃疡、荨麻疹、疥疮、结缔组织病、血栓闭塞性脉管炎、眼睑松弛、结节性红斑、肿瘤等。

【针灸法】针5分~1寸；灸7~20壮。

**41. 三阴交**

【取穴法】内踝直上3寸处陷中。

【释义】该穴系足三阴之交会，故名三阴交。

【效能】活血祛瘀，疏肝行湿（泻法）；健脾摄血，壮筋补虚（补法）。

【主治】阴痒、过敏性紫癜、荨麻疹、丹毒、疥疮、疖肿、日光性皮炎、银屑病、结缔组织病、血栓闭塞性脉管炎等。

【针灸法】针5~8分；灸5~10壮。

**42. 血海**

【取穴法】膝盖骨内缘上2寸处。

【释义】该穴系脾血归聚之海，具有祛瘀血、生新血的功能；又属女子生血之海，故名血海。

【效能】行血祛瘀（泻法）；益脾摄血，生血养血（补法）。

【主治】过敏性紫癜、下肢湿疹、阴囊湿疹、瘙痒症、荨麻疹、银屑病、日光性皮炎、神经性皮炎、慢性溃疡、丹毒、足癣、结缔组织病、斑秃、环状红斑、结节性红斑等。

【针灸法】针5分~1寸；灸3~5壮。

**43. 神门**

【取穴法】手掌向上，小指与无名指掌转侧向外方，掐取豆骨下尺骨端陷中。

【释义】门，出入之处；又云：该穴含有神出入门户之义，主治神志病，故名神门。

【效能】清心开窍（泻法）；补心宁神（补法）。

【主治】瘙痒症、无脉症、口腔溃疡、日光性皮炎、银屑病、疖肿、过敏性紫癜、红斑狼疮（脑病期）等。

【针灸法】针3~5分；灸3~7壮。

### 44. 心俞

【取穴法】嘱患者正坐，在第五胸椎下神道穴，旁开1.5寸处。

【释义】该穴系心气转输、输注之穴，是主治心疾的重要腧穴，故名心俞。

【效能】活血散瘀，通经祛邪（泻法）；补心宁神，养血益智（补法）。

【主治】无脉症、痤疮、过敏性紫癜、瘙痒症、疖肿、日光性皮炎、荨麻疹、结缔组织病等。

【针灸法】针5分；灸3~7壮。

### 45. 膈俞

【取穴法】嘱患者正坐或俯卧，在第七胸椎下至阳穴，旁开1.5寸处。

【释义】该穴内应横膈，是主治膈胃寒疾、噎膈等疾的要穴，故名膈俞。

【效能】祛瘀通络，宽膈理气（泻法）；补养阴血，摄血止血（补法）。

【主治】荨麻疹、痤疮、瘙痒症、带状疱疹、疣、过敏性紫癜、结节性红斑、硬肿病、结缔组织病等。

【针灸法】针5~8分，深刺能伤肺，慎之；灸5~7壮。

### 46. 脾俞

【取穴法】嘱患者正坐或俯卧，在第十一胸椎下脊中穴，旁开1.5寸处。

【释义】该穴系脾气转输、输注之穴，是主治脾病的重要腧穴，故名脾俞。

【效能】祛邪散滞，理脾化湿（泻法）；补益脾气，健脾益胃（补法）。

【主治】湿疹、硬肿病、丘疹性荨麻疹、瘙痒症、结缔组织病、斑秃、结节性红斑、白癜风等。

【针灸法】针5~8分；灸3~7壮。

### 47. 肾俞

【取穴法】嘱患者正坐或俯卧，在第十四节即第二腰椎下命门穴，旁开1.5寸处。

【释义】该穴系肾气转输、输注之穴，是主治肾病的重要腧穴，故名肾俞。

【效能】散寒祛湿（泻法）；补肾益精，强壮腰脊，温补肾阳（补法）。

【主治】结缔组织病、湿疹、阴囊瘙痒、月经疹、痤疮、雀斑、荨麻疹、女阴溃疡、红斑性肢痛症、无脉症等。

【针灸法】针5分~1寸；灸3~7壮。

**48. 太溪**

【取穴法】适与昆仑穴相对。

【释义】太，大也，甚也；肾水出于涌泉，通过然谷，聚流而成太溪，并由此处转注入海，故名太溪。

【效能】舒筋活络（泻法）；补肾气，益肾阴（补法）。

【主治】红斑狼疮（肾病期）、红斑性肢痛症、斑秃、雷诺病、老年性瘙痒症、白塞综合征等。

【针灸法】针5~8分；灸3~7壮。

**49. 复溜**

【取穴法】内踝骨后，太溪穴外侧筋腱边直上2寸处。

【释义】复，返还也；溜，同流。足少阴之脉至照海系归聚为海，并注输生发为阴跷脉，至本穴复返还而溜行，故名复溜。

【效能】祛邪散滞（泻法）；滋阴补肾，益髓健脑（补法）。

【主治】多汗症、少汗症、红斑性肢痛症、血栓闭塞性脉管炎、结缔组织病、湿疹、瘙痒症等。

【针灸法】针3~5分；灸7~5壮。

**50. 悬钟**

【取穴法】外踝骨中线上3寸处。

【释义】悬，挂也。可能该处是昔日小儿悬挂响铃似钟而得名。

【效能】通畅少阳经气（泻法）；补髓壮骨（补法）。

【主治】臁疮、足癣、丹毒、湿疹、麻风、足外翻、血栓闭塞性脉管炎、瘙痒症。

【针灸法】针4~5分；灸3~7壮。

**51. 关元**

【取穴法】仰卧，在脐下3寸处。

【释义】男子藏精，女子蓄血之处，是人生之关要，真元之所存，元阴、元阳交汇之所。该穴属元气之关隘，故名关元。

【效能】通经行血，消积散滞（泻法）；补脾肾元阳，温暖胞宫（补法）。

【主治】慢性溃疡、雷诺病、荨麻疹、女阴干枯、湿疹、阴痒、瘙痒症、结缔组织病（肾病期）、女阴溃疡、疝肿。

【针灸法】针8分~1寸；灸7~100壮。

**52. 气海**

【取穴法】仰卧，脐下1.5寸处。

【释义】男子生气之海，名曰气海；又，由气海而分天地，水火由此相交，导气以上，导血之下，主治百病，故名气海。

【效能】行气散滞，理气行血（泻法）；培补元气，温阳益气（补法）。

【主治】荨麻疹、女阴干枯、阴痒、月经疹、湿疹、无脉症、结缔组织病、雷诺病、硬肿病、瘙痒症。

【针灸法】针8分~1寸；灸5~15壮。

### 53. 神阙

【取穴法】仰卧，脐之正中凹陷处取之。

【释义】神，是心灵，生命力；阙，是君主居城之门，系生命力居住的地方，故名神阙。

【效能】振奋中阳，温补下元，温通血脉，逐冷散结（灸之）。

【主治】慢性荨麻疹、脱证、厥证、结缔组织病等。

【针灸法】禁针；灸7~100壮不等。

### 54. 命门

【取穴法】在第二腰椎之下，正对神阙穴。

【释义】当两肾之中，为精道所出，是生之门，亦是死之门，比喻该穴关乎生命之门，故名命门。

【效能】通畅督脉经气（泻法）；补肾培元，温阳益脾，壮腰补虚（补法）。

【主治】阴囊瘙痒、女阴溃疡、荨麻疹、瘙痒症、结缔组织病等。

【针灸法】针5~8分；灸3~15壮。

## 二、临床应用

含耳针、火罐、放血。

痤疮：阳白、印堂、颧髎、地仓、颊车、耳针心。

酒渣鼻：印堂、迎香、素髎、耳针肺。

石棉状糠疹：风池、上星、足三里。

荨麻疹：大肠俞、火罐神阙。

皮肤瘙痒：曲池、合谷、血海。

红斑肢痛症：温针三阴交、太冲、足三里。

带状疱疹：曲池、阳陵泉、三阴交；皮损在眼眶处：太阳、头维、阳白；皮损在下颌处：颊车、地仓；皮损在脐上区加合谷、脐下处加足三里。

斑秃：四神聪、风池、上星、头维；脱眉加鱼腰透丝竹空。

银屑病：委中放血。

扁平疣：大骨空。

汗疱疹：合谷、内关。

# 第二节　微针疗法

我国著名针灸学专家承淡安先生曾说："以微针通其经脉，调其血气。"并认为针刺的目的在身体的肌肤上，予以适量的刺激，将会兴奋，或为抑制，或为反射，或为诱导，使之生理功能得以调整。《灵枢·终始》说："病痛者，阴也，痛而以手按之不得者，阴也，深刺之；病在上者，阳也……痒者，阳也，浅刺之。"

徐老在学习先哲精辟论述时，领悟到两点，一是病在面部，属阳，宜浅刺；二是针刺有助于双向调节机体的阴阳与气血。据此，从 20 世纪 80 年代初开始，徐老将微针用于治疗面部皮肤病，收到较好的效果。

## 一、面部与经络

（1）面部的经络分布　前额区：正中属督脉，旁开属膀胱经；颧颊区：胆经、三焦经等包绕；口鼻区：胃经环绕，任脉上贯之。

（2）经络与面部皮肤病的关系　足太阳膀胱经调节性激素水平；手少阳三焦经能控制皮脂腺的分泌；足阳明胃经能改善皮肤的粗糙；足少阳胆经能改善肤色的灰暗；督脉与任脉能双向调节性激素的水平。

## 二、耳针与面部皮肤病

耳针是传统针法的一种，在《灵枢》记有耳与经络病症的关系；唐代《备急千金要方》、元代《卫生宝鉴》、明代《针灸大成》等均记载有耳针的保健与防病的知识。现代发现针刺耳穴具有止痛、止痒、抗炎、退热、镇静等功效，同时奏效快，易操作，设备简单，安全无害。因此，将耳针列为微针治疗面部皮肤病的重要辅助疗法。

## 三、微针针具

微针由两部分组成，一是针柄；二是针身。其规格为 0.16mm × 7mm，环氧乙烷消毒，一次性使用。此针需专门制造，无针帽。这是由于针刺的部位在面，皮肉均薄，无针帽则减轻其承重力。

## 四、取穴原则

一般而论，以局部取穴为主，必要时配合经络取穴。

（1）痤疮　面部取穴：太阳、攒竹、迎香、颧髎、印堂、颊车。配穴：去油取上星、承浆　另加耳穴：肺、脾、心；必要时再加足三里、三阴交、合谷。

（2）黄褐斑　面部取穴：鱼腰、颧髎、四白、下关、太阳。配穴：颊车、合谷；另加耳穴：内分泌、肾、肝；必要时再加太冲、内关、足三里、气海。

（3）面部皱纹　抬头纹：阳白、上星、头维、鱼腰、印堂；鱼尾纹：太阳、头维、瞳子髎、四白；放射纹：地仓、迎香、颊车。

（4）扁平疣　点刺较大的扁平疣损害，3~5个；同时加刺大骨空穴。

（5）酒渣鼻　印堂、迎香、素髎；另加耳针：外鼻、肺。

（6）皮脂溢出　上星、颊车、颧髎、太阳、承浆；另加耳穴：胃、脾、内分泌。

（7）激素依赖性皮炎　上星、阳白、四白、颧髎。配穴：合谷；另加耳穴：心、肺。

## 五、注意事项

（1）晕针　体质虚弱，或者恐惧者，或者饥饿均暂不宜针。

（2）出血　面部血管十分丰富，抽针应轻巧，万一出血，应立即用消毒棉球压之持续1分钟左右，则可止血。

（3）某些疾病不宜微针　如血友病、血小板减少等。

（4）微针在治疗皮肤病的过程中，要求针具细微柔软，选穴要少而精，手法要轻巧浅刺，留针时间一般在30分钟，也可适当地延长。针刺的时间，每周2~3次，15次为一疗程。在取得效果后，每周1~2次以巩固之。巩固的时间越长，保持和改善面部皮肤的气色与水色效果越好。

# 第三节　针灸美容术

## 一、纠正斜视针刺术

斜视，俗称"对眼""斗鸡眼"。这种疾病不仅影响人的面部容颜，而且，还常被人嘲笑而产生自卑心理。斜视不仅影响外貌，而且经常斜视的一眼，其视力可明显减退。

（一）毫针法

（1）循经取穴　主穴：正光1（攒竹与鱼腰之间中点）、正光2（丝竹空与鱼腰之间中点）；配穴：风池、内关、大椎、百会、肝俞、胆俞。

（2）局部取穴　主穴：攒竹、瞳子髎、鱼腰、翳明、丝竹空。配穴：屈光不正加刺睛明；头痛加刺太阳。

（3）辨病取穴　外斜视取攒竹为主穴，内斜视取瞳子髎为主穴。配穴：眉梢或丝竹空。

方法：以上三类取穴，任选一类，施平补平泻，针刺得气留针30分钟，其间捻转3~5次，2天1次，10次为1个疗程。

（二）综合疗法

主穴：四白、合谷、球后；配穴：内斜视加阳白透鱼腰；瞳子髎透丝竹空；外斜视加攒竹透睛明，四白透承注。

方法：施平补平泻法，针刺得气后留针30分钟，每隔10分钟，刮针柄1次约半分钟。另在配穴每次取1~2穴贴敷马钱子片（制法：先将马钱子加水浸泡1.5小时，再加入适量绿豆，煮至绿豆开花，取马钱子趁热去皮，切片备用），外盖胶布固定，酌情保留12~24小时，1~2天针刺与贴敷1次，10次为1个疗程。

## 二、减肥针刺术

针灸对肥胖的治疗，以单纯性肥胖症为最佳适应证，对继发性肥胖症、体质性肥胖症之类疗效较差。

### 毫针法

（1）循经取穴　分三组：①丰隆（双）。②梁丘（双）、公孙（双）。③大横、上脘、中脘、水分、三阴交。

（2）辨证取穴　①气虚湿滞、脾失健运（体倦、便溏、胖而松弛等）者，配内关、天枢、关元、列缺。②胃强脾弱、湿热内蕴（食多，口臭，胖而结实）者，配曲池、支沟、四满、内庭、腹结。③冲任失调，带脉不和（尿频，腰酸，月经量少，胖在臀腹区域）者，配支沟、中注、关元、带脉、血海、太溪。

方法：循经取穴，任选一组穴，然后辨证配穴。施平补平泻法，1天1次，留针30分钟，连续10次为1个疗程，停针5天后可再施第二疗程。

### 三、皱纹舒展针刺术

**毫针法**

（1）循经取穴　主穴：合谷、足三里、血海、印堂、丝竹空、瞳子髎、迎香、地仓。配穴：太阳、头维、下关、阳白、四白、颊车、承浆、翳风、阿是穴。

方法：先针刺躯干和四肢部位穴位，然后针刺面部穴位，施平补平泻术，2天1次，15次为1个疗程。

（2）局部取穴　前额抬头纹取上星、阳白、鱼腰、印堂；眼角鱼尾纹取太阳、头维、瞳子髎、四白；口角放射纹取地仓、颊车、迎香、承浆。

方法：施平补平泻法，留针30分钟，2天1次，15次为1个疗程。

### 四、眼周黑圈针刺术

引起眼周黑圈和眼袋的原因很多，归纳其要有三：一是房劳过度，或产后失调，或多胎损元，或久病等，皆可导致肝肾虚亏，肝肾精血不能上注于目，故而，目光无神，眼周黧黑与浮肿；二是长期睡眠不足，精神疲乏，或过量食用冰冻饮食，进而影响血液循环，对体内过氧化酶的激化作用，促使黑色素细胞的活跃，故而，眼周肤色变黑或褐色加重；三是药物、病毒、肝脏病变等，均能促进血液趋向酸化，表现为眼周呈现暗黑或深褐色的色素沉着。

#### （一）毫针法

（1）循经取穴　主穴：脾俞、肝俞、肾俞、三阴交。配穴：足三里、关元、曲池、血海。

（2）局部取穴　上星、鱼腰、阳白、四白、瞳子髎、睛明。

方法：施补法，针刺得气后留针30分钟，其间捻转3~5次，2天1次，10次为1个疗程。

#### （二）灸法

取穴：水分、脾俞、太白。

方法：点燃艾条一端，在上述穴位区域施雀啄术灸之，每穴每次灸5分钟，1天1次，10次为1个疗程。

# 第四节　火针疗法

火针疗法属于针烙范围。主要用于阴寒外证，具有破坚散结的功用，对于一般浅表疮疡或阳证，则不相宜，误用有损伤肌肤筋骨的可能。《外科精义》说："针烙之法，实非小端，盖有浅有深，有迟有速，宜与不宜，不可不辨。盖疽肿皮厚口小，肿多脓水出不快者，宜用针烙；皮薄，唯用针以决其脓血，不可烙也。"在临床中，凡遇阴寒凝滞外证，多用火针刺于患处，常能促使脓化毒出。现将使用方法介绍如下。

## 一、器械

（1）火针、乙醇灯、火柴、消毒干棉球、75%乙醇湿棉球、火罐。

（2）火针规格　火针分针尖、针身、针柄三部分。由不锈钢针做成，长7.5cm，粗0.1cm，针柄另用银丝缠绕，长约3.5cm（图1）。

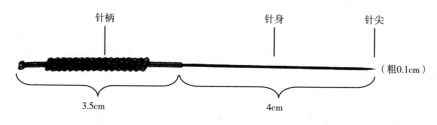

**图1　火针规格**

火针要有一定的规格，粗细长短适宜，针身细则体软无力，火烧红后容易变弯，难以刺进硬核；针身粗，刺入硬核时疼痛较重。

## 二、术前准备

火针疗法是将针烧红，直接刺入患处，达到散结的目的。部分患者见针烧红，精神紧张，甚至恐惧，常常不能与医者密切配合。施术前一定要做好下面四项工作，保证本疗法顺利进行。

### 1.宣传说明

向患者介绍本疗法功效，消除不必要的顾虑和恐惧心理，加强治疗信心。在实践中，只要把宣传说明工作做好，即使是青少年患者，也乐于接受。另外，为了分散患者注意力，在针刺时，嘱其咳嗽一声，这样既克服疼痛，又冲淡了恐惧心，对本疗法来讲，很有帮助。

### 2. 熟悉解剖

火针直接刺于患处，对局部解剖应有一定了解。总原则在指下要能辨别动脉搏动，如颈总动脉、颌外动脉、颌下动脉、锁骨下动脉、腋动脉等。在针刺时，应将上述动脉向左右两侧推开，避免因针刺入而引起出血。

### 3. 术时体位

医者及助手（持乙醇灯者），应站在便于施术和患者视线不能达到的遮蔽处，这是为了防止患者见针烧红而恐惧，甚至引起昏厥。如硬核在颈部两侧，以侧卧为宜，核块暴露明显，便于针刺准确。核块在锁骨附近及颏下等处，则要患者坐在靠椅上，使其身体有所支柱，容易固定硬核，便于施针。

### 4. 消毒步骤

在施针前用 75% 乙醇由内向外擦净患处，待其干后再施针术。若溃破有脓液，先用生理盐水消毒湿棉球，洗涤脓垢，然后施针，术后再按溃疡处理。

## 三、施术步骤

### 1. 固定硬核

医者用手探明硬核深度，避开血管，用左手拇、食两指将核块卡准固定，让硬核充分暴露。

### 2. 深浅适宜

硬核固定后，右手持针，放在乙醇灯上烧红，然后速进速出地刺入核心的 2/3。刺之太深，伤害好肉组织，太浅不能达到预期效果。正如《医宗金鉴·外科心法要诀》所说"皮薄针深伤好肉，肉厚针浅毒犹存"。至于每个硬核 1 次针刺的多少，要视核的大小而定，核大的可连刺 2~3 针，小的一针即可。针刺时间以 2~3 天 1 次为宜。

### 3. 注意事项

针刺时，应注意避免发生以下情况：针刺硬核时，要避开血管，以防血管破裂，个别患者，火针刺入颈部瘰疬后，引起同侧上肢或手背麻木，或不能高举，可配合针刺疗法，如针刺肩髃、曲池、合谷等穴，可使恢复。

## 四、术后处理

火针刺后，硬核化脓可酌情加用火罐拔出脓毒瘀血，然后掺用提脓药，盖消核膏，未溃则用冲和散洒于阳和解凝膏上贴之。

# 第五节 冬病夏治

## 一、处方

浮萍散：浮萍、僵蚕、白鲜皮各 12g，荆芥、防风、独活、羌活、牙皂、川乌、草乌、威灵仙各 10g，鲜凤仙花 1 株。

## 二、主治范围

角化型手癣、湿疹（鹅掌风）。

## 三、用法

陈醋 1kg，将上药同醋浸泡 24 小时，放在小火上煮沸；滤去药渣，留下药醋，备泡手之用。每日泡手 3 次，每次泡手时间 10~20 分钟，将手从药醋中拿出时，自然晾干后，便可照常工作。切勿用水冲洗。

## 四、注意事项

（1）本方用于夏季三伏酷暑天泡用最好，其他季节用之效果不显，且凤仙花枯萎，不能取得；冬季不用，避免发生冻疮，慎之。

（2）泡手时，若自觉有轻微皲裂疼痛，须稍忍耐，继续浸泡；如皲裂厉害者，则应暂停，外涂黄连膏润之。待皲裂恢复后，继续浸泡。

（3）1 剂浮萍散可浸泡 5 天，泡至第 3 天，为了防止药性变质，应置火上煮沸后再用。

（4）本方剂量与药物请勿轻易改动，以免影响疗效。

## 五、临证经验

中医学所称"鹅掌风"，可能包括手癣、慢性湿疹等多种皮肤病在内。由于本病顽固，影响工作、学习和生活，患者甚为痛苦。虽然治疗方法不少，但理想、有效的药方，实为难得。浮萍散经过多年临床实践，每获良效。

徐老介绍，浮萍散是单苍桂老先生经验方，沿用至今达 50 余年。临床中要注意三点：一是泡手后要自然干，不可用水冲洗，更不能用布擦之，然后将药汁附着在皮肤上。二是连续用 3 年，每年伏天用 3~5 剂。复发的可能性较小，部分可以根除。三是凤仙花除根外，用全草效果更佳。

第六章

流派优势病种
诊治经验

# 第一节 痤疮

## 一、寻常性痤疮

### （一）疾病认识

痤疮在中医文献有较多的认识，相继出现许多病名，从文献记载有发病年龄、病变部位和皮损部位，隋唐以前，称之为"面疮""皶疱""齇面""面皶疱""面生皶疱""疱疮"等；明清以后分为"粉疵""酒刺""谷嘴疮""粉刺"等；现代俗称"暗疮""壮疙瘩""青春粒"等。根据病情的程度和临床进展，可按形态、程度和性质分类。

（1）按形态分类 ①点状痤疮或称黑头痤疮；②丘疹状痤疮；③脓疱状痤疮；④硬结状痤疮；⑤聚合状痤疮或称毁形性痤疮。

（2）按程度分类 按皮肤损害严重的程度，分为四度：Ⅰ度表现为黑头粉刺及少量丘疹，无炎性反应；Ⅱ度仅见丘疹和少量脓疱；Ⅲ度皮损为丘疹、脓疱、有时伴有囊肿；Ⅳ度皮损为聚合状或毁形性痤疮，是最严重的。

（3）按性质分类 ①非炎性痤疮；②炎性痤疮。

痤疮多发生在青年男女人群，其特点是以嗜好辛热食品居多，或者面部皮肤过度粉饰，使之玄府不畅，毒热郁结肤表而成。在女性患者多数为冲任不调，致使经前皮损明显加重，其他还有精神抑郁等。

### （二）治疗方案

#### 1. 内治法

（1）肺胃积热证

主症：多见于颜面、前额，重者还可发生在胸背区域；皮疹呈散在分布针头至芝麻大小的丘疹，色红或稍红，部分疮顶可见黑头，挤压可出粉刺或黄稠脓头；肤色油滑光亮。伴口干、便秘、溺黄。舌质红，苔薄黄或厚腻，脉滑数。

治法：清宣肺胃。

方药：枇杷清肺饮加减。

处方：枇杷叶、焦山栀、连翘、赤芍、桑白皮各10g，黄芩、炒丹皮、红花、凌霄花各6g，生地黄、金银花、冬瓜仁、冬瓜皮各12g。

方释：枇杷叶、山栀、黄芩、桑白皮清宣肺胃郁热；丹皮、红花、凌霄花、生地黄、金银花凉血活血褪斑；冬瓜皮、冬瓜子化湿嫩肤洁面。

（2）气血郁滞证

主症：颜面皮疹经年不退，肤色红或暗红。伴有经血来潮皮疹加重，经后减轻，或者平素月经不调，经行带血块，腹痛；男性患者面色晦暗或紫红。舌质暗红或有瘀斑，脉沉细涩。

治法：行气理血，解毒散结。

方药：凉血清肺饮加减。

处方：生地黄、金银花、茵陈、白花蛇舌草各30g，炒丹皮、黄芩、赤芍、桃仁各10g，益母草、浙贝母、连翘、紫花地丁各12g，炒知母、枇杷叶各6g。

方释：生地黄、丹皮、知母、赤芍、桃仁、益母草凉血活血，调经养颜；金银花、茵陈、紫花地丁、白花蛇舌草、枇杷叶清热解毒，清宣肺热；浙贝母、连翘软坚散结，托里排毒。

（3）痰瘀结聚证

主症：面颊及下颌部的皮疹反复发作，经久不消失，并且增至黄豆或蚕豆大的肿块，高凸不平，色紫红，扪之柔软，挤压可见脓血或黄色胶样物。破溃后遗留瘢痕。舌质淡红，苔滑腻，脉濡。

治法：活血化瘀，消痰软坚。

方药：海藻玉壶汤加减。

处方：海藻、浙贝母、陈皮、海带、法半夏各10g，连翘、夏枯草、生龙骨、生牡蛎各12g，当归、川芎、青皮各6g，天龙1条。

方释：海藻、海带、浙贝母、法半夏、夏枯草、生龙骨、生牡蛎消痰软坚，排脓散结；青皮、陈皮、当归、川芎理气活血，化瘀通络。

加减法：颜面肤红，日久难退，加鸡冠花、玫瑰花、生石膏、寒水石；脓肿胀痛较重，加蒲公英、紫花地丁、草河车、虎杖；大便秘结，加炒枳壳、熟大黄、番泻叶；皮损呈结节或囊肿较重，加黄药子、土贝母、皂角刺、昆布、金头蜈蚣；月经不调或经前皮疹加重，加益母草、乌药、香附、淫羊藿、炒白芍、当归；皮肤油腻感加五味子、茵陈、虎杖。

**2. 外治法**

皮损以丘疹、丘疱疹和少许脓疱为主：用三黄洗剂、痤疮洗剂，任选一种外涂。皮损以结节、囊肿瘢痕为主：用黑布膏、祛斑膏及独角莲硬膏外敷或外贴。

**（三）病案举例**

黄某某，女性，21岁，2003年7月8日初诊。近1年来，在前额、面颊反复出现炎性丘疹、脓疱等，皮肤油腻。检查：在前额、面颊及其口周可见白头粉刺，炎性丘疹呈密集分布，部分蕴酿成脓疱，皮肤油腻，毛孔扩大。询之大便秘结，常是两三日一行，在经潮前皮损有加重的趋势。近1周月经将会来潮，伴有乳胀、腹痛等症。脉象弦数，舌红苔薄黄。证属肝脾湿热互结，循经上壅。治宜疏肝化瘀，清脾利湿。方选逍遥散、泻黄散合裁。药用：柴胡、赤白芍、炒丹皮、焦山栀、黄芩各6g，茯苓、川楝子、山药、白术、生石膏各10g，益母草、泽兰、蒲公英、白花蛇舌草各12g。外用鸭跖草、夏枯草、蚕沙各15g，水煎取浓汁，湿敷。每日3~5次，每次3~5分钟。

二诊：1周后，月经应期而至，皮损略有缓解，但其皮肤油腻、炎性丘疹、脓疱等尚未根本控制，嘱其在月经干净后再服下方。药用：北豆根、桃仁、红花、凌霄花各6g；茯苓皮、冬瓜皮、茵陈、蒲公英、薏苡仁各15g；皂角刺、浙贝母、天花粉各10g；龙葵、制乳没各4.5g。

三诊：2周后皮损和油腻显著见平，但其大便仍然秘结。若腑气不通，仍有湿热蕴结，以至死灰复燃，步上方去制乳没、皂角刺、加炒枳壳10g，熟大黄8g。

嘱其按照月经前5~7天服首方6剂，月经干净后服三诊方，每周6剂，坚持治疗两月。诸症均除而愈。

### （四）临证经验

在治疗本病中，徐老着重强调四点。一是皮损特点：本病的基本皮损有粉刺、结节、脓疱、囊肿等。其中粉刺又有黑白之分，黑头粉刺为湿重于热，白头粉刺为热重于湿，故而前者郁于肤腠，缠绵难除；后者易于化脓成毒，脓去而愈。结节通常是血郁肤腠，致使气滞结块，囊肿则是痰湿血瘀互结。二是皮损部位：按照经络学说：皮损发生在前额与胃有关；在口周与脾有关；在面颊两侧与肝胆有关；发生在胸前与任脉有关；发生在后背与督脉有关。三是辨识体质：本病患者以两种体质为多。湿热体质，特点为喜食甘肥厚味，面部皮肤油腻，皮损以脓疱结节为多；其次是燥热体质，形体偏于干瘦，肤色偏红，皮损以丘疹粉刺居多。四是注重兼症：本病的发生多与肠胃失和及冲任失调有关，临证问诊要注意询问患者二便及经带情况；前者表明肺热移于大肠，或者胃热偏盛，灼伤阴液，则大肠失运故见便秘。然而，通便又有虚实之分。虚证常用玉竹、瓜蒌仁、郁李仁、火麻仁、肉苁蓉等；实证常用炒枳壳、熟大黄、玄明粉、厚朴等；女性患者多有月经不调、痛经、乳胀等，辨证之中除了注重"热"与"瘀"之外，还应重视一个"郁"，一般情况，月经不调兼有乳胀治从肝；兼有腹痛治从肾或者冲任入手。

对女性患者要重视月经的调理；对男性患者则要注重肠胃功能的调理。外治对于消除皮损，缩短疗程确有帮助。与此同时，还要嘱咐患者注意调整消化功能，少吃脂肪和甜食，多食蔬菜和水果，常用温水洗涤和湿敷面部，避免用手挤压。禁用溴剂、碘类药。本病为青春期皮肤病，待青春期过后，可望自愈；在发病期间，挤压后可留凹陷性瘢痕。

## 二、玫瑰痤疮

### （一）疾病认识

本病又名酒渣鼻。是一种发生于颜面中部的慢性炎症，其特征为红斑、丘疹、脓疱、毛细血管扩张，以及皮脂腺增生肥大。

### （二）治疗方案

#### 1. 内治法

（1）肺胃积热证

主症：鼻区皮肤发红，持久不退，形成弥漫性红斑，遇热更红。伴见口干渴饮，皮肤油腻光亮。舌质红，苔黄，脉数。

治法：清泄肺胃积热。

方药：枇杷清肺饮加减。

处方：炙枇杷叶、黄芩、地骨皮各10g，桑白皮12g，炒丹皮、炒知母、生甘草各6g，红花4.5g，酒大黄3g，生石膏15g。

方释：枇杷叶、黄芩、地骨皮、石膏、知母、桑白皮清泄肺胃积热；红花、大黄、丹皮凉血化瘀，解毒褪斑；甘草和中解毒。

（2）血热壅聚证

主症：患者肤色转为深红色，并有血丝显露，鼻尖常见针头至高粱大小的红色丘疹及脓疱。伴见大便干，小便黄。舌质红，苔薄黄，脉滑数或弦数。

治法：凉血清肺。

方药：凉血清肺饮加减。

处方：生地黄、黄芩、生石膏各12g，炒丹皮、赤芍、桑白皮、枇杷叶各10g，甘草6g，焦山栀4.5g，白茅根30g。

方释：生地黄、丹皮、赤芍、白茅根凉血活血褪斑；枇杷叶、桑白皮、黄芩、生石膏、山栀、甘草清泄肺胃积热，血热清，胃腑通则热郁鼻部之疹可除。

（3）血瘀凝滞证

主症：鼻部暗红或紫红，并有逐渐肥厚增大，或者结节增生如瘤状，终至鼻赘，全身症状不明显。舌质暗红或有瘀斑，脉弦涩。

治法：活血化瘀。

方药：通窍活血汤加减。

处方：归尾、赤芍、桃仁、穿山甲各10g，白芷、川芎各6g，生地黄、炒丹皮各12g，凌霄花、炒槐花各9g，升麻、酒大黄各3g。

方释：归尾、赤芍、桃仁、穿山甲、川芎、白芷化瘀散结，通络褪斑；丹皮、生地黄、凌霄花、槐花凉血退疹；升麻、大黄，前者升阳解毒，直达病所，后者通腑泄热，解毒散结。

加减法：伴见脓疱加蒲公英、金银花、紫花地丁；肤色焮赤，加白花蛇舌草、草河车；大便秘结，加炒枳壳、厚朴、炒黄连；酒热熏蒸，加枳椇子、葛花、苦参；月经潮前皮疹加重，加益母草膏或四制香附丸。

### 2. 外治法

丘疹、脓疱、红斑为主的阶段用颠倒散或用明矾、硫黄、乳香各等份，研细末，冷开水调搽。丘疹、红斑、脓疱和轻度鼻赘阶段用去斑膏、四黄膏、银脑四仁膏、酒渣鼻膏，任选一种，外搽。

### （三）病案举例

王某某，男，26岁，2004年4月6日初诊。自述鼻部起红斑3年余。若饮酒或进食辛辣之品，鼻红明显加重。于外院治疗及自用药物（具体不详）治疗，皮损消退不明显。询之大便秘结，常是3~4日1次。检查：患者鼻准头及鼻翼两侧可见弥漫性红斑，压之褪色，毛孔扩大，油腻，其间杂生针帽大小的脓疱少许。脉细数有力，舌质红，苔少。辨证：肺胃郁热，上熏于鼻窍。治宜：清宣肺胃郁热，佐以通腑化湿解毒。方选枇杷清肺饮合栀子金花丸加味，药用炙枇杷叶、黄芩、地骨皮各10g；焦山栀、炒丹皮、赤芍、红花、凌霄花、升麻各6g；金银花炭15g，生白术18g，枳实3g。水煎取汁600ml，日1剂，分3次，每次200ml，饭后30分钟温服。

二诊：1周后复诊，患者鼻区红斑、脓疱明显减轻，便秘、油腻亦有改善。嘱其按上方加重剂量15倍，研细末，加茵陈200g，浓煎取汁泛丸，如梧桐子大。日3次，每次6g。饭后30分钟，用温开水送下。

三诊：2个月后复查，患者鼻区红斑等基本消失，仅在天气炎热之时，或者饮酒后出现短暂的红斑，持续半天后，即能恢复正常。

## （四）临证经验

《锦囊秘录》："肺之为脏，其位高，其体脆，性畏寒，又恶热，故多酒之人，酒气熏蒸，则为鼻齄。准赤得热愈红，热血得冷则凝，污而不行，故色紫黑。其治之法，亡血者温补之；热血者清利之；寒凝者，化滞生新，四物汤加酒芩、酒红花之类；气弱者，更加酒浸黄芪以运之。"冯氏之言，为我们提出了本病辨证论治的要旨：一是分清病之新旧，初期以清热凉血为主，日久则应适当补托；二是患处皮肤肤色暗紫，表明瘀滞明显，酌加化瘀通络之品，特别是要重视经络的通畅，常用的中药有地龙、制水蛭、丝瓜络、三七末、路路通、花蕊石等。总之，本病的治疗早期宜清肺凉血，后期则应化瘀散结。针灸、外治两法，可消退皮损，有利于病程的缩短。

## 三、聚合性痤疮

### （一）疾病认识

中医学依据发病的部位和损害的特征，归纳为火毒独炽，煎熬痰湿，瘀阻于皮肤腠理，日久则正气渐虚，难以托毒外出，故而出现痰瘀互结，虚实迭见的证候群。

### （二）治疗方案

#### 1.内治法

（1）火毒炽盛证

主症：初期仅在面部或后背等处可见炎性丘疹、结节、脓疱和囊肿等。偶尔有少量凹陷性瘢痕，伴有皮肤油腻，毛孔扩大，口干、溺赤、便秘；舌质红，苔黄，脉弦数。

治法：清热解毒，化瘀理湿。

方药：仙方活命饮加减。

处方：防风、白芷、穿山甲、制乳香、制没药、陈皮各6g；浙贝母、赤芍、当归、皂角刺、天花粉各10g，金银花、蒲公英各15g，甘草3g。

方释：金银花、蒲公英清热解毒；防风、白芷疏风散邪；当归、赤芍、乳香、没药、陈皮活血散瘀，消肿止痛；贝母、天花粉清热化痰，消肿散瘀；穿山甲、皂角刺溃坚排脓；甘草既清热解毒，又调和诸药，共达火清毒消的目的。

（2）正虚毒恋证

主症：脓肿损害时轻时重，甚则有窦道相通，因而囊肿消而复隆。伴有气短乏力，面色萎黄少华，舌质淡红，苔少，脉虚细。

治法：益气托毒。

方药：四妙汤加味。

处方：黄芪、金银花各 15g，玄参、沙参、石斛各 12g，当归、赤芍、浙贝母、白薇、白蔹、甘草各 10g，天龙 1 条，蜂房 6g。

方释：重用金银花、黄芪旨在托里排脓；玄参、沙参、石斛、甘草养阴扶正；当归、赤芍活血散瘀；贝母、白薇、白蔹化痰生肌；天龙、蜂房散结止痛，两药同用，既能散气血之凝结，又能攻毒邪之巢穴。

加减法：多个囊肿时，加昆布、海藻、连翘、夏枯草、山慈菇、煅龙牡；结节明显时加三棱、莪术、土茯苓、鬼箭羽、血竭、三七、土鳖虫；脓肿未溃，加川芎、白芷、白花蛇舌草、野菊花、龙葵或酌服西黄丸；皮肤有损时加白术、山楂、荷叶、茯苓、猪苓、泽泻、炒薏苡仁；大便秘结时加大黄、槐花、枳壳、瓜蒌仁等；瘢痕疙瘩加服大黄䗪虫丸、龙血竭片、三七胶囊等。

**2. 外治法**

炎性结节，选用验方痤平膏（黄芩、丹参、三七、醋制猪牙皂角各 10g；赤小豆、绿豆各 30g。研细末过筛 100 目，用 100% 茵陈汁调成糊状），外敷患处。囊肿或脓肿未溃，选用如意金黄散、鲜丝瓜或黄瓜捣汁调成糊状，外敷患处。瘢痕疙瘩选用黑布膏。

## （三）病案举例

王某，男性，25 岁。2004 年 5 月 4 日初诊。患痤疮 3 年有余，曾接受过多种治疗，病情时轻时重。经人介绍来徐老处就诊。检查：前额、面颊及颈后可见赤豆大小的炎性结节、脓疱和囊肿，囊肿大者如樱桃，部分破溃，遗留凹陷性瘢痕，皮肤油腻，毛孔扩大，伴有心烦、口干、大便秘结等症，舌质红，苔薄黄，脉弦数，治宜清热解毒，化痰理湿。方选仙方活命饮加减。药用蒲公英、金银花各 15g；紫花地丁、浙贝母、赤芍、制乳没、天花粉、陈皮各 10g；川芎、皂角刺、穿山甲、白芷、甘草各 6g。同时加服西黄丸，一日 2 次，1 次 3g。外用痤平膏外敷，一日 1 次。

二诊：1 周后复诊，炎性结节和脓疱明显改善，囊肿未见收缩，继用上方治疗 3 周。3 周后，发现炎性结节和脓肿基本见平，囊肿也有明显改善。嘱其将上方剂量加大 10 倍，研细末，用 100% 的茵陈蒿汁泛丸如绿豆大，一日 3 次，1 次 6g。

连服 2 个月后，皮损基本见好。观察半年，未见复发。

（四）临证经验

本案男性青年体质壮实，皮肤损害和内脏兼症均显示为火毒炽盛，选用仙方活命饮加减，同时加服西黄丸，前者是治疗外疡的圣方，后者是解毒的佳品。两方合用，解毒散结之效更为卓著。不过，较长时间服用西黄丸，必须顾及胃气，是至关重要的。

## 四、迟发性女性痤疮

### （一）疾病认识

迟发性女性痤疮又名女性青春期后痤疮。好发的部位也有一定的规律可循，颊部、额部最多，其次是颌部和背部；伴有肠胃功能或冲任失调者，损害常集中在口周、下颌等区域。精神紧张、不良用药、内分泌失调三者为最大的诱因。

中医学根据女性特殊的生理特征，发现痤疮的轻重程度与肝、脾、肾及冲任八脉等关系密切。《素问·上古天真论》阐述了女性从少壮到衰老，从有生殖能力到丧失生殖能力及启齿、发、月经、筋骨、容颜、肌肉等外在征兆的变化，为后学者提供了两个重要启示，一是女性以 7 年为一个年龄段，二是各个年龄段强弱盛衰的外在体征。

这样为临床医家提供了许多想象的空间。一般而论"四七"年龄段应是盛壮时期，由于内外诱因，常能导致阴阳失去平衡，水火不能互济，则会出现肝火偏亢的症候群，表现在面部的痤疮时轻时重，持续不断；"六七"年龄段应是衰弱时期，若肾气有余，相火过旺，导致虚火上越于面，促使痤疮皮损增多或加重。更何况女性患者还兼有经、孕、产、乳等方面的生理特征，更易导致肝、脾、肾三脏间的互动性病变。

### （二）治疗方案

#### 1. 内治法

（1）肝热偏亢证

主症：患者年龄多在 25~35 岁之间，面部痤疮在月经来潮前明显增多或加重，肤色发红，油腻，毛孔扩大，伴有月经提前而至，量多色泽鲜红，或夹有少量瘀块，舌质红，苔薄黄，脉弦数。

治法：清肝凉血，解毒疗痤。

方药：清经汤加减。

处方：炒丹皮、凌霄花、黄柏各 6g，地骨皮、玄参、炒白芍、青蒿各 10g，茯苓、金银花、茵陈、熟地黄各 12g。

方释：丹皮、地骨皮、黄柏、白芍、玄参凉血和肝，青蒿养阴清热；茯苓健脾宁心，熟地黄补肾安冲；凌霄花、金银花凉血解毒，茵陈除脂控油。

（2）脾肾两虚证

主症：患者年龄多在36岁以上，面部痤疮损害持续不退，伴有月经不调，心烦多梦，小便短赤，舌质淡红，苔薄白，脉虚细。

治法：扶脾益肾。

方药：定经汤加减。

处方：柴胡、荆芥、仙茅各6g，仙灵脾、山药、茯苓、当归、山茱萸、炒白芍各10g，紫石英、熟地黄、菟丝子各12g。

方释：柴胡、荆芥疏肝，山药、茯苓健脾，熟地黄、枣皮、菟丝子补肾之阴，紫石英、仙茅、仙灵脾补肾之阳，当归、白芍养血和肝。全方既扶脾柔肝，又能调理肾之阴阳，使之水火互济。

加减法：乳房胀痛加川楝子、郁金、橘核、绿萼梅、山楂；痛经加蒲黄、五灵脂；夹瘀者加山楂；夹寒者加沉香；脓疱为主加野菊花、紫花地丁、蒲公英；粉刺偏多加炒白芥子、炒莱菔子、炒苏子；结节偏多加连翘、夏枯草、丹参；囊肿偏多加松针、天龙、蜂房、皂角刺、穿山甲；皮肤油腻加茯苓、猪苓、泽泻、茵陈；皮肤发红加金莲花、绿豆衣、水牛角。

（三）病案举例

王某，女性。31岁。2005年5月3日初诊。近两三年来，在前额、口鼻四周可见大小不等的炎性丘疹、粉刺等。外院确诊为迟发性女性痤疮，给予对症治疗。病情时轻时重，甚为烦恼。检查：前额、两颧和口鼻四周可见大小不等的炎性丘疹、结节和脓肿，皮肤发红，油腻，毛孔扩大。询之，曾产一胎，人流两胎。近几年来，在月经来潮前3~5天，面部损害明显加重，伴有不同程度的乳房胀痛，经量多，心烦易怒，舌质红，苔少，脉细数，证属肝郁化热，热蕴化毒，上蒸于面。治宜疏肝调经，养阴解毒。方选丹栀逍遥散合清经汤加减：醋柴胡、炒丹皮、当归、焦山栀、黄柏各10g，橘核、生地黄、茯苓、炒白术、炒白芍、益母草、泽兰、金银花、茵陈、熟地黄各12g。

二诊：服方6天后，月经按时而至，乳胀及面部皮损略有减轻。待其经净后拟用清宣肺热、解毒散结法。方选金花栀子丸加味。金银花、蒲公英、紫花地丁、生石膏、夏枯草、黄芩各12g，连翘、藿香、茯苓、浙贝母、焦山栀、松针、皂角刺、天花粉各6g。

守方治疗2周后，皮肤损害基本见好，油腻也明显减轻。嘱其在月经前3~5

天服首诊调经方 6 剂。经净后，再服二诊方。坚持 3 个月的治疗。不仅月经得到调整，而且痤疮损害也基本见好。

## （四）临证经验

迟发性女性痤疮专指青春期后或至成年后发病的痤疮。徐老总结了诊疗的三个要素。一是诊治时间：凡月经来潮前 3~5 天，重点是调经，以肝为核心；经净后重点是解毒散结，肺胃为之核心。二是遣方用药：调经主方是逍遥散或清经汤；解毒散结主方是金花栀子丸。三是注重体质：燥热质主症有形体较瘦，心烦，忧虑，酌加女贞子、百合、玉竹、石斛、合欢花；腻滞质主症有形体肥胖，身重如裹，大便不适，加苍术、蚕沙、赤石脂、胆南星；晦滞质主症：肤色灰暗或肌肤甲错，眼眶暗黑，加陈皮、乌药、苏木、桃仁、红花。此外，还可根据原发性疾病酌加相应药物。如：多毛症加生石膏、石斛、玄参、天花粉等；肥胖者加炒决明子、人参叶、荷叶、绞股蓝、山楂；子宫肌瘤加益母草、桃仁、三棱、莪术、生牡蛎、珍珠母；子宫内膜异位加香附、小茴香、延胡索、胡芦巴、制水蛭；多囊卵巢加昆布、海藻、夏枯草、荔枝核；雄性激素偏高者加女贞子、旱莲草、黄柏、知母等。

# 第二节　荨麻疹

## （一）疾病认识

荨麻疹是一种皮肤的血管反应，其特征为出现风团，即白色或红色的易消散的斑块，一般由红色晕轮或潮红包围，伴有剧烈瘙痒、刺痒或刺痛。这种皮肤损害常出现在被覆盖的部位如躯干、臀部和胸前。皮下肿胀（血管性水肿），特别是眼睑和口唇，可以伴有风团或者单独发生，血管性水肿可以累及胃肠道和呼吸道，产生腹部疼痛、鼻炎、哮喘和呼吸困难。呼吸道受累，可以产生呼吸受阻，也可发生过敏反应和低血压。

荨麻疹极常见，据估计，有 15%~25% 的人，在他们的一生中某个时间曾患过荨麻疹，其中 40% 的人单患荨麻疹，10% 的人单患血管性水肿，50% 的人有荨麻疹和血管性水肿合并出现。

荨麻疹的分类：按发病的时间长短而分，凡发病数天至数周，若单个损害持续在 12 天以上，荨麻疹发生在 6 周内完全消失者为急性荨麻疹；荨麻疹的风团或血管性水肿每天发作，持续在 6 周以上者，为慢性荨麻疹。

按荨麻疹发病机制来分，主要有免疫性、非免疫性、特发性三大类。

引起荨麻疹的原因众多，通常以药物、食物和感染最为常见。

中医学认为本病的发病原因通常为禀赋不耐，一旦受到不良因素刺激，不论年龄老少，皆能诱发荨麻疹的发生。其次是食鱼腥海味、辛辣等物而发病。这是由于湿热内蕴，化热动风，内不得疏泄，外不得透达，佛郁于皮毛腠理之间的缘故。此外，精神紧张、焦虑等情志因素，可使脏腑功能失调，阴阳偏亢，营卫失和，或因情志烦扰，心绪不宁，心经郁热化火，以至血热偏盛，络脉壅郁而发病者亦有之。平素体弱，或者久病体虚，以至气血不足。气不足则卫外失固，风邪乘虚而入；血不足则虚风内生，肌肤失养而皮肤瘙痒不已。还有毒虫叮咬、接触花粉以及体内寄生虫，均可诱发本病。

总之，外因侵袭，发病急骤。内风致病，病程缓慢。气血虚弱而生风，其证为虚；心火偏盛，血热生风，或经脉失和，血瘀生风，其证为实。若卫外不固或冲任失调，复受风邪，则病证反复发作，其证多属虚实夹杂。

## （二）治疗方案

### 1. 内治法

鉴于本病病因复杂，临床表现多种多样，在内治法中当分清寒热、虚实、表里。

（1）风热相搏证

主症：风团呈红色，相互融合成片，状如地图，扪之有灼热感，自觉瘙痒难忍，遇热则剧，得冷则缓；伴有微热恶风，心烦口渴，咽弓充血；舌质红，苔薄黄或少苔，脉浮数。

治法：疏风清热。

方药：银翘散加减。

处方：金银花、连翘、生地黄各 12g，炒牛蒡子、大青叶、丹皮各 10g，荆芥、防风、甘草、蝉蜕各 6g。

方释：金银花、连翘、大青叶疏散风热；生地黄、丹皮清热凉血；炒牛蒡子、荆芥、防风、蝉蜕、甘草散风止痒。用于风热相搏证颇多效验。

（2）风寒外束证

主症：风团色泽淡红，或者色如瓷白，风吹或接触冷水后，风团和痒感加重，得暖则减；伴恶风畏寒，口不渴；舌质淡红，苔薄白，脉浮紧。

治法：疏风散寒。

方药：麻黄汤加减。

处方：炙麻黄、桂枝各 6g，炒白术、杏仁、羌活、党参、苏叶各 10g，大枣 7 枚，生姜 3 片。

方释：麻黄、桂枝、大枣、生姜调和营卫；白术、党参扶脾益气；羌活、杏仁、苏叶疏散风寒。

（3）卫外不固证

主症：皮疹多为针帽至蚕豆大，相互融合成片的风团较少，但其风团往往在汗出着风，或者表虚恶风后则诱发成批皮损，自觉瘙痒不止，发作不休，伴有恶风自汗，舌质淡红，苔薄白或少苔，脉沉细。

治法：固表御风。

方药：玉屏风散加减。

处方：生黄芪 15g，防风 10g，土炒白术、桂枝、炒白芍、连翘各 6g，赤小豆 30g，益母草 12g，生龙牡各 15g，五味子 4.5g。

方释：黄芪、防风、白术益气固表；白芍、五味子、生龙牡酸甘生津，固涩肤腠；益母草、赤小豆、桂枝、连翘活血止痒。

（4）气血两虚证

主症：风团色泽淡红，或者与肤色相同，反复发作。迁延数月乃至数年未愈，或劳累后加重；伴有头晕，精神疲惫，面色㿠白，体倦乏力，失眠；舌质淡红，苔薄白或少苔，脉细缓。

治法：益气养血。

方药：八珍汤加减。

处方：党参、白术、当归、炒白芍各 10g，茯苓、生地黄、熟地黄各 12g，柴胡、甘草、黄芩各 6g，阿胶（烊化）15g。

方释：参、苓、术、草益气扶脾；归、芍、地、阿胶滋阴补血；柴胡、黄芩疏通表里，特别是阿胶固摄肤腠功效显著，为虚性荨麻疹常用之药。

（5）冲任失调证

主症：风团色泽淡红，主要分布在下腹、腰骶和大腿等区域，其皮疹在月经前加重，经后则渐次消失，常有月经不调，经来腹痛，舌质正常或淡红，苔薄白或少苔，脉弦细或弦滑。

治法：调摄冲任。

方药：二仙汤加减。

处方：仙茅、当归、川芎各 6g，仙灵脾、生地黄、熟地黄、菟丝子、枸杞子、女贞子、旱莲草各 12g，炒丹皮、益母草、延胡索各 10g。

方释：仙茅、仙灵脾、熟地黄、菟丝子温阳益肾，调理冲任；当归、川芎、益母草、延胡索调经止痛；女贞子、枸杞子、旱莲草、丹皮滋阴退斑。

（6）心经郁热证

主症：风团焮红，自觉灼热刺痒，搔抓后迅即起条状划痕样风团，继而融连成片，晚间痒重；伴有心烦不寐，口舌糜烂；舌尖红，苔少，脉细数或滑数。

治法：清心凉血，安神止痒。

方药：莲子清心饮加减。

处方：石莲子、地骨皮、麦冬各12g，柴胡、黄芩、黄连各6g，党参、黄芪、甘草、木通、卷心竹叶各10g。

方释：黄芪、党参、石莲子、甘草益气固表；地骨皮、麦冬、黄连滋阴退热；黄芩、柴胡疏通腠理；木通、竹叶清心导赤，引热下行。

（7）脾胃不和证

主症：风团色泽淡红，或者近于肤色，形如云片，风团发作时常伴有脘腹不适或者疼痛，或者腹泻；兼有恶心呕吐，食欲不振；舌质淡红，苔薄白或少苔，脉缓或沉弱。

治法：健胃和脾，祛风止痒。

方药：枳术散加味。

处方：炒枳壳、砂仁（后下）、陈皮、荆芥、防风各6g，炒白术、制香附、乌药、广木香各10g，甘草4.5g，大枣5个，生姜3片。

方释：枳壳、陈皮、乌药、木香、香附宽中理气；砂仁、防风散风止痒；白术、大枣、生姜、甘草健脾和胃。

（8）虫积伤脾证

主症：患儿多见，风团与瘙痒发作无时，形体瘦削，面色萎黄，或者面现虫斑，或时有脐周疼痛，或有偏食和吃零食以及咬指甲等不良习惯，舌质淡红，苔薄白，脉弱或濡。

治法：健脾消积，杀虫止痒。

方药：香砂六君子汤加减。

处方：香附、砂仁（后下）、姜半夏、乌梅各6g，党参、白术、陈皮、茯苓、神曲各10g，山楂12g，使君子3g，南瓜子12g，甘草4.5g。

方释：法半夏、党参、茯苓、白术、陈皮健脾和胃；使君子、南瓜子、神曲、山楂、乌梅消积杀虫；砂仁、甘草疏风止痒。砂仁对肠胃不和所致的荨麻疹常有殊效。

（9）毒热燔营证

主症：发病突然，大片红色风团，甚则弥布全身，或融合成片，状如地图；

自觉瘙痒剧烈；伴壮热恶寒，口渴喜冷饮，或面红目赤，心烦不安，大便秘结，小便短赤；舌质红，苔黄或黄燥，脉洪数。

治法：清营凉血，解毒止痒。

方药：皮炎汤加减。

处方：生地黄、炒丹皮、赤芍、炒知母、连翘各 10g，生石膏 15g，金银花、绿豆衣各 12g，玄参、沙参、生甘草各 9g，赤小豆 30g。

方释：生地黄、丹皮、赤芍凉血活血；生石膏、知母、沙参、玄参清气凉营；连翘、金银花、绿豆衣、赤小豆、甘草清热解毒，活血褪斑。

（10）血瘀经络证

主症：风团色泽暗红或呈紫红，病变多数在腰围和表带压迫等部位，伴有面色暗晦，或口唇青紫，口干不欲饮；舌质紫暗或夹瘀点、瘀斑、苔少，脉细涩。

治法：理气活血，宣通经络。

方药：通经逐瘀汤加减。

处方：桃仁、赤芍、川芎、地龙各 6g，皂角刺、刺猬皮、荆芥、防风各 10g，当归、刺蒺藜各 12g，乌药、香附、青皮各 4.5g。

方释：桃仁、赤芍、地龙、皂角刺、刺猬皮化瘀散结，通络止痒；乌药、香附、青皮、川芎理气活血；荆芥、防风、当归活血散风，以助皂角刺、刺猬皮止痒之效。

**2. 外治法**

皮疹泛发，瘙痒剧烈时，楮桃叶、苦参、威灵仙、樟树（刨皮）、苍耳子、浮萍、路路通、香附、吴茱萸、百部等，任选 3~5 味，煎汁，外洗或外涂，日 1~2 次。灼热刺痒，酌搽百部醋，日 2~3 次。

**3. 针灸疗法**

（1）毫针法

循经取穴：风邪善犯阳经，取大椎、血海、足三里；湿邪善犯脾经取脾俞、曲池、足三里；血燥生风易犯肝经取三阴交、血海、行间。

邻近取穴：风团主要发生在头面部取丝竹空、迎香、风池；在腹部取中脘；在腰部取肺俞、肾俞；在下肢取伏兔、风市、足三里、委中。

病因取穴：风热之邪所致者取大椎、风池、百会、委中；肠胃不和所致者取大肠俞、中脘、合谷、足三里。方法：虚证施补法，实证施泻法，针刺得气后留针 10~15 分钟，1~2 日 1 刺。

经验取穴：

处方1：大椎，方法：施泻法，针刺深度1.5寸，大幅度捻转后不留针，日1次，适用于急性荨麻疹。

处方2：大肠俞；方法：施补法，针刺得气后留针30分钟，其间行针3~5次，日1次，适用于慢性荨麻疹。

方释：四组取穴有四个显著特征：一是散风止痒，如大椎、血海、风池、风市等。二是活血通络，如血海、行间、委中等。三是调和脏腑，如中脘、肾俞、肺俞、足三里等。四是疏通经络，宣通气血，如迎香、丝竹空、悬钟等。

（2）灸法

取穴：合谷、阳池、曲池、行间、足三里、血海、三阴交。

方法：鲜生姜切片贴在穴位上，每穴灸3~5壮，日1次，适用于慢性荨麻疹或寒冷性荨麻疹。

（3）针刺与刺血结合法

取穴：大椎、天井、血海（双）、悬钟（双）、曲池（双）、曲泽、委中。

方法：施平补平泻法，针刺得气后留针5分钟，出针后，点刺曲泽、委中，挤出血液少许，日1次，适用于慢性荨麻疹、胆碱能荨麻疹或寒冷性荨麻疹。

（三）病案举例

蔡某，女，28岁。2003年6月7日初诊。1周前感觉咽喉不适，继而在周身出现大小不等的风团，刺痒难忍。检查：躯干、四肢可见大小不等的风团，相互融合成片，状如地图。自觉灼热刺痒。咽弓两侧充血明显。扁桃体呈2度红肿。舌质红，苔薄黄。脉象浮数有力。证属风热袭于肺卫，血郁肤腠。治宜疏风清热，凉血解毒。方选大青银翘汤加减。药用金银花、生石膏各12g，大青叶、连翘、生地黄、玄参、麦冬、炒牛蒡子各10g，防风、荆芥、玉蝴蝶、蝉蜕、黄芩各6g。

二诊：按上方治疗3天后，风团和痒感明显控制，略有咽喉不适。上方去炒牛蒡子、荆芥、防风，加马勃3g，南北沙参各12g、北豆根6g。

1周后，患者复诊。咽喉肿痛和风团、痒感均已消失。嘱其近期内，注意外邪侵入和避免辛辣油腻之品。以防再发。

（四）临证经验

鉴于本病病因复杂，一时很难确定准确的诱发因素，不过，要尽量找出发病的诱因。包括外因六淫、内因肠胃功能、冲任失调、七情以及鱼虾海味、辛辣酒类、花粉、羽毛等，均应避免食用或接触；因药物所致者，应停止服用。有寄生虫应祛虫治疗。徐师强调，荨麻疹在诊治中必须注意三个关键的问题：

一是急性荨麻疹多为实证、热证；慢性荨麻疹多为虚证、寒证。二是随症选方，前文中十证十方，徐师临证时发现，用之多效。三是通晓某些特定药物的加入，更有利于疗效的提高。如药物、食物过敏所致者加紫苏、蝉蜕、蛇蜕、苦参、地龙、僵蚕、乌蛇等。因虫积所致者加使君子、雷丸、榧子、南瓜子、槟榔等；瘙痒剧烈加龙骨、牡蛎、百合、小麦、枣仁、柏子仁等。此外，如证实为过敏疾患所致者，徐师常加用生地黄、路路通、蝉蜕、荆芥等，皆有脱敏的作用。

## 一、肠胃型荨麻疹

### （一）疾病认识

本病多因脾胃虚弱，湿热蕴结，致使气滞或阻隔肤腠而成。病发时间多在子夜或清晨，同时伴随荨麻疹出现。每次发作，均有腹部隐痛或脘腹绞痛，或上吐下泻，在腹痛较重时，全身发生片状红色风团，腹痛缓解后，皮损也随之消失。

### （二）治疗方案

**内治法**

（1）发作期

主症：腹痛明显，风团泛发，瘙痒较重，舌红，苔薄黄，脉细数。

治法：清化湿热，散风止痒。

方药：枳术赤豆饮加减。

处方：炒枳壳、炒白术、防风各10g，赤小豆、薏苡仁各15g，蝉蜕、苦参、甘草各6g，砂仁8g（后下）。

方释：枳壳、砂仁、白术、薏苡仁理气化湿；赤小豆、苦参、防风、蝉蜕、甘草散风止痒，活血褪斑。

（2）缓解期

主症：腹痛时轻时重，风团时收时发，舌质淡红，苔少，脉濡细。

治法：益气扶脾。

方药：香砂六君丸加减。

处方：广木香、砂仁（后下）各8g，白术、黄芪、党参、茯苓各12g，防风、陈皮、法半夏、厚朴各10g。

方释：黄芪、党参、白术、茯苓益气扶脾；木香、砂仁、陈皮、法半夏、厚朴理气宽中，和胃止痛；防风散风止痒。

### （三）临证经验

肠胃型荨麻疹多与风邪、湿邪关系密切，这是由于发病之时既有时轻时重的胃肠腹痛，又有时发时收的风团相伴，这种特征表明用药一定要遵循胃病宜通宜松的基本原则，具体言之，凡芳香理气之药如广木香、砂仁、陈皮、枳壳、厚朴、藿香、大腹皮等均应列入必用之品。

## 二、寒冷性荨麻疹

### （一）疾病认识

本病的发生主要是阳气亏虚而不能卫外，风寒骤感而怫郁肌肤所致。临床特点：皮损发生以暴露区域为主，如面部、四肢等。严重时还可累及口、舌、咽等处黏膜水肿。风团呈淡红色，接触冷水或冷风吹拂，明显加重。伴有四肢冰冷，或者腹痛、关节痛等全身症状。

### （二）治疗方案

#### 1.内治法

（1）脾阳虚

主症：风团多发生于四肢，遇冷加重，遇热则减轻。舌淡红，苔少，脉濡细。

治法：益气温阳。

方药：加味四君子汤加减。

处方：党参、茯苓、白术、阿胶、路路通各10g，黄芪12g，橘皮、广木香、乌药、防风各6g，川芎、炙甘草各6g，生姜3片。

方释：阿胶养血润燥；路路通、木香、橘皮理气祛风活络；川芎、乌药活血理气；黄芪、党参、生姜、甘草、白芍益气扶脾，羌活、防风、川芎祛风止痒。

（2）肾阳虚

主症：风团多发生在冬季，缠绵难消，伴有面色㿠白，肢冷乏力，舌淡苔少，脉沉细。

治法：温肾固表。

方药：右归饮加减。

处方：制附子、熟地黄、茯神、枣皮各12g，山药、枸杞子、鹿角片各10g，肉桂6g，黄芪15g，徐长卿30g。

方释：附子、鹿角片、徐长卿、肉桂、黄芪益气温肾，散寒止痒；熟地黄、枣皮、山药、枸杞子柔肝滋肾，以防辛热伤阴。

加减法：痒重者加刺蒺藜、乌蛇、蛇蜕；冲任失调者加仙茅、仙灵脾；失眠多梦者加夜交藤、珍珠母、牡蛎；皮损顽固，遇寒尤重，加蛤蚧、紫河车、鸡血藤。

### （三）病案举例

某女，36 岁。风疹块反复发作约 2 年有余，在此时期经过多法治疗，效果不明显。四肢暴露部位可见大片风团，如果冷风吹拂或冷水浸泡，手背皮肤红肿明显加重。脉象濡细，舌质淡红，苔薄白，证属脾虚卫弱，治宜甘温健脾，益气固表，方选加味四君子汤。

处方：党参、茯苓、白术、阿胶、路路通各 10g，黄芪 12g，橘皮、广木香、乌药、防风各 6g，益母草 15g。1 日 1 剂。

3 剂后，风团和痒感显著减轻，再步原方调治 3 剂以巩固之，随访 3 个月，未见复发。

### （四）临证经验

结合本案辨证而论，遇寒则发或明显加重的特征，通常是责于卫外不固。若运用益气固表无效时，则应从阳虚入手，特别是脾肾阳虚，更是其辨证的核心。诚如《脾胃论》所说："元气之充足，皆由脾胃之气无所伤，而后能滋养元气。若胃气之本弱，饮食自倍，则脾胃之气既伤，而元气亦不能充，而诸病之所生也。"这段论述表明脾胃虚弱，加之不注意饮食，还有情绪过度的喜、怒、忧、恐、思均可损伤脾胃，使之元气不充，卫外预防功能减弱。本病风团的发生多在头面四肢，伴有少气懒言等说明元气不充，卫外减弱，容易招致外邪的侵袭。因此，以甘温益气的四君子汤为主，加黄芪、防风益气固表，阿胶补血养血以辅之，佐以橘皮、木香、乌药理气悦脾，使芪、胶补而不滞，内托外散，另加益母草，意在"治风先治血，血行风自灭"。

总之，在甘温益气的同时，佐以养荣，使之卫强御外，荣足以守中，外邪从何而犯呢！由此可见，注重甘温益气，调理脾胃，确是治疗寒冷性荨麻疹的又一法则。

## 三、人工性荨麻疹

### （一）疾病认识

本病又称皮肤划痕症。通常是久治难愈。发生在腰带、手表等受压区域。硬物刺激后则会形成明显的划痕高出皮肤表面。自觉灼热刺痒，持续一段时间，然后缓慢消退。根据上述临床经过，徐师认为主要与血分有关。划痕试验明显多为血热，划痕试验有暗红损害，风团消退缓慢，多为血瘀，病程初期夹有风热，病程日久兼有阳虚。总之，体虚腠疏，初为风邪外客，怫郁肌肤，久则邪入络脉居多。

## （二）治疗方案

### 1.内治法

（1）血热证

主症：搔抓后随手出现条状风团，灼热刺痒，伴有口舌糜烂或月经1个月两潮，脉细数，舌红苔少。

治法：凉血消风。

方药：凉血消风散加减。

处方：生地黄、生石膏各30g，当归、刺蒺藜、紫草、赤芍、玄参、知母各10g，荆芥、蝉蜕、桃仁、红花、甘草各6g。

方释：生地黄、生石膏、知母、玄参、赤芍、紫草清气凉血；刺蒺藜、蝉蜕、荆芥疏风止痒；桃仁、红花、当归、甘草既化瘀褪斑，又助刺蒺藜等的止痒之力。

（2）风热证

主症：瘙痒明显，风团呈散在性，抓后损害呈隆起条索状，夜间受热更甚。舌红苔薄黄，脉细数。

治法：疏风清热。

方药：乌蛇祛风汤加减。

处方：乌蛇、荆芥、防风、羌活、连翘各10g，蝉蜕、苦参、黄芩、黄连各6g，甘草3g。

方释：乌蛇、荆芥、防风、羌活、蝉蜕、苦参搜风散邪，消风止痒；连翘、黄芩、黄连、甘草苦寒泻火，解毒清热。

（3）血瘀证

主症：病程较长，搔抓或碰触立即出现红色隆起状风团，夜间更重，舌质暗红，脉细涩。

治法：活血祛风。

方药：桃红四物汤加减。

处方：归尾、赤芍、桃仁、红花、荆芥、防风、金银花各10g，丹皮、蝉蜕、五味子、茜草各6g。

方释：归尾、赤芍、桃仁、红花、茜草、丹皮活血化瘀、凉血褪斑；荆芥、防风、蝉蜕散风止痒；金银花、五味子既解毒清热，又收敛玄府。

加减法：偏于风寒加制草乌、桂枝；偏风燥加何首乌、枸杞子；偏湿重加厚朴；偏血虚加黄芪、阿胶；偏于血瘀加益母草、乳香；偏气虚加黄芪、党参、蛤蚧；偏脾虚加白术、茯苓；痒甚者加徐长卿、钩藤、夜交藤；冲任不调加仙茅、仙灵脾；寒热错杂加制附子、干姜、黄芩、柴胡。

### （三）病案举例

黄某某，男性，42岁，2004年4月7日初诊。患者患荨麻疹达5年之久。只要皮肤上受到挤压则起风团，刺痒难忍。检查：在背部划痕试验呈强阳性，继而自觉灼热刺痒，风团为暗红色，持续15分钟后才缓慢消退。舌质暗红，苔薄，脉细涩。证属血瘀孙络。治宜益气活血，通络止痒。方选桃红四物汤加减。药用：桃仁、赤芍、归尾、丹参各10g，红花、乳香、地龙各6g，徐长卿、益母草各15g，蝉蜕、荆芥炭各3g，路路通12g。

二诊：1周后复诊，划痕出现的时间略有延长，但仍然感觉灼热刺痒。上方加茜草、紫草、旱莲草各10g。

三诊：5天后复诊，灼热感觉明显减轻，划痕时间也有延长。仅有轻微痒感。改用益气扶脾，佐以活血通络。方选玉屏风散加味。药用：黄芪、白术、白芍、山药、炒扁豆、赤小豆各12g，防风、红花、凌霄花、地龙、砂仁各6g，路路通10g。

按上方加减调治2个月左右，上述症状明显见好。嘱患者常服人参健脾丸以巩固之。

### （四）临证经验

荨麻疹病因复杂，治疗方法众多，通常而论，急性期或初期阶段治宜祛邪为主，慢性期或者反复发作，治宜扶正为主。具体应用时有两个方面需要重视：一是血分药的应用，如三七、泽兰活血，生地黄、丹皮凉血，熟大黄、乳香化瘀。这是本着治风先治血，血行风自灭之理。二是虫类药物的运用：如乌蛇、全虫、蝉蜕、僵蚕、刺猬皮等，这类药物对于顽固难愈的荨麻疹用之得当，效果甚好。本病常是内外因交错，虚实互结。其治疗往往是虚实同行，寒热并用，不可拘于一法一方。病程日久者，除常规治疗外，更应重视治肾治络。

## 四、血管性水肿

### （一）疾病认识

本病原称血管神经性水肿，其他的还有遗传性血管性水肿、获得性血管性水肿和巨型荨麻疹。该病的产生主要由食鱼虾海鲜、辛辣炙煿之味，以及某些药物，致使脾肺燥热，兼之风热化燥，侵袭疏松的肤腠，导致肿胀充实而色红。

因此，病变的部位好发于口唇、眼睑及耳垂等疏松组织区域，严重时还可波及外阴及喉头。皮损特点是局限性水肿为主，边界不清，压之无凹陷，表面紧张发亮，色浅白或淡红。伴有局部肿胀刺痒，若发生在咽喉，还可有胸闷、呼吸困难，甚至引起窒息。

## （二）治疗方案

### 1. 内治法

（1）脾肺气虚，风寒相搏证

主症：口唇、眼睑、耳垂等处，突然肿起，局部皮肤紧张发亮，肤色或浅白色，压之无凹陷，色不变，往往持续数日不消退。伴微恶风寒，无汗，少气乏力，饮食欠佳，舌质淡、苔薄白，脉濡细或缓。

治法：补肺益脾，疏风散寒。

方药：补中益气汤、补肺汤合裁。

处方：黄芪、党参、熟地黄、炒白术、当归各10g，升麻、柴胡、五味子、生甘草、陈皮、蝉蜕各6g。

方释：黄芪、党参、白术、升麻升阳益气，甘温扶脾；当归、熟地黄养血柔肝；柴胡、蝉蜕、陈皮疏肝止痒；五味子、甘草补益肺气。

（2）脾肺燥热，风热壅滞证

主症：发病部位以口唇、眼睑为主，甚则累及整个颜面，肿起如云片，边界不清，色浅红，压之无凹陷而色变浅，皮肤焮热，发病急促，消退较快。伴口干渴饮，身热，溲黄。舌质红，苔薄黄，脉数或滑数。

治法：清润脾肺，消散风热。

方药：四物消风散加减。

处方：当归、炒白芍、生地黄各10g，荆芥、柴胡、蝉蜕、黄芩各6g，浮萍、生石膏各12g，白茅根30g。

方释：当归、白芍、生地黄养血润燥；蝉蜕、浮萍、柴胡、荆芥散风止痒；黄芩、生石膏、白茅根清气退热，滋阴润燥。

### 2. 外治法

局部肿胀：选用徐长卿15g，黄芩、柴胡各10g，水煎取汁。

连续间断开放外敷。对于消肿和止痒有一定的帮助。

### （三）病案举例

徐某，男，11岁，1967年3月7日初诊。家长代述：该孩一向喜在院内潮湿地上玩耍、坐卧。于3天前，阴茎感觉又痒又痛，逐渐肿起。就诊时发现阴茎包皮肿胀，皮薄光亮，状如蚯蚓弯曲；自觉尿时刺痛，局部痛痒交作。脉象濡数，舌质红，苔薄黄。证属风湿热邪，客聚肌肤而成。治宜清热、疏风、理湿。方选四物消风散加减。药用当归、炒白芍、生地黄各6g，蝉蜕3g，薄荷2.4g（后下），金银花、菊花、冬瓜皮、白鲜皮、炒车前子、马鞭草、甘草梢各10g，连皮苓12g，防风、苍术各6g。局部用徐长卿12g，黄芩、柴胡各10g，水煎取汁湿敷，每日2~3次。

服方2剂后，肿渐消，痒渐止，再服原方2剂，小便畅快，肿消除而愈。前后共历7天。

### （四）临证经验

本病的发生多与风邪或脾湿有关，其治法既要疏风消肿，又要扶脾化湿，两者兼顾其效甚好。疏风消肿的中药主要有浮萍、防风、荆芥、苍耳子、蝉蜕、杭菊花、桑叶；扶脾化湿的中药有茯苓皮、冬瓜皮、赤小豆、白茅根、泽泻、白术、车前子等。若发生在喉头水肿等危急症状时，立即选用0.1%肾上腺素0.3~0.5ml皮下或肌内注射。否则会危及生命。

## 五、丘疹性荨麻疹

### （一）疾病认识

本病多为昆虫叮咬所致，常见的有蚊、蚤、螨、臭虫等。同一家族中，多人同时发病。上述毒虫叮咬后，其毒汁流窜于肤腠之间，致使皮肤呈花生米大小的椭圆形红色浸润性风团，中央有丘疱疹或水疱，皮疹的多少不等，呈散在性分布，部分搔破则会毒染化脓或结痂。自觉瘙痒。分析病因和皮损分布，中医学认为多由禀性不耐，或进食鱼虾之类动风之物，致使脾胃运化失调，湿热郁阻肌肤而发病。

### （二）治疗方案

#### 1.内治法

（1）风热搏结证

主症：红色浸润性风团，大小不等，中心少有丘疱或水疱，散在分布在上半身，往往成批出现，此起彼伏，自觉瘙痒，舌质红苔薄，脉数。

治法：疏风清热止痒。

方药：银翘散加减。

处方：金银花、连翘各 10g，蝉蜕、炒牛蒡子各 4.5g，荆芥、防风各 6g，黄芩、丹皮各 3g。

方释：金银花、连翘、丹皮清热解毒，凉血退斑；蝉蜕、炒牛蒡子、荆芥、防风疏风止痒，散邪消肿。

（2）湿热郁结证

主症：红色浸润性风团，中央常有水疱，抓破渗水，或见大疱、血疱，破溃表面湿烂，多散布于下身，自觉瘙痒，舌质红，苔红腻，脉滑数。

治法：清热祛湿，疏风止痒。

方药：枳术赤豆汤加减。

处方：炒白术、炒枳壳、蝉蜕、赤芍、防风各 6g，茯苓皮、赤小豆各 12g，荆芥 3g，砂仁 4.5g（后下），益母草 10g。

方释：枳壳、茯苓皮、赤小豆、砂仁化湿消肿，防风、荆芥、蝉蜕、益母草、赤芍消风止痒，活血褪斑。

加减法：痒感剧烈加白蒺藜、白鲜皮、苍耳子、地肤子；大疱或血疱加丹皮、紫草、木通、车前子、红花、茯苓皮；皮疹糜烂流水加生地榆、马齿苋、赤石脂；因肠胃寄生虫而诱发加苦楝子、使君子；毒染化脓加紫花地丁、蒲公英、败酱草、绿豆衣、金银花；因食鱼虾或饮食不当加苏叶、焦三仙、胡黄连。

**2. 外治法**

皮疹以丘疹、丘疱疹为主时，选用百部醋外搽，每日 2 次。若疱破糜烂，可用马齿苋、生地黄榆等份，水煎取汁湿敷，每次 15~30 分钟。日 2 次。皮疹毒染化脓，可用地虎散、植物油调成糊状，外涂患处，日 1~2 次。

（三）病案举例

李某，男，3 岁。2001 年 8 月 3 日初诊。10 天前，在双下肢和腰骶处发现花生米大小的红色风团，痒重，搔破合并感染，结有脓痂。脉濡数，舌质微红，苔薄白。证属脾蕴湿热，复受风邪所致。治宜扶脾化湿，散风止痒。方选枳术赤豆饮加减。药用炒枳壳、砂仁、荆芥各 6g，赤小豆、益母草、防风、赤芍各 10g，白术、金银花、绿豆衣各 12g，水煎服，1 日 1 剂，分 5~6 次内服。外用地虎散油调涂，1 日 1~2 次。

二诊：3 天后，风团见退，感染明显控制，仅有轻微痒感。原方加苍耳子 1.5g，又进 5 剂，诸羔俱平。

（四）临证经验

本病多发生在少儿的腰、臀及下肢部位，治疗当以化湿凉血，散风止痒。徐老常用验方枳术赤豆饮加减治之，效果甚好，若应搔抓而毒染化脓时，当用地虎散植、物油外涂，有效。

## 六、胆碱能性荨麻疹

### （一）疾病认识

胆碱能性荨麻疹又名小丘疹状荨麻疹，多见于青年人，风团发生的部位，主要集中在躯干和面部，不累及掌跖，其特征是点状风团或丘疹，周围绕以红斑，分散而不融合，自觉剧痒。持续30分钟~2小时消退。不过，当运动、饮酒、情绪紧张、热水浴等则可诱发。本病有三大特征：一是病位在躯干和面部；二是阳热偏亢时骤发；三是通常反复发作。

### （二）治疗方案

**内治法**

徐老将其病因、病理归纳入中医"气"的范围。《素问·举痛论》说："余知百病生于气也。怒则气上，喜则气缓，悲则气消，恐则气下，寒则气收，热则气泄，惊则气乱，劳则气耗，思则气结。"说明生活不慎，情绪失调，容易导致疾病的发生。认为"寒则气收，热则气泄"。八字箴言，是本病辨证论治的主要依据。为此，拟用丹栀逍遥散加减。

处方：柴胡、连翘、炒丹皮、川芎、当归、焦山栀、黄芩各6g，生地黄、炒白芍、茯苓、炒白术各10g。

方释：柴胡、黄芩疏宣表里；生地黄、丹皮、山栀、连翘清心凉血；茯苓、白术扶脾固本；当归、白芍补血益肝；川芎调气。

加减法：若遇热加重时，加生石膏、地骨皮、白鲜皮；若饮酒后皮损加重，加枳椇子、葛花、白茅根；若运动时痒感较重，加赤小豆、蚕沙、青蒿、莲子心；情绪紧张加百合、柏子仁、夜交藤、合欢皮。

### （三）病案举例

王某某，男性，28岁，2010年11月8日初诊。据述某院诊断为胆碱能性荨麻疹，持续半年有余，未愈。检查：在躯干可见黄豆大小的丘疹、风团；互不融合，痒感较重，若遇上考试或其他精神压力时则风团和痒感更为明显，舌质红，苔少，脉弦数。证属肝热扰肤。治宜清肝息风。方用丹栀逍遥散加减。

药用柴胡、黄芩、益母草、炒白芍、生地黄各10g，炒白术、茯神各12g，焦山栀、炒丹皮、连翘根、地骨皮各6g，珍珠母30g。

二诊：1周后复诊，痒感有所减轻，但皮损随着情绪的波动而有所加重。步上方加百合、柏子仁各10g，五味子、远志各6g。半月后来院告之，风团和痒感均有显著减轻。嘱其上方再服2周，以巩固之。

### （四）临证经验

本病在治疗的过程中，要注意3个要点：一是患者以青壮年居多，说明体质偏于阳亢，故其病位定在肝热；二是用药需要照顾3个方面，凉肝、清热、宁心；三是治疗需要守方守法，通常在1~2个月内可以收到效果。

# 第三节　湿疹

湿疹通常按病程、皮损、病因、部位四个方面分类：按病程分为急性湿疹、亚急性湿疹、慢性湿疹；按皮损性质分为红斑性湿疹、丘疹性湿疹、水疱性湿疹、脓疱性湿疹、糜烂渗出性湿疹、结痂脱屑性湿疹；按病因性质分为寻常性（真性）湿疹、细菌性湿疹（传染性湿疹样皮炎）真菌性湿疹（真菌疹）、反射性湿疹（自家过敏性皮炎，部分著作记载有痒疹性湿疹、神经性湿疹、焦虑性湿疹皆属此列）、脂溢性湿疹（脂溢性皮炎）、汗疱性湿疹、营养性湿疹、职业性湿疹、婴儿湿疹、特应性皮炎（异位性湿疹、素质性湿疹、异位性皮炎、遗传性过敏性皮炎）；按发病部位分为头部湿疹、面部湿疹、乳房湿疹、阴部湿疹、肛周湿、屈侧湿疹、手足湿疹、间擦部湿疹；此外，还有按年龄而分，如成人湿疹、婴儿湿疹等。

中医学对湿疹曾有过丰富的论述，其发病的原因主要有3个方面：①六淫外邪客于肤表，特别是风、湿、热，一般而论，风淫偏盛，多为皮损泛发，痒感明显；湿淫居多，病位多在下部，缠绵难愈；热淫炽盛，常为皮肤红肿，以致毒染。②心脾肾三脏失调，致使体液代谢失常，湿热诸邪外扑于肤腠，心火偏亢，则焮红痒重；脾湿偏重，则浸渍糜烂；肾虚多为病程日久，但其又当分肾阴虚与肾阳虚。③辛辣厚味，造成阴液亏损，或者湿热蕴结。

## 一、成人湿疹

### （一）疾病认识

成人湿疹按该病的临床经过，通常分为急性期、慢性期和介于两者之间的亚急性期。急性湿疹皮损常有多形性的特征并同时见到：红斑、丘疹、丘疱疹、小水疱，有时常以某一皮疹为主。水疱可自行破溃，形成小点状的糜烂、渗液，干燥形成点状、透明、橘黄的结痂。反复发作，范围逐渐扩大，因搔抓形成糜烂，滋水淋漓、浸淫成片，病情由轻到重。继发感染者，水疱成为脓疱，疱液混浊，结黄色脓性痂片，引起附近淋巴结肿痛。

## （二）治疗方案

### 1. 内治法

依据皮损演变的过程，结合分期的要求，分 4 个证型施治。

（1）湿热证

主症：皮损潮红、水疱、糜烂、流滋、边界弥漫，剧烈瘙痒，伴胸闷纳呆，大便干结，小溲黄赤，苔薄黄腻，脉象滑数，多是急性湿疹的表现。

治法：清热利湿。

方药：萆薢渗湿汤合二妙丸加减。

处方：金银花、连翘、丹皮各 10g，苦参、苍术、黄柏各 6g，萆薢、茯苓皮、茵陈各 15g，大黄、生甘草各 3g。

方释：金银花、连翘、丹皮清热解毒；萆薢、茯苓皮、苍术、黄柏、茵陈清热利湿；苦参散风止痒；大黄、甘草化瘀通络。

（2）血热证

主症：皮损有红斑、丘疹、抓痕、血痂。瘙痒剧烈，脱屑不多，常伴有口干，舌红，脉象细数。

治法：凉血，清热，利湿。

方药：凉血四物汤加减。

处方：鲜生地黄、赤芍、丹皮、海桐皮各 12g，黄连、生山栀各 6g，白鲜皮、地肤子各 15g，豨莶草、苦参、生甘草各 4.5g。

方释：生地黄、丹皮、赤芍凉血褪斑；黄连、山栀清心泻火；白鲜皮、地肤子、豨莶草、苦参凉血解毒，散风止痒；海桐皮、甘草疏通经络，以助白鲜皮等止痒之力。

（3）湿阻证

主症：皮损色暗，淡红或不红，水疱不多，但滋水浸淫，常伴有胃纳不香，饮食减少，面色萎黄，便溏溲少，类似亚急性期湿疹表现，苔白腻，脉濡滑。

治法：健脾除湿。

方药：除湿胃苓汤加减。

处方：苍术、白术、猪苓、茯苓、怀山药、陈皮各10g，生薏苡仁30g，车前草、泽泻、徐长卿、茵陈各12g。

方释：苍术、白术、山药、薏苡仁健脾除湿；猪苓、泽泻、茯苓清热利湿；徐长卿、陈皮、茵陈散风止痒。

（4）血燥证

主症：湿疹反复发作，病程缠绵，数年不愈，皮损肥厚状如苔藓，粗糙脱屑，常有人体消瘦，苔薄舌淡，脉濡细。

治法：养血祛风，清热化湿。

方药：大胡麻丸加减。

处方：生地黄、当归、白芍、胡麻各10g，白鲜皮、地肤子各10g，萆薢、茯苓皮、蛇床子、生甘草各6g。

方释：生地黄、当归、白芍、胡麻、甘草养血润燥；白鲜皮、地肤子、蛇床子除湿解毒止痒；萆薢、茯苓皮清热利湿。

加减法：发于上部或弥漫全身者，加桑叶、菊花、苍耳子、蝉蜕；发于中部或肝经所分布者加川牛膝、车前子；发于头面加川芎、白芷、羌活；发于乳房、脐窝加茵陈、车前子；发于上肢加姜黄、桑枝；发于下肢加川牛膝、木瓜、槟榔；发于小腿而青筋暴露，肤色乌黑加泽兰、桃仁、忍冬藤；瘙痒较甚加徐长卿、白鲜皮、地肤子；瘙痒影响睡眠加夜交藤、酸枣仁、生龙牡；皮损焮红灼热者加生地黄、赤芍、丹皮；渗液较多加冬瓜皮、白茅根；剧痒加羌活、乌蛇、蝉蜕；合并哮喘加五味子、款冬花、炒枳壳、山萸肉；合并过敏性鼻炎加辛夷花、蔓荆子、白芷；皮疹肥厚苔藓样变加赤石脂、丹参、鸡血藤、夜交藤；腰脊酸软加炙狗脊、仙灵脾、菟丝子；口渴咽干加玄参、麦冬、石斛；皮损粗糙加丹参、鸡血藤、干地龙或乌梢蛇3g（研粉分2次吞服）；伴急性发作潮红灼热加地骨皮、赤芍、丹参、紫草；胃纳不香者加藿香、佩兰；胸闷不适者加厚朴、枳壳；大便溏薄者加金银花炭、黄芩炭；剧痒滋水过多者加滑石、苦参。

**2. 外治法**

（1）急性湿疹　糜烂流滋较多者用10%黄柏溶液或蒲公英60g、野菊花15g煎汤待冷后湿敷。红斑、丘疹、水疱，流滋不多者，用三黄洗剂外搽，1日5~6次；或用青黛散干扑，日用4~5次。糜烂、脓疱、结痂时，用黄连油或青黛散麻油调搽，1日3次。

（2）亚急性湿疹　一般用三黄洗剂或青黛散麻油调搽均可，1日3次。

（3）慢性湿疹　青黛膏外涂，伴有小腿青筋暴露者，另加用缠缚疗法。20%猫眼草膏（《医学探骊集》）合 80% 青黛膏调匀外搽，每日 2 次。

### （三）病案举例

徐某某，男，40 岁，1980 年 3 月 26 日就诊。诉半年前，手背初起丘疹、瘙痒，皮损继而渐向全身泛发。曾在院外内服过扑尔敏、维生素 C、泼尼松等治疗，病情略有控制。近 1 个月来，在原病灶区域，相继出现红斑、丘疹、丘疱疹等皮损，日渐加重。检查：在手背、躯干均可见大小不等的红斑、丘疹、丘疱疹、水疱，部分皮损出现渗出、糜烂，脉象濡数，舌胖微红，苔薄黄，证属脾失健运，湿蕴肤腠，治宜健脾化湿法，方选除湿胃苓汤加减。药用：苍术、白术、炒枳壳、蝉蜕、苦参、荆芥各 6g，防风、陈皮、泽泻各 9g，茯苓皮、生薏苡仁各 15g。水煎服，一日 1 剂；外用地虎糊，一日 2~3 次。

7 天后渗出糜烂见好很多，斑丘疹亦消退一些，但其皮肤干燥，痒感仍重，夜间更是难以入睡。此乃郁热伤阴耗液，肤失濡养。守上方去苍白术、炒枳壳、荆芥、防风、泽泻，加制何首乌、干地黄、钩藤各 12g，炒白芍、玄参各 9g。又治疗 20 余剂，获得近期治愈的效果。

### （四）临证经验

急性湿疹多为邪正相争阶段，内服药物宜用苦寒泻火、利湿止痒之剂；亚急性湿疹为正邪交织阶段，治宜清热泻火、扶脾化湿，或佐以散风止痒，或佐以滋阴除湿，或佐以活血止痒，其剂量的组成各持一半治之；慢性湿疹处于邪衰正虚阶段，治宜扶脾化湿或滋阴除湿为主，佐以散风止痒或息风止痒。

具体用药归纳如下：热重者加龙胆草、黄芩、山栀、连翘；湿重者加黄柏、苍术、泽泻、茵陈、车前子、茯苓；血热者加生地黄、槐花；风邪偏胜者加苦参、蝉蜕、防风；脾虚者加白术、砂仁、薏苡仁、炒扁豆、鸡内金、神曲；阴虚血瘀者加丹参、红花、制何首乌、鸡血藤。

外治法当本着两条原则：一是药物剂量由低浓度至高浓度，特别是婴儿、妇人以及在皮肤薄嫩处所，更应如此。二是选择适当的剂型至关重要，若渗出糜烂时期，应湿敷为主，若肥厚或苔藓样变，当用糊膏为主。此外，在治疗的过程中还应当嘱咐患者注意以下事项：禁用热水烫洗，不宜用肥皂、洗衣粉等洗涤；忌食鱼虾、海鲜、辛辣、酒类等食品；尽量避免搔抓，以防手指不洁，继发感染。本病易反复发作，皮损消退后不留瘢痕。

## 二、特应性皮炎

### （一）疾病认识

特应性皮炎（AD）是一种世界性常见皮肤病，其发病率呈上升趋势。其发病原因主要有三：一是气候因素；二是环境因素；三是其他，包括室内外污染、饮食以及胎儿出生早期感染等。徐老在临床中对特应性皮炎的诊疗十分重视全方位的考察。

AD有3个经典阶段：婴儿期，1个月至2周岁；儿童期，3~10岁；成人期，12~23岁。半数以上的AD患者，在婴儿期（常在出生后2~3个月以后）约90%的患者在5岁前发病，对此，医生和家长均希望应用安全、高效的方法治疗，其对策有三：一是哺乳母亲服药4/5，婴儿只服1/5，希望通过吮吸乳汁达到治疗的目的；二是口服天然牛黄每日0.2g，分2次直接送下；三是取羚羊角粉1g加水少许，隔水蒸30分钟，取羚羊角汁服之。不过，大概有10%移行至成人期，年长患者较少见。

婴儿期：亦称婴儿湿疹，皮损多发生在躯干、额及头皮，个别可发展至躯干、四肢；渗出型者以肥胖有渗出性体质的婴儿为多，皮疹有红斑，密集针尖大丘疹、丘疱疹、水疱和渗出，渗出干燥则形成黄色厚薄不一的痂皮，常因瘙痒、搔抓和摩擦而致痂脱而显露鲜红糜烂面；干燥型者常见于瘦弱的婴儿，淡红或暗红斑片，密集小丘疹而无水疱，干燥无明显渗出，表面附有灰白色糠秕状鳞屑，病程迁延则呈现轻度浸润肥厚、皲裂、抓痕或结血痂。

儿童期：皮疹有两种形态。湿疹型：与亚急性与慢性湿疹皮疹极似；痒疹型：在四肢伸侧和背部可见丘疹小而硬，搔破后则结血痂与色素沉着等。

成人期：主要在肘、膝窝、颈前及侧部，限局性干燥损害，浸润肥厚，苔藓样变，遗留色素沉着。过冷、过热，出汗，情绪变化，毛织品等接触皆可激发瘙痒。

### （二）治疗方案

#### 1.内治法

鉴于上述临床经过与特征，其内治分3个不同的阶段进行。

##### （1）胎热证

主症：婴儿期为主，皮疹常在两颊发生红斑，密集针尖大丘疹、丘疱疹、水疱和渗出，渗液干涸则结橘黄色痂皮，痂剥又显露出潮红的糜烂面，舌质红苔少，指纹紫色。

治法：清心导赤，护阴止痒。

方药：清热四心汤加减。

处方：连翘心、山栀心、灯心、竹叶各 3g，莲子心、玄参、生地黄、赤茯苓各 6g，山药 10g，车前子（包）、沙参各 12g。

方释：连翘心、莲子心、山栀心、灯心清心解毒，玄参、生地黄、沙参滋阴护液；山药、赤茯苓、车前、竹叶化湿清热，解毒导赤。

（2）湿热证

主症：儿童期为主，皮疹以针头大丘疹、丘疱疹和水疱为多见，部分融合成片，轻度浸润，并多集中在肘窝、腘窝等区域，自觉痒重，搔破渗血或渗液，舌质红，苔薄黄，脉濡数。

治法：清热祛湿，扶正止痒。

方药：除湿胃苓汤加减。

处方：茯苓皮、炒黄柏、陈皮、苦参各 10g，猪苓、地肤子、白鲜皮、生黄芪各 12g，生薏苡仁、赤小豆各 15g，苍耳子、蝉蜕各 6g。

方释：陈皮、苦参、赤小豆、茯苓皮、猪苓燥湿清热，薏苡仁、黄芪益气扶脾；地肤子、白鲜皮、苍耳子、蝉蜕既除湿解毒，又散风止痒。

（3）血燥证

主症：成人期为主，皮疹主要发生在肘、膝、颈等处，肥厚而呈苔藓样变，境界不明显，搔抓或摩擦刺激后有少量渗出或血痂，干燥，甚则干裂不适，夜间痒重，舌质淡红，苔少脉细数。

治法：滋阴除湿，润燥止痒。

方药：滋阴除湿汤加减。

处方：当归、炒白芍、柴胡、黄芩各 6g，熟地黄、地骨皮、益母草各 15g，炒知母、泽泻、防风、制何首乌、甘草各 10g。

方释：当归、白芍、熟地黄、何首乌养血润燥；知母、地骨皮、黄芩、柴胡清解肤腠郁热；泽泻淡渗利湿；益母草、防风活血散风止痒。

加减法：合并过敏性鼻炎，若鼻痒者加茜草、紫草、旱莲草、防风、藁本；若鼻塞加鱼脑石、细辛、川芎、红花、益母草。偏风寒者加苏叶、白芷、蔓荆子；偏风热者加薄荷、苍耳子、柳芽；鼻浊涕者加藿香、佩兰；涕清者加诃子、五味子、黄芪、白术；喷嚏者加防风、羌活、鱼腥草、旱莲草、黄芩、绿豆衣。合并呼吸道变态反应特别是哮喘发作时，这是痰浊阻隔气道，对策有二。一是祛痰，风寒者用小青龙汤；寒包火者用千金定喘汤（麻黄、杏仁、桑白皮、甘草、款冬花、白果、苏子、黄芩、半夏）；二是杜绝生痰之源，主方苓桂术甘汤。渗出较多加冬瓜皮、白茅根、赤小豆、茯苓皮、薏苡仁；毒染化脓加蒲公英、金银花、紫花地丁、大青叶；小便短黄加山栀、竹叶、滑石；剧烈瘙痒加乌蛇、蝉蜕、白鲜皮、地肤子；皮损肥厚，状如苔藓加赤石脂、丹参、鸡血藤；纳谷不香加神曲、鸡内金、谷麦芽；皮肤干燥呈泛发倾向，徐老根据"肺主皮毛"与"肾为水脏"的概念采用金水同治的原则，拟用肉苁蓉、巴戟天、淫羊藿、锁阳等。不过要特别提醒巴戟天、淫羊藿、锁阳要经过生地黄浸泡，焙干用，至为重要，否则有阳旺阴亏之虑。在婴儿和儿童期常会出现旦尼—莫根线（Dennle-Morgan），此证中医称之"烂弦风眼"，用青葙子、炒薏苡仁、杭菊花、焦山栀、梓白皮、生地黄、连翘、赤茯苓、羚羊角粉等。若出现口角炎建议用泻黄散加竹叶、升麻、山药、黄芪等。若在面颊出现类似单纯糠疹建议用四君子汤等。

### 2. 外治法

婴儿期用青黛散、祛湿散、湿疹散、龟甲散等，任选一种，植物油调成糊状，外涂；儿童期用黑油膏、鹅黄膏、五石膏等，任选一种，外涂；成人期若有少量渗出时选用琥珀二乌糊膏，外涂；若干燥乃至皲裂时选用润肌膏加湿疹散调搽；若痒感颇重而无渗出则用布帛搽剂，日1~2次。

### （三）病案举例

田某某，男性，2岁。1981年3月10日初诊。由母代述：患儿4个月时，眉间、面颊和肩胛等处发现红斑、丘疹、丘疱疹，部分皮损有少量渗出或糠秕状鳞屑脱落，其父患有过敏性鼻炎。证属心火偏炽，脾虚湿留。治宜清心导赤，健脾化湿。方用清热四心汤加减。药用：莲子心、山栀心、连翘心、竹叶、灯心各3g，玄参、茯苓皮、冬瓜皮、车前子及草各9g，赤小豆12g，水煎服，1日1剂。外用地虎膏1日1~3次。

3天后面颊损害有明显的好转。大部分红斑丘疹见退，唯有轻微的痒感。守上方去车前子、草，加生龙牡各12g，又治疗11天而愈。

### （四）临证经验

临床按婴儿、少年和成人3个时期治疗：婴儿期重在清解胎毒，治在心；少年期重在清利湿热，治在脾；成人期重在柔肝息风，治在肝肾。这里要特别提醒在用药上，要注意婴幼儿发育不全，气血未充，脾胃易虚易实，故选药切忌大苦大寒之品，以虚其虚，以实其实。另一方面，婴幼儿为纯阳之体，选药时也不可大热大补。瘙痒是本病最重要和最痛苦的自觉症状，因此不论在何期，均应酌加息风止痒和安神止痒之品。对于纯粹的散风止痒药应持慎重态度。在内治法的同时，加用外治法，有利于病情的控制和皮损的恢复。

此外，还应当嘱咐患者一是尽量避免外来刺激，包括衣着宽松，忌热水烫洗或搔抓。室温适宜，不可过热。二是避免过度紧张劳累，保持精神愉快。

## 三、头面部湿疹

### （一）治疗方案

#### 1. 内治法

头面部湿疹包括头皮脂溢性湿疹，头面连及颈项等处，可见红斑、丘疱，破皮滋水外溢，时结橘黄厚痂，自觉痒重，心烦口苦，小便短黄，舌质红，苔黄微腻。治宜清化湿热，疏风止痒。方用泻黄散加减。

处方：藿香、生石膏、生地黄、茵陈各 15g，防风、荆芥、焦山栀、黄芩、赤茯苓各 10g，蝉蜕、灯心、竹叶各 4.5g，白茅根 30g。

方释：藿香、茵陈、黄芩清热化湿，生石膏、山栀、灯心、竹叶清气退热，荆芥、防风散风止痒，白茅根、赤茯苓凉血退斑。

#### 2. 外治法

渗出和毒染阶段：选用山豆根水洗方，水煎取汁，外洗或湿敷，每日 1 次。红斑、血疱疹和毒染阶段：祛湿散、湿疹散，选一种，植物油调成糊状外涂。

### （二）病案举例

王某某，女性，21 岁，1986 年 4 月 8 日初诊。1 个月前自觉头部发痒，难以控制，常用热水烫洗，致使头皮渗出较多，某院诊断为脂溢性湿疹，曾用西药治疗，略有减轻。就诊时，头发油腻，相互粘连，分开头发检查，可见头皮略有肿胀，轻微渗出，部分结有橘黄色的痂皮。闻之略有腥臭气味，痒感较重。伴有食欲不振，心烦口苦，大便干结等。脉象濡数，舌质红苔薄黄。证属湿热内蕴，循经上壅。治宜清热化湿，佐以疏风止痒。方用泻黄散加减。药用藿香、佩兰各 10g，生石膏 30g（先煎），黄芩、防风、山栀、连翘各 6g，杭菊花、茵陈、白茅根、芦根各 12g，生地黄、赤茯苓各 15g，蝉蜕、竹叶、灯心各 4.5g。外用路路通方水煎取汁湿敷，一日 2~3 次。

二诊：1 周后，渗出和痒感明显减少，腥臭气味也有减轻，但仍然感觉大便欠畅。步上方去杭菊花、赤茯苓，加炒枳壳 10g、熟大黄 8g。外用黄连油外涂，1

日2次。

5天后，大便畅通，食欲增进，头部损害均在改善之中。按上方熟大黄减至6g，治疗2周痊愈。

## （三）临证经验

内服方药，当辨别湿热与风邪的孰轻孰重，湿热偏重则渗出较多，脂液腥臭，并结黄痂，法当除湿清热；风邪偏重，则鳞屑较多，搔之叠叠飞起，落之又生，治当滋阴润燥，息风止痒。外治诸方可抑制渗出，减轻痒感，有利于皮损的恢复。

注意事项：在患病期间，忌用热水烫洗，避免刺激性强的外用药物涂搽。少食油腻甘腥食品，多食蔬菜，保持大便通畅。

本病缠绵难愈，应在医生的指导下，坚持1~2个月的治疗，可望收获良效。

# 四、耳部湿疹

## （一）治疗方案

在临床的实践中，往往根据皮损和病程的新久而分两证论治。

### 1. 内治法

（1）湿热蕴肤证

主症：起病较急，耳壳肿胀，水疱云集，破皮则滋水外溢，呈湿烂剧痒外观。伴口苦且干，大便秘结，小便短黄。舌质红，苔薄黄微腻，脉滑数。

治法：清热凉血，祛湿止痒。

方药：龙胆泻肝汤加减。

处方：炒龙胆草、黄芩、车前子、炒丹皮、焦山栀各10g，生地黄30g，白茅根15g，六一散12g（荷叶包煎），柴胡、竹叶各6g。

方释：龙胆草、山栀、柴胡、黄芩、竹叶清泄肝胆湿热；生地黄、丹皮、白茅根清热凉血；车前子、六一散导热下行，以清六腑之热。

（2）阴虚血燥证

主症：病久迁延及反复，耳折缝裂开，鳞屑落之又生，自觉痛如刀割。伴见燥痒，口干、肤粗。舌质红少津，苔少，脉细数。

治法：滋阴养血，润燥除湿。

方药：滋阴除湿汤加减。

处方：生地黄30g，玄参、当归各15g，丹参、茯苓、泽泻各12g，白鲜皮、地肤子、钩藤各10g，柴胡、炒白芍各6g。

方释：生地黄、玄参、当归、白芍、丹参养血润肤，滋阴润燥；茯苓、泽泻养血扶脾化湿；白鲜皮、钩藤、地肤子、柴胡化湿解毒，散风止痒。

**2. 外治法**

急性渗出阶段：选用路路通水洗方，或用地榆 15g，黄柏、蒲公英各 10g；水煎取汁，湿敷患处，日 2~3 次。皮损渗出减少，但还有轻微糜烂阶段：选用黄连散，香油调成糊状，外涂。皮损渗出糜烂基本控制，仍有轻微糜烂时外涂地虎糊。

**（二）病案举例**

李某某，女性，8 岁，1990 年 7 月 6 日初诊。左耳垂红肿，流水 3 天，继而蔓延到外耳道，刺痒不适，就诊时发现左耳红肿、渗出、轻微糜烂，耳垂略有裂隙，伴有口臭、烦躁不安，脉象细数，舌红苔薄黄，证属肝胆湿热，阻于肤腠。治宜清肝泻火，化湿解毒。方选龙胆泻肝汤加减。药用龙胆草 6g，醋柴胡、黄芩、甘草、焦山栀各 6g，生地黄、茯苓、茵陈、赤芍各 12g，防风、蝉蜕、车前子草各 10g，羚羊角粉 0.6g（分两次冲下）。外用黄连油外涂。一日 2~3 次。

二诊：3 天后，耳部肿胀和渗出均有减轻，烦躁、口臭也有缓解。守上方去羚羊角粉，加六一散（荷叶包煎）15g。

三诊：7 天后，渗出糜烂基本控制，但其耳垂裂隙仍未改善，并有部分干燥脱皮，说明湿热已去，燥热萌生。上方去车前子草、蝉蜕、防风，加玄参、天麦冬、白蔹各 10g。外用蛋黄油涂搽。10 天后患儿母亲告知前症均愈。

**（三）临证经验**

病变部位在耳廓四周，其治疗当分虚实。实证，病程短，红斑、丘疱疹、渗出明显，痒感较重，治在肝、胆，方选龙胆泻肝汤或柴胡清肝饮之类；虚证，病程长，干燥、脱屑、肥厚，痒感时轻时重，治在脾、肾，方选滋阴除湿汤或知柏地黄汤之类。同时要告诫患者注意患处应洁净，不宜烫洗。忌食油腻、辛辣、酒酪之品。除去病因，正确治疗，可望治愈。发病诱因如与戴眼镜有关，应及时治疗，可望治愈。

## 五、乳房湿疹

在临证中，由于乳房属胃、乳头属肝的生理特征，治疗中分为肝胆与脾胃两类论治。

（一）治疗方案

**1. 内治法**

（1）肝胆湿热证

主症：乳头肤色潮红，丘疱疹渗出糜烂，或潮湿自觉刺痛难忍。舌红苔薄黄，脉弦数。

治法：清肝化湿。

方药：龙胆泻肝汤加减。

处方：炒龙胆草、焦山栀、柴胡、竹叶各6g，生地黄、茯苓皮、赤芍、车前子、防风各10g，白鲜皮、钩藤、薏苡仁各12g，甘草3g。

方释：山栀、龙胆草、柴胡清泄肝胆湿热，生地黄、赤芍凉血褪斑，车前、竹叶、茯苓皮、薏苡仁清利湿热，防风、钩藤、白鲜皮既疏风止痒，又除湿解毒。

（2）脾虚热燥证

主症：乳晕及其周围干燥脱屑，时有乳头破裂或皲裂，自觉刺痛难忍，舌质淡红，脉濡细。

治法：扶脾润燥。

方药：益胃汤加减。

处方：北条参、天麦冬、石斛、玉竹、生地黄各12g，防风、蝉蜕、莲子心各6g，山药、赤小豆、炒扁豆各15g。

方释：天麦冬、石斛、玉竹、生地黄甘寒养胃，濡润肤腠；山药、扁豆、赤小豆扶脾润燥；蝉蜕、防风疏风止痒；莲子心清心解毒。

**2. 外治法**

渗出糜烂严重时，先用五倍子、吴茱萸各10g，蚕沙6g，水煎取汁，湿敷。待渗出减少后用蛋黄油外涂，直至病愈。局部干燥脱屑刺痛时选用黄连膏外涂，日2~3次。

（二）病案举例

王某某，女性，23岁，1980年6月9日初诊。近半月来，乳晕发生瘙痒，继而出现破皮流水。检查：双乳晕连及乳头可见红斑，略有肿胀，部分抓破，有轻微渗出，痒感较重。自述口干苦，小便短黄，平素喜食辛辣油腻之味。脉象弦数，舌质红苔少。证属肝脾湿热，循经于乳房所致。治宜清肝化湿，方选龙胆泻肝汤加减。药用：炒龙胆草、柴胡、黄芩、山栀各6g，茯苓、白术、生地黄、车前子及草各12g，白鲜皮、赤芍、连翘各10g。外用黄连散，麻油调成糊状外涂。每日2~3次。

二诊：5天后复诊，乳晕皮肤发红渗出和痒感有所减轻，口苦也有所改善，说明肝热渐退，湿气未化，改用扶脾化湿为主，佐以清肝凉血，方选四君子汤加味。药用：党参、茯苓、白术、橘皮各10g，赤小豆、薏苡仁、白鲜皮各15g，炒丹皮、焦山栀、柴胡、竹叶各6g。外用黄连膏薄涂之。2周后来院检查，上述诸症均已明显改善。

### （三）临证经验

注意事项：一是忌食辛辣、油腻之物。二是胸罩不可用一些填充和不透气的物质，有利于皮脂分泌。乳晕及其乳头属肝胆经所主，内服方药初期当清肝泻火；后期则应滋阴柔肝。外治药物应以温和、滋润、止痒为主，避免用大辛大热之品。否则，容易激惹皮肤，造成不良反应。如果乳头糜烂严重时，在条件允许的情况下，可用人乳膏（人乳10ml，面粉5g调糊外涂患处），一日2次。此方出自《本草纲目》，徐老应用于临床，确有效果。同时，告诫患者在治疗中停止婴幼儿吮吸，有利于本病的恢复。外用药宜温和，避免刺激。

## 六、手足湿疹

在临床治疗的全过程中，由于手足部经常接触外界多种物质或者手足多汗的缘故，容易出现风、湿、热、燥互结的现象，应当详辨之。

### （一）治疗方案

#### 1.内治法

（1）湿热内蕴证

主症：皮损以丘疹、丘疱疹和潜在性水疱为主，搔破则滋水外溢，甚则浸淫结痂。伴大便干燥，小便短黄，自觉痒重。舌质红，苔薄黄或黄腻，脉濡数。

治法：清心渗湿。

方药：黄连解毒汤加减。

处方：炒黄连、焦山栀、桑枝各6g，炒黄芩、炒黄柏、白茅根各10g，生薏苡仁、山药、赤小豆各15g。

方释：黄连、黄芩、山栀、黄柏清热泻火；白茅根、山药、薏苡仁、赤小豆凉血化湿；桑枝既散风止痒，又引药直达病所。

（2）风湿相搏证

主症：皮肤干燥皲裂，肥厚，状如苔藓，脱屑，或间有少量新起丘疹、水疱，自觉瘙痒或干痒不适，舌质淡红，苔少，脉细数。

治法：祛风胜湿，佐以润燥止痒。

方药：祛风地黄丸加减。

处方：生熟地黄各15g，刺蒺藜12g，炒知母、枸杞子、桑椹、钩藤、制何首乌、防风、徐长卿、威灵仙各10g，菟丝子、独活、姜黄、桑枝、川牛膝各6g。

方释：生熟地黄、何首乌、菟丝子、桑椹、枸杞子滋阴润燥，刺蒺藜、钩藤、徐长卿、威灵仙、独活祛风止痒；桑枝、姜黄、川牛膝引药直达手足患处，以增药效。

（3）血虚风燥证

主症：皮肤粗糙，时有鳞屑脱落，甚则干燥皲裂作痛，经久不愈，反复发作，自觉痒感时轻时重，舌质红，苔少或无苔，脉虚细且数。

治法：养血润燥，滋阴除湿。

方药：滋阴除湿汤加减。

处方：生地黄15g，当归、沙参、黑料豆、制何首乌、钩藤、山药各10g，丹参、白鲜皮各12g，茯苓皮、泽泻、桑枝各9g，赤小豆30g，蛇床子6g。

方释：生地黄、当归、丹参养血活血，沙参、何首乌、黑料豆、山药滋阴润燥；钩藤、白鲜皮、蛇床子、桑枝散风止痒；茯苓皮、赤小豆、泽泻化湿清热。

（4）湿热化毒证

主症：掌跖反复发起水疱、脓疱，常呈簇状出现，搔破则有津黄汁水外溢，皮损时轻时重，自觉痒痛相兼，舌质红，苔薄黄，脉濡数。

治法：清热解毒，化湿止痒。

方药：野菊败毒汤加减。

处方：野菊花、半枝莲、莲子心、紫花地丁各12g，豨莶草、茯苓皮、金银花、白花蛇舌草各15g，赤小豆30g，莲子心、焦山栀各6g。

方释：野菊花、半枝莲、紫花地丁、白花蛇舌草、金银花清热解毒，莲子心、山栀、赤小豆清心解毒；茯苓皮、豨莶草化湿散风止痒。

**2. 外治法**

皮疹以丘疱疹、脓疱为主，选用路路通水洗剂，或用苍肤水洗剂，煎汁浸泡或湿敷。渗出糜烂较重时，选用青蛤散，植物油调搽。皮肤肥厚，干燥皲裂时，选用黄连膏、润肌膏。

（二）病案举例

王某，男性，37 岁，1982 年 4 月 6 日初诊。近 1 个月来在手掌反复出现疱疹。痒感较重，并有少量脱皮现象。检查：双手掌连及大小鱼际可见潜在性丘疱疹，部分破皮有少量渗出，部分干燥脱皮，痒感较重。自述大便秘结，常是 3~4 日一行，口臭。脉细数，舌红苔薄黄。证属湿热内蕴。治宜清热化湿，解毒止痒。方选黄连解毒汤合泻黄散加减。药用炒黄连、焦山栀、莲子心、姜黄、炒枳壳、熟大黄各 6g、藿香、黄芩、生地黄各 10g、生石膏、茯苓、赤石脂、薏苡仁各 12g。水煎后，第 1、2 次口服，第 3 次泡手。每日 1 剂。

二诊：1 周后复诊，水疱和痒感明显减轻，大便也较前通畅。但局部干燥脱皮较多。说明湿热已去。改用滋阴除湿，方选滋阴除湿汤加减。药用生地黄、制何首乌、山药、赤小豆各 12g、姜黄、黄连各 3g，白鲜皮、丹参、玉竹、石斛、黑料豆各 10g。外用黄连膏涂擦。

2 周后，患者来院检查，手掌皮肤基本恢复正常。

（三）临证经验

患者在日常生活中注意三点：一是不可饮酒和辛辣饮食。二是接触碱性和油腻物质时要带好手套，注意保护。三是洗手后及时涂擦护肤之类的保健品，以防干裂。若出现多汗时则应及时治疗。

本病的外治要分清干与湿，所谓干者，局部肥厚角化，皲裂疼痛，应在浸泡后外涂软膏，以软膏治疗为主。所谓湿者，局部渗出糜烂，剧烈瘙痒，应用药浸泡或湿敷，日数次，酌情外涂糊膏或软膏，以水洗剂为主。内治当从心脾为主。痒重时，重在清心泻火，湿重时当扶脾燥湿，两者均应加引经药，其效更速。

## 七、脐窝湿疹

鉴于脐部是人体与外界接触最薄弱的部位，特别是婴幼儿，若有搔挖或者不注意卫生的不良习惯，很容易引起脐窝湿疹。

（一）治疗方案

**1. 内治法**

（1）水湿浸渍证

主症：脐带脱落后，脐孔湿润不干，甚至有汁液外渗浸渍，脐孔周围可见轻微红肿，自觉瘙痒不重。

治法：收敛燥湿。

方药：芩连平胃散加减。

处方：黄芩、陈皮、生甘草、厚朴各10g，苍术12g，防风、蝉蜕、黄连各6g，灯心3扎，琥珀4.5g。

方释：黄连、苍术、厚朴、陈皮、黄芩、甘草苦辛燥湿；防风、蝉蜕疏风止痒；灯心、琥珀清心护心，防毒内陷。

（2）湿郁化火证

主症：脐边溃烂，脐周红肿发热，甚则糜烂，脓水流溢，可闻及臭味。

治法：清热解毒，敛疮生肌。

方药：清热利湿汤加减。

处方：炒龙胆草、焦山栀、黄芩、竹叶、炒丹皮各6g，赤芍、苍白术、车前子（包）各10g，金银花、黄芪、茯苓、六一散（包煎）各12g，生地黄、赤小豆各15g。

方释：龙胆草、山栀、黄芩清肝泻火，丹皮、赤芍、生地黄、赤小豆凉血解毒，车前子、六一散、竹叶清热利湿；黄芪、二术益气扶脾以固其本。

（3）邪热陷里证

主症：除局部红肿热痛加重外，可出现恶寒、发热、口干、便秘、溺赤、舌红苔黄等。

治法：清热解毒，凉血和营。

方药：清热消毒散加减。

处方：炒黄连、炒山栀各6g，连翘、当归、防风、炒牛蒡子、甘草各10g，生地黄、金银花、赤芍各12g，必要时加服西黄丸，日2~3次，每次3g。

方释：山栀、连翘清热解毒；防风、牛蒡子疏风止痒；生地黄、赤芍、当归凉血和营；金银花、黄连解毒消肿。

**2. 外治法**

局部用药应以干燥、洁净、敛液、生肌为主要原则。酌情选用螵蛸散、龙骨散，既可干掺患处，也可植物油调成糊，外敷。

（二）临证经验

脐窝湿疹多由护理不当，或者水湿内侵，在按病情内服药的同时，还必须加强局部治疗，而局部治疗又当以收敛燥湿为主，避免外涂软膏之类。还应特别提醒在婴儿娩出断脐时，应严格无菌操作。断脐后保持脐部清洁、干燥；勤换敷料和尿布，避免水湿、尿液等浸渍。局部用药时，首先用75%乙醇擦拭局部或疮口周围，后用掺药或敷药。注意严格消毒和及时治疗，预后尚可，但若出现风痉则预后凶险。

## 八、阴部湿疹

阴部湿疹包括男性阴囊湿疹和女性外阴湿疹，两者多与肝肾有关，一般急性期病位在肝、脾，慢性期病位在肾虚。

### （一）治疗方案

#### 1. 内治法

（1）肝脾湿热证

主症：皮疹肥厚，浸润亦深，状如席纹，搔破则滋水渗出，甚则糜烂；自觉剧痒，并有越痒越腐、越腐越痒的趋势，脉濡细且数，舌质淡红，苔薄黄。

治法：清肝扶脾，祛湿止痒。

方药：知柏地黄汤加减。

处方：盐水炒黄柏、炒苍术、小茴香、炒丹皮各6g，生地黄、山萸肉、赤茯苓各12g，山药30g，炒杜仲、川续断、蛇床子各10g。

方释：黄柏、生地黄、丹皮养阴清热；苍术、赤茯苓、山药扶脾化湿；山萸肉、小茴香、蛇床子、川续断、杜仲温阳补肾，散寒止痒。

（2）肾虚风袭证

主症：皮损干燥、肥厚、粗糙，甚至皲裂，病程迁延日久，痒感日重夜轻，男性多有阳事不举的现象；女性则伴白带清稀，性欲淡漠。脉虚细，舌质淡红，苔少。

治法：补虚益肾，息风止痒。

方药：三才封髓丹加味。

处方：天冬、熟地黄各12g，玄参、黄柏、党参、茯神、炒苍术、炒杜仲各10g，砂仁（后下）、五味子、山萸肉各6g，山药、生龙牡各30g。

方释：天冬、熟地黄、玄参、五味子、党参、山药补脾益肾；杜仲、五味子、山萸肉、黄柏滋补肝肾；砂仁、苍术、生龙牡醒脾开胃，燥湿安脾。

加减法：剧痒，夜难入睡加炒黄连、酸枣仁、合欢皮、钩藤；皮肤干燥，白带清稀，性欲淡漠，痒重加金樱子、菟丝子、韭菜子等；皲裂加地骨皮、枸杞子、桑椹、何首乌、菟丝子。

#### 2. 外治法

皮疹肥厚、剧痒，选用狼毒膏、苦参膏、五倍子膏，薄涂之。

## （二）病案举例

徐某某，男性，38 岁，1998 年 3 月 7 日初诊。患者平素喜食油腻食物，嗜酒，形体肥硕。近 1 个月来，感觉阴囊潮湿刺痒。就诊时检查，双侧阴囊皮肤略有红肿，部分抓破有轻微渗出或者结有血痂，其痒感以夜间为甚，伴有轻微腰酸、膝软等症。脉象细数，舌质红苔薄黄。证属肝脾湿热下注所致。治宜清肝泻火，化湿止痒。方选知柏地黄汤加减。药用盐水炒黄柏、知母、蛇床子各 6g，茯苓、泽泻、枣皮、丹皮各 10g，萆薢、木瓜、槟榔、沉香（后下）各 4.5g，炒杜仲、山药各 12g。外用路路通方水煎取汁湿敷。一日 2~3 次。

二诊：5 天后局部肿胀、渗出和痒感均有减轻。步上方去蛇床子、木瓜、槟榔，加菟丝子、钩藤（后下）各 12g。外用蛋黄油涂搽，一日 3~5 次。按上方坚持治疗 10 天以后，痒感和皮损均已康复。并嘱其内服六味地黄丸，每日 2 次，1 次 6g。盐开水送下，以巩固疗效。

## （三）临证经验

男性阴囊湿疹和女性外阴湿疹治疗的重点在于肝肾，初期属肝、湿热居多，方选龙胆泻肝汤加减。后期肾经亏虚为主，其选方当分阴阳，偏阴虚者方选麦味地黄汤，偏阳虚者方选右归饮加减。不论阴虚、阳虚均可加入息风止痒之品，效果更好。

在治疗期间，除了禁忌辛辣酒味之外，还应当节制房事。临证中，部分患者不明此事，往往病情将愈又导致加重或复发。

尽可能寻找患者发病或诱发加重的原因，如生活习惯、工作环境、思想情绪及有关病史。尽量避免外界的不良刺激，如热水烫洗，剧烈搔抓、化纤、皮毛内衣以及易致敏和刺激性的食物。

# 九、肛周湿疹

本病多由原患痔瘘或者蛲虫等疾，因瘙痒而用热水烫洗或外搽不当的药品，致使肛周发生湿疹样改变。肛周湿疹有时以肛周为主，但有时也累及阴器，因此，在辨证中要分清湿、热、虚、实的孰重孰轻。

## （一）治疗方案

### 1.内治法

（1）湿热证

主症：肛门或阴器部瘙痒，搔破则致肛周皮肤湿烂，脉濡细而滑，舌质红，苔腻浊。

治法：杀虫止痒，清化湿热。

方药：追虫丸加减。

处方：槟榔、雷丸、苦楝皮各6g，使君子、陈皮、炒黄柏、炒龙胆草、茯苓各10g，炒枳壳12g，熟大黄4.5g（后下）。

方释：龙胆草、黄柏、茯苓清热化湿；槟榔、雷丸、苦楝皮、使君子杀虫止痒；陈皮、枳壳、大黄理气通腑，湿热毒去，则痒感自除。

（2）脾虚证

主症：面色苍白少华，肌肤消瘦，烦躁焦急，食欲失常，大便稀溏，肛周刺痒，夜间尤重，或者浸渍腐白，或者干裂疼痛，脉弦细，舌质淡红、苔少。

治法：益气健脾，扶正止痒。

方药：四君子汤加味。

处方：砂仁（后下）、黄连各6g，陈皮、党参、白术、山药各12g，茯苓、神曲、莲子心、甘草各10g。

方释：参、苓、术、草、山药益气扶脾；陈皮、砂仁理气化湿；黄连、莲子心泻火解毒；神曲祛邪消食。脾气健运，则湿热可除。

（3）风燥证

主症：肛周皮肤黏膜发红，干裂刺痒，抓痕明显，并有少量血痂，兼有口干喜饮，大便时干时清，脉象浮数。

治法：疏风润燥，息风止痒。

方药：养血润肤汤加减。

处方：当归、白芍、何首乌、胡麻子、熟地黄各10g，钩藤、刺蒺藜各12g，黄芩、苦参各6g。

方释：当归、白芍、何首乌、熟地黄滋阴润燥；钩藤、刺蒺藜息风止痒；胡麻子润燥通便；黄芩、苦参清解热毒，燥湿止痒。

加减法：食呆食积加山楂、麦芽；反胃腹痛加鸡内金、莱菔子等；日久不愈加炒杜仲、小茴香、沉香；心烦意乱加夜交藤、合欢皮。

**2. 外治法**

肛周湿烂时，采用韭菜子、苦楝子、萹蓄叶、桃树叶、蛇床子、马齿苋等，任选2~3味，煎水取汁，湿敷患处。肛周干燥脱屑，发痒，采用百部粉、鹤虱粉等，任选一种，植物油调，外涂肛门周围。

## （二）病案举例

王某，男性，8岁，2022年7月6日初诊。其母代述，患儿近二三个月来，肛门瘙痒，抓破有轻微渗出，夜间吵闹，难以入睡。喜食香脆之类食品。舌质淡红，苔少，脉濡数。证属脾虚湿重，治宜扶脾化湿，杀虫止痒。方选四君子汤加味。药用：党参、茯神、炒白术各10g，防风、使君子、苦参各3g，山药、炒扁豆、神曲、谷芽、麦芽、鸡内金各6g。一日1剂，浓煎取汁450ml，分3次饭前30分钟温服。次煎取汁300ml，临睡前外洗，自然干后外涂马应龙痔疮膏。

二诊：1周后，肛门瘙痒明显减轻，但患儿夜间并不安宁，上方去使君子加蝉蜕6g。内外用法同上。2周后告知痊愈。

## （三）临证经验

本病以外治为主，在用药的过程中，要注意两个问题：一是外用所选药物以温和为好，二是所用剂型以水剂湿敷和软膏外涂相互配合而用，较为妥当。内服诸方有一定的辅助作用，对于因脏腑功能失调者尤不可少。搞好个人卫生，勤洗澡、勤剪指甲、勤换内衣，做到饭前、便后勤洗手。在治疗时避免辛辣和饮酒。积极治疗原发性疾病，如痔疮、肛瘘、肛周疖肿等。治疗得法，预后良好。

# 十、眼睑湿疹

病变仅限于眼睑区域，初期眼睑红赤，继而出现针帽大小的丘疹、丘疱疹和水疱等。疱破则糜烂，自觉痛痒相兼，其病程迁延日久，或者此起彼伏，若失治则有影响眼球的可能。

## （一）治疗方案

### 1. 内治法

（1）脾经风热证

主症：眼睑红赤，灼痒肿痛，渗出黏液，舌质红，苔薄黄，脉浮数。

治法：清脾热，除风邪。

方药：除风清脾饮加减。

处方：连翘、防风、玄参、生地黄各12g，黄芩、桔梗、荆芥、知母、赤芍各10g，焦山栀、茺蔚子各6g。

方释：黄芩、连翘、玄参、生地黄、知母清解脾经之热；荆芥、防风、茺蔚子、桔梗疏散风热；山栀清泄三焦之热，使脾热得除，风邪得宁。

（2）风热上攻证

主症：眼睑红赤，干涩瘙痒，或者焮痛难忍，局部溃烂舌质红，苔薄黄，脉弦数。

治法：清热解毒，搜风散邪。

方药：普济消毒饮加减。

处方：黄芩、玄参、板蓝根、生地黄、连翘各 12g，黄连；升麻、陈皮、马勃各 6g，炒牛蒡子、柴胡、赤芍各 10g。

方释：黄芩、黄连、玄参、板蓝根、生地黄清热解毒，升麻、牛蒡子、柴胡、赤芍、陈皮既搜风散血，又活血止痛。

（3）湿热偏重证

主症：眼睑肿胜于痒，瘀血脓烂而腥臭，痂壳湿秽堆积，舌质淡红，微有胖嫩，脉濡数。

治法：清热除湿。

方药：除湿汤加减。

处方：连翘、茯苓、防风、炒枳壳各 12g，滑石（包煎）15g，车前子、黄连、竹叶、荆芥、甘草各 6g。

方释：连翘、滑石、黄连、竹叶、车前子、甘草清热解毒，使热邪从小便而出；茯苓、枳壳化湿扶脾，脾运则湿化。

加减法：痒重加青葙子、杭菊花、蝉蜕、蛇蜕；赤痛重加丹皮、紫草、茜草；溃烂、脓血加土茯苓、金银花、蒲公英、紫花地丁。

**2. 外治法**

皮肤红赤干燥，或虽烂而渗出不多者，选用青黛与麻油调敷；渗出较多，甚则有溃烂，选用楮桃叶、马齿苋各 15g，浓煎取汁，湿敷患处，每日 3~5 次，每次 5~8 分钟。

（二）病案举例

余某，男，6 岁，2020 年 4 月 8 日初诊。其父代述，患儿近 1 个月来眼睑发红发痒，时常用手擦之，并有少量渗出，时间一久则为糜烂。检查眼睑四周糜烂结痂，融成一片，询之偏食，夜间吵闹不安，大便常是二三日一行，呈羊屎状，指纹紫色，舌质红，苔微黄微腻。证属脾经风热证，治宜扶脾泻火，选方除风清脾饮加减。药用：连翘、玄参、焦山栀、黄芩、青葙子、生地黄各 6g；生大黄、防风、川芎、蝉蜕各 3g，山药、党参、焦三仙各 10g，每日 1 剂，浓煎取汁 450ml，分 3 次饭后 30 分钟温服。外用马齿苋 30g，浓煎取汁 150ml，纱布 6~8 层湿敷眼睑，一日 3 次，每次 3~5 分钟。

二诊：3 天后复诊，眼睑渗出和痒感均有不同程度的改善，守上方加淡竹叶 3g、灯心 1.5g，服法同上。外用蛋黄油涂之。坚持 3 周治疗而愈。

## （三）临证经验

凡眼睑发生糜烂和痛痒，多与肝脾有关，具体辨析方法有三：一是灼热重于湿烂，病位在肝；二是痒重于痛，病位在风；三是湿烂重于灼热，病位在脾。

# 十一、丘疹性湿疹

皮损主要发生在下肢，严重时波及全身。在皮肤表面可见粟米大小的丘疹和丘疱疹；抓破则有津血或滋水外溢，或血痕累累，伴有剧烈瘙痒等。

## （一）治疗方案

### 1.内治法

（1）血热风盛证

主症：初期，在皮肤上可见红色粟疹，瘙痒无度，抓破津血外溢，伴有心烦口干，夜难入睡。舌质红，苔薄，脉弦数。

治法：凉血清热，散风止痒。

方药：金鉴消风散加减。

处方：当归、防风、蝉蜕、苦参、荆芥各 6g，生地黄、生石膏各 12g，炒牛蒡子、苍术、胡麻、钩藤、徐长卿各 10g，甘草、淡竹叶各 3g。

方释：生地黄、生石膏、淡竹叶凉血清气；荆芥、防风、炒牛蒡子、蝉蜕搜风清热；苍术、胡麻燥湿润肤，互得益彰；徐长卿、钩藤息风止痒。

（2）湿热风袭证

主症：肤起红粟，抓破则有津水津血外溢，自觉瘙痒颇重，兼有烦躁，口渴，二便不调，舌质红，苔薄黄，脉弦数。

治法：凉血祛风，渗湿止痒。

方药：凉血除湿汤加减。

处方：生地黄、忍冬藤、白鲜皮各 15g，丹皮、赤芍、豨莶草、地肤子、茯苓皮各 10g，赤小豆 30g，连翘、海桐皮、生薏苡仁各 12g。

方释：生地黄、丹皮、赤芍、连翘清心凉血，解毒褪斑；忍冬藤、白鲜皮、地肤子、豨莶草通络散风，化湿止痒；薏苡仁、茯苓皮扶脾渗湿。

（3）血虚风燥证

主症：皮肤干燥，糠秕状鳞屑脱落，部分因搔抓留下皮下瘀斑，自觉瘙痒，日轻夜重，舌质淡或有瘀斑，苔少。脉虚细。

治法：养血祛风，润燥止痒。

方药：当归饮子加减。

处方：当归、熟地黄、白芍、何首乌、胡麻、生龙牡各12g，川芎、蝉蜕、防风、荆芥各6g，黄芪、白蒺藜、山药各10g。

方释：当归、熟地黄、白芍、山药、胡麻、何首乌、黄芪养血润燥；防风、川芎、荆芥、白蒺藜、蝉蜕散风止痒，治在外；生龙牡重镇平肝以息风，治在内。

**2. 外治法**

皮肤起红色丘疹，外涂苦参酒或百部醋，一日2次。皮肤干燥发痒，外擦黑油膏，一日2次。津水、津血外溢严重时，选用楮桃叶15g，枯矾6g，威灵仙10g，浓煎取汁200ml湿敷患处，每日2~3次，每次5~10分钟。待津血外溢基本控制后，改涂黑油膏。

**（二）病案举例**

王某某，男，38岁，2021年3月初诊。自述周身皮肤瘙痒达2个月有余，抓破则有少量渗出等。院外诊断为丘疹性湿疹，给予抗组胺药物，可获短暂缓解，停药则又痒。检查：躯干四肢可见针帽至绿豆大小丘疹，呈散在分布，部分融合成片，状如钱币大小，结有血痂，抓痕明显，遇热痒重，舌质红，苔少，脉数。证属血热风盛，流窜肤腠。治宜凉血消风。方选金鉴消风散加减。药用当归、生地黄、白鲜皮、黄芩、炒牛蒡子各10g，防风、丹皮、地骨皮、苦参各6g，炙麻黄3g，夜交藤、合欢皮、合欢花各12g，一日1剂，浓煎取汁600ml，分3次温服；次煎取汁800ml，临睡前外擦患处。同时嘱患者西药不可骤停，10天减1次，每次减1/2，直至减到间隔4日服1/2，方可停药，否则恐有复发并加重，影响患者对中药疗效的信心。

二诊：1周后痒感明显减轻，皮损也在逐渐恢复中，守方守法又服3天而愈。

**（三）临证经验**

徐老临证常常强调，本病由风热、湿热、血热三者交感而成，在其治疗中，应分清风热、血热、湿热三者孰轻孰重。一般而论：风热偏重，病在肺，宜宣散；血热偏重，病在心，宜凉血；湿热偏重，病在脾，宜化湿。此外，在三者的治疗过程中，还应牢记"治风先治血，血行风自灭"的古训。外用药物视病情而定，丘疹为主时选用酒剂；干燥发痒时用软膏；渗出较多时用湿敷。另外，选药以温和为好，不可刺激性太强。

## 十二、多腔性湿疹

凡在人体自然开口出入的部位，如眼、耳、鼻、口、乳头、脐、前阴及后阴等部位，若在三至五处出现红斑、丘疹、丘疱疹、水疱、渗出、糜烂、结痂等多形性皮肤损害，伴有瘙痒和反复发作倾向，这类湿疹称之为多腔性湿疹。鉴于湿疹发生的部位，中医学认为通常与肝、脾、肾三脏有关。

### （一）治疗方案

主症：皮损集中在眼、耳、鼻、乳头等区域为主，肤色鲜红肿胀，丘疹、丘疱疹渗出糜烂较为严重，伴有阵发性瘙痒，舌质红，苔薄黄。

治法：清肝泻火，除湿止痒。

方药：泻黄散加减。

处方：生石膏、藿香、黄芩、焦山栀、连翘各 10g，防风、蝉蜕、炒龙胆草、泽泻、柴胡、甘草、莲子心各 6g，茯苓、山药各 12g。

方释：石膏、山栀以清气血两燔之热；防风和表，藿香和中，使之中热得泻，伏火潜消，自然能收到不清而清、不泻而泻的效果。然而在临床中，鉴于部位的不同，酌加柴胡、龙胆草清肝泻火；连翘、莲子心清心泻火；茯苓、山药扶脾化湿；蝉蜕搜风止痒。

### （二）病案举例

吕某，女性，16 岁，2007 年 3 月 10 日初诊。3 个月前，口鼻四周、外耳道、眼周等处始觉瘙痒，继而破皮渗出，痛痒相间。检查：眼周、外耳道、鼻孔、脐周和前后阴处可见炎性斑丘疹，轻微渗出糜烂，部分结有橘黄色痂皮，痛痒相兼，心烦口臭，脉弦数，舌质红，苔少。证属肝脾湿热，互结化毒，流窜孔窍。治宜清热化湿，疏肝扶脾，方用泻黄散加减。药用藿香、生石膏、黄芩、生地黄各 12g，柴胡、防风、青葙子、炒决明子、焦山栀、炒龙胆草、莲子心、甘草各 6g，白茅根 15g，玳瑁 8g（先煎），水牛角粉 10g，绿豆衣 15g。外用紫草湿疹油涂擦。一日 2~3 次。

二诊：7 天后，痒感和渗出有明显改善，但其前后阴处还有较重的痒感，步上方加炒杜仲 10g。

15 天后复诊，耳、眼、鼻、脐等处皮肤损害基本见好，前后阴糜烂和瘙痒也在减轻之中。步二诊方，去玳瑁，加土茯苓 15g。又经 12 天治疗，诸症和皮损均愈。

### （三）临证经验

凡在身体的自然开口处发生湿疹和皮炎损害，均与肝脾两脏关系密切，故而选用泻黄散为主方，然后以其部位的不同酌加相应的药物。如耳区加石菖蒲、柴胡、山栀，眼区加炒决明子、青葙子、谷精草、杭菊花，乳头加青皮、钩藤、柴胡、白芍，脐区加茵陈、白芍、茯苓、山药，前阴区加赤茯苓、炒杜仲、白茅根，病变在后阴区加枳壳、熟大黄。此外，凡见皮肤焮红，痛痒相兼，皆由毒热所化，徐老喜用玳瑁，该药始见于《开宝本草》，性味甘寒无毒。李时珍称："玳瑁解毒清热之功，同于犀角。古方不用，至宋时至宝丹始用之也。"由此可见，凡红皮病、掌跖脓疱证，重症多形红斑、抱头火丹等危笃重症均可用之。

# 第四节　红斑狼疮

"狼疮"一词，是形容皮肤黏膜的侵蚀性，很类似狼咬样的缺损不全的损伤。红斑狼疮系自身免疫性结缔组织病，易引起血管和结缔组织病变。临床上分两型：即慢性盘状红斑狼疮和系统性红斑狼疮。慢性盘状（DLE）者又分局限性慢性盘状红斑狼疮和播散性慢性盘状红斑狼疮。慢性盘状红斑狼疮主要侵犯皮肤，不侵犯内脏，很少有全身症状。系统性红斑狼疮（SLE）常是多个脏器受累，亦有明显的全身症状。

## 一、盘状红斑狼疮

### （一）疾病认识

盘状红斑狼疮（DLE）又名皮肤型红斑狼疮，损害主要限局于皮肤，特点是持久性红斑，常呈盘型，表面有黏着性鳞屑，往往伴有角化过度和色素改变，痊愈时趋向萎缩和结瘢，约半数患者有血液和血清学异常。

DLE 呈全球性分布。发病无种族差异，男女之比 1∶2，好发年龄 31~40 岁（女），儿童和老年少见，可见于孪生姐妹和连续 3 代发生 DLE。在通常的情况下预后良好。不过，并不能因为预后的良好而麻痹大意，有人报道原患慢性盘状红斑狼疮的病例，有 1.3%~5% 可能在各种诱因的刺激下，激发为系统性红斑狼疮。

本病内因禀赋不足，不耐寒热；外因复照强烈阳光，致使热毒燔灼营血，瘀阻经络，伤及肌肤而发。

## （二）治疗方案

### 1.内治法

**（1）阴虚火旺证**

主症：斑疹局限，焮红浮肿，轮廓清晰，日晒后加重，伴有低热，神疲乏力，五心烦热，午后颧红，自汗盗汗，腰膝酸软，关节痛楚，月经涩少，舌质尖红，苔花剥，脉细数。

治法：滋阴补肾，凉血清热。

方药：地骨皮汤加减。

处方：生地黄、玄参、天麦冬、玉竹、石斛、地骨皮、银柴胡、胡黄连、女贞子、枸杞子、菟丝子、覆盆子、楮实子各10g，茅芦根各15g。

方释：养胃汤为主，加银柴胡、地骨皮、胡黄连增强清热解毒之功；女贞子、菟丝子、覆盆子、楮实子等重在滋补肾阴以固其本。

**（2）肝郁气滞证**

主症：斑疹主要分布在颧、耳、头皮和口唇等肝经循行区域，色泽暗红，久则肌肤略见萎缩，月经量少夹有血块，舌质暗红有瘀斑，苔少，脉沉涩。

治法：疏肝和胃，活血化瘀。

方药：疏肝活血汤加减。

处方：柴胡、青皮、白术各6g，白芍、生熟地黄、茯苓、川楝子、丹参各12g，青蒿30g，活血藤15g。

方释：小柴胡汤为基础，按照发病的部位分别加入青皮、青蒿、川楝子等。另外以四物汤滋补阴血，补充肝血不足以巩固其效。

**（3）血热毒盛证**

主症：病程短，起病急，斑疹呈鲜红，且有泛发倾向，日光照射后更为明显，或病情加重，舌质红，苔少，脉细数。

治法：凉血解毒，活血褪斑。

方药：清骨散加减。

处方：秦艽、地骨皮、青蒿各15g，银柴胡、炒知母、鳖甲各6g，生地黄、红花、凌霄花、炒槐花各10g，山药12g，炒丹皮4.5g。

方释：地骨皮、鳖甲、银柴胡、炒丹皮、知母等清骨髓之热，红花、凌霄花、炒槐花清肤表之毒热，佐以秦艽疏风通络。

**（4）气虚血瘀证**

主症：病程长，病情由急性期向缓解期过渡，或者皮疹时轻时重，偶尔有低热，关节酸痛，舌质淡红，苔少，脉细涩。

治法：益气固本，活血褪斑。

方药：升阳汤加减。

处方：黄芪、党参各12g，苍术10g，羌活、升麻、柴胡各3g，炒黄连、炒黄芩、炒丹皮各6g，凌霄花、红花、赤芍各4.5g，寒水石15g（先煎）。

方释：本方以李东垣升阳益胃汤为主，酌加寒水石清气分之热，红花、凌霄花等活络褪斑。

加减法：发生在头皮部者，常兼有面色萎黄、头晕眼花，加当归、白芍、菊花、炙地龙；发生在耳廓等处似冻疮，兼有怕冷、手足冰凉，加黄芪、红花、桂枝、鸡血藤；以唇部和黏膜损害为主，兼有口干欲渴、口舌生疮、大便干结、小溲黄赤，加制黄精、天花粉、生大黄、车前子；面部似脂溢性皮炎，且有油腻性鳞屑，加生山楂、侧柏叶、土大黄、虎杖；皮损水肿明显似多形性红斑，加赤芍、丹皮、紫草；皮质炎症轻微，以粗糙、角化、肥厚为主，加丹参、鸡血藤、肥玉竹、黑芝麻；毛细血管扩张，加红花、桃仁泥。

**2. 外治法**

皮疹呈泛发，色泽呈暗红或鲜红，鳞屑较多时，选用清凉膏、20%青蒿膏、白玉膏。每日1~2次，外涂之。

**3. 针灸疗法**

（1）针刺法　取穴：合谷、曲池、曲泽、迎香、四白。方法：施平补平泻法，针刺得气后留针30~60分钟，其间捻转3~5次，每日1次，10次为一疗程。

（2）围刺法　取穴：阿是穴（皮损区）。方法：先用生理盐水擦净皮损区，继用26号毫针沿皮损边缘围刺4针，促进针感向四周扩散，每日1次，10次为一疗程。

（3）耳针法　据中医理论配肺、肾，月经不调或内分泌紊乱配内分泌、阳性反应点（如敏感点），食欲不振配胃、脾。方法：每次取3~4穴，针后留针30分钟，其间捻转3~5次，1~2日1次，10次为一疗程。

**（三）病案举例**

王某，女性，38岁，2022年9月8日初诊。面颊右侧可见弥漫性红斑，中间略有凹陷，并有少量鳞屑难以剥脱。阳光照射后红斑明显加重。自述曾在某医院确诊为慢性盘状红斑狼疮。舌质正常，脉细数。证属血热毒盛，治宜清热解毒，活血消斑。方用清骨散加减。药用秦艽、地骨皮、青蒿各15g，生地黄、红花、凌霄花、炒槐花各10g，漏芦、黄连、大黄各3g，乌蛇12g。

二诊：2周后复诊，面部红斑和脱屑略有减轻，自觉灼热感觉稍有缓解，步上方加青蒿 15g，凌霄花、焦山栀各 6g。半个月后，皮损进一步缓解。嘱其照上方 15 剂研细末，蒲公英 200g，浓煎取汁泛丸如绿豆大，一日 3 次，每次 6g，温水送下。2 个月量。

2 个月后复诊。皮损基本缓解，仍按照原方再服 2 个月巩固之。

### （四）临证经验

避免日光照晒，本病约有 50% 在夏季加重，因此外出时应戴草帽等遮光；也可涂上避光药物，以减少阳光热毒外袭，诱发旧病复发或加重。避免受冻，有 10% 患者在受冻后病情加重，故在严冬季节，对容易受冻部位如双耳廓、手足、脸部应加以保护，如戴手套、穿厚袜、戴口罩等。发病后，应积极治疗，避免长期外用有刺激性的药物，以防癌变。应积极治疗，即使病情缓解，仍应坚持再治疗一段时间，以巩固疗效。在通常情况下，预后良好。

## 二、系统性红斑狼疮

### （一）疾病认识

系统性红斑狼疮（SLE）的概念经过 150 年才逐渐形成，作为一个疾病的全称，或代表一组密切相关的疾病。尽管这一名称并不能概括地反映整个疾病的全貌或特征，但是，这一名称已被临床医学家所沿用。

Osler 首次叙述和使用 SLE 名称见于皮肤病学文献。1914 年 Klemperer 等对本病病理研究提出了"胶原血管病"的概念。1948 年 Hargrave 对本病的重要发现是 LE 细胞的存在。近 30 余年来，由于免疫学和免疫病理学的发展，证实了本病免疫学上一系列变化或畸变。近来由于对此病有了较深的认识，尤其是将新的实验检查方法应用于诊断和指导治疗，发现了许多不典型、轻型和早期的病例，加上治疗方法与手段的改进和增加，国内还应用中西医结合治疗方法，使很多患者得到早期诊断、及时治疗，重要器官免受侵犯或减少损害，从而显著改善了预后。5 年存活率已从 70% 提高到 90% 以上。系统性红斑狼疮是现代医学病名，在中医文献虽然尚未查到与之相类似的病名，但今人从临床经验出发，有人据皮损特征，称之红蝴蝶（赵炳南）、马缨丹（华山医院）；有人根据病情的危笃，认为近于温毒发斑（朱仁康）；有人依据主要症状，关节疼痛，贯穿始终，故隶属于痹（顾伯华）；伴有肾炎、肾功能损害属水肿；有肝脏损害属黄疸、胁痛；有急性心内膜炎、心肌损伤属心悸；有胸水属悬饮，等等。由此可见，本病证候纷杂，变化多端，很难明确地划属于某一证候，不过，从辨证论治的原则出发，大致归纳如下。从病因病邪来看，属热毒之邪；从脏腑损伤来看，以五脏六腑为主；从气血阴阳偏亢而论，以阴虚血热者居多；从标本虚实而言，以本虚标实常见。

发病前，通常有先天禀赋不足，复加日光暴晒，或者情志抑郁，或者暴受外伤，或药物中毒等多种因素，皆能导致阴阳气血失于平衡，气血运行不畅，气滞血瘀，阻于经络或脏腑，因此，在分析病因病机时，只要本着"审证求因"的理论原则，在大多数情况下可以分清疾病的性质，进而确定病位，为辨证论治奠定基础。

### （二）治疗方案

#### 内治法

尽管本病证候复杂多变，缓解与恶化交替出现，但在临证中只要本着"凡诊病施治，必须先审阴阳，乃为医道之纲领"（《景岳全书》），就能执简驭繁。鉴于上述繁多的证候，很难有一个公认的统一证型。现按病程进展的缓急，以脏腑辨证为纲，参合六淫、虚实辨识部位所在，分述如下。

（1）毒热炽盛证

主症：多见于病变伊始，患者以少女居多。突然发生高热（39℃以上），或壮热持续数天不退；面颊发生典型的蝶形红斑，手足等处亦先后出现形态不规则的红斑、瘀斑、紫斑，乃至皮下出血；肌肉、关节疼痛，不能下床步履；烦躁不安，口干唇裂咽燥；周身酸软乏力，神志恍惚，严重时还会出现神昏、谵语、动风抽搐。部分患者伴有吐血、衄血、便血、尿血等。舌质红或红绛，苔薄黄或光如镜面，脉细数或濡芤。

治法：凉营清热，解毒化斑。

方药：清瘟败毒饮或化斑汤加减。

处方：生石膏15~30g，绿豆衣30g，玄参、炒丹皮、连翘、桑寄生、甘草各10g，炒白芍、寒水石各12g，金银花炭、生地黄炭各15g，琥珀6g。

方释：用清瘟败毒饮重在解毒清热，加化斑汤旨在凉血退斑，两方合用对于本证十分贴切。

（2）心脾两伤证

主症：病程迁延日久，或者患者年龄偏大，多数在30~45岁之间。症见心慌气短，面色㿠白，胸闷不适，健忘，失眠，夜难入睡，梦多纷纭，少食或厌食，形体消瘦，舌质淡红，苔少或薄白，脉虚或沉细。

治法：养心健脾，益气补血。

方药：归脾汤加减。

处方：炙黄芪、党参、干地黄、麦冬各 12g，白术、酸枣仁、当归各 10g，远志、炙甘草、广木香、五味子各 6g。

方释：归脾汤是养血安神、益气健脾的名方。黄芪补脾益气；党参、白术甘温补气，以助黄芪补脾益气之功；酸枣仁、五味子、麦冬、远志宁心安神；木香理气健脾，使之补不碍胃；甘草调和诸药。

（3）肝脾不和证

主症：多见于女性。症见两胁胀痛，胸膈痞满，肝脾肿大，食少或食后腹胀，呕恶嗳气，腹痛肠鸣，黄疸，头晕，失眠，月经不调或者闭经，甚则面色黧黑，舌质淡红，苔薄黄微干或黄腻，脉弦细或数。

治法：疏肝和脾，疏达气机。

方药：逍遥散加减。

处方：软柴胡、厚朴花、陈皮各 6g，当归、茯苓、炒白芍、玫瑰花、白术、川楝子各 10g，干地黄 12g，薄荷 3g，炒谷麦芽各 15g。

方释：逍遥散疏肝理气，是妇人常用的名方，加厚朴花、谷麦芽以增强疏肝理气之功。

（4）脾肾阳虚证

主症：颜面浮肿，腰下水肿更重，指压如烂棉凹陷难起；腰酸重于痛，尿量减少或者夜尿频数，面色灰暗或㿠白，形体怯冷，体倦懒言，或有腹胀、呕恶，便秘或便溏，或有眩晕、头痛，前额尤剧；舌质淡红有齿痕，苔白或白腐，脉沉细迟，尺部尤为沉迟。

治法：温阳益肾，扶脾利水。

方药：真武汤加减。

处方：制附子 15~30g（先煎），茯苓、山药各 15g，土炒白术、党参、姜半夏各 12g，葫芦瓢 30g，炒白芍、广木香、大腹皮、陈皮、山茱萸各 10g，生姜 5 片为引。

方释：真武汤又名玄武汤、固阳汤。生姜味辛温散，可以助附子温肾助阳；党参、白术、茯苓、山药、葫芦瓢健脾利湿，淡渗利水；广木香、大腹皮、陈皮、山茱萸等理气化滞，有利于水肿的消失。

（5）肝风内动证

主症：多见于疾病后期，属危笃之兆。症见壮热持续不退，兴奋多语，或者哭笑无常，时有动风抽搐或瘛疭，或者癫狂发作，或者沉默寡言，昏睡不醒，面瘫或偏瘫，或截瘫，小便失禁或有潴留；舌质红或绛红，苔黄或呈焦黄，脉弦数或弦细。

治法：凉肝息风，化痰通络。

方药：羚羊钩藤汤加减。

处方：羚羊角 3~6g，鲜生地黄 15g，钩藤、生白芍、茯神、滁菊花、桑叶各 12g，远志、连翘心、琥珀各 6g，竹茹、甘草各 10g。

方释：羚羊角清肝息风，钩藤清热平肝以助羚羊角息风解痉之效；生地黄、白芍、茯神平肝安神；桑叶、菊花疏散风热；远志、连翘、琥珀清热护心，防止血瘀心包；竹茹降逆和胃；甘草调和诸药。

（6）气阴两虚证

主症：病情处于邪退正虚的阶段。症见低热或潮热，或五心烦热，神倦形怠，头晕，心悸气短，口干咽燥，腰酸目糊，自汗、盗汗、脱发、关节、肌肉酸胀疼痛，偶有气喘，干咳少痰，或者痰中带血，舌质淡红，苔少或花剥，脉虚细且数。

治法：益气养阴，清化虚热。

方药：生脉散加味。

处方：北沙参 30g，麦冬、干地黄、枸杞子各 12g，五味子、炙甘草各 6g，玄参、黄芪、川贝母、山萸肉各 10g，山药、百合、青蒿各 15g，白茅根 30g，白薇 18g。

方释：生脉散是益气补肺，养阴生津的名方。然后根据临证的表现加入相应药物，如气喘加五味子，干咳少痰加贝母，神疲乏力加黄芪，如此等等，由此而推之。

加减法：低热不退加银柴胡、地骨皮、石斛；关节、肌肉酸胀疼痛加伸筋草、千年健、老鹳草、鬼箭羽；面颊蝶形红斑加凌霄花、红花、鸡冠花；皮下瘀斑加阿胶、仙鹤草、藕节；腰府空痛加炒杜仲、川续断、金毛狗脊；心悸气短加龙眼肉、石莲子、紫石英；头昏目眩加茺蔚子、沙苑子；胸闷气憋加老苏梗、薄荷梗、薤白；咳嗽痰多加蛇胆陈皮末（冲下）、竹茹；食少、腹胀加砂仁、藿香、佩兰、枳壳、鸡内金；虚烦难寐或失眠加合欢皮、酸枣仁、夜交藤、柏子仁；自汗或盗汗加黄芪、糯米根、煅龙牡；尿液中出现红细胞加鱼腥草、大小蓟、白茅根；尿蛋白加金樱子、玉米须、益智仁；肢端青冷或苍白加干姜、细辛、红藤、鸡血藤。

（三）病案举例

胡某，女，28岁，1997年3月初诊。

主诉：系统性红斑狼疮3年。

现病史：患者3年前，因皮肤起丘疹、红斑，伴局部皮疹肿胀，关节疼痛，惧怕光线，于院外确诊为亚急性系统性红斑狼疮，用泼尼松治疗后皮疹好转。现泼尼松每日维持量为15mg。但其关节疼痛终无缓解。双膝关节肿胀酸痛，上下楼时更是步履艰难。自述心慌气短，倦怠乏力，夜间烦躁虚热，难以入睡，遂来我院求治。检查：患者面部可见一直径3cm大小境界线清楚的环形红斑，其中央皮疹近正常，边缘隆起浅红色红晕，少许鳞屑，无明显肿胀。脉虚弱无力，舌质红，少苔。辨证：心脾两伤证。治法：养心健脾，益气补血。方选归脾汤加减。药用炙黄芪、党参、干地黄、麦冬各12g，白术、酸枣仁、当归各10g，石楠藤、海风藤、络石藤各15g，太子参、天冬、丹参、桑寄生、独活、川牛膝各10g。水煎取汁400ml，日1剂，分2次服用，早晚饭后30分钟服用。另全蝎3g（焙黄研末），用药汁送服。

二诊：服方7剂，患者关节疼痛有所缓解。再拟上方又进15剂，关节痹痛基本控制。继守原方出入调治。

三诊：3个月后，患者每日5mg泼尼松即可，现在行走自如。

（四）临证经验

避晒阳光：外出时应戴宽边草帽或者撑伞，穿长袖上衣和长裤，必要时还可酌情外涂遮光剂，如5%二氧化钛霜等。忌用含有光敏类的中、西药物。

避免受凉：久病体虚，卫外阳气虚弱更为明显，因而，容易外感六淫之邪，特别是在肾脏、心脏和肺脏受到损害的阶段，尤要慎避风寒，在发病率高的春夏之际，尽量少去人群集中的公共场所，如商场、剧院等。

避免过劳：鉴于本病免疫功能低下，即使在康复阶段，仍要避免过分劳作，诸如饮食不可过饱、克制房事、户外活动时间不要过长。

力戒嗔怒：《灵枢·百病始生》说："喜怒不节则伤藏。"临床中暴喜暴怒而猝死的事例并不少见。情志思维活动的偏激，往往导致内伤五脏，尤以肝损更为突出。长此以往，就会出现"脾胃病，五乱并作"的现象，因此，要告诫患者心胸豁达，乐观向上，这是十分重要的一环。

注重食疗：《素问·脏气法时论》说："五谷为养、五果为助，五畜为益，五菜为充，气味合而服之，以补精益气。"大凡病情处于活动期，应以软食、水分多的食物为佳，如鲜豆浆、山药糊、二元汤（红枣、桂圆、莲子）等，少吃多餐；病情缓解，体质仍然虚弱，应以软食、烂饭、稀粥和面条为主食，酌情吃些瘦肉末、鲜鸡蛋、鲜鱼汤、新鲜菜、鲜果等。不过，在脾胃功能尚未完全恢复前，应忌食辛辣和不易消化的饮食，以防止伤食或"食复"。

合理用药：病情变化多端，用药切忌繁杂。首先要从理论上了解药物效应的机制，如糖皮质激素是广泛用于本病的主药之一，其机制是该药对激素受体的组织和器官，如肝、脑、肌肉、淋巴组织、胸腺等起直接或间接作用，最近研究证明，已进入核内的受体可以回到胞浆内再被利用，一句话，激素必须与靶细胞受体结合方能发挥效应。但是，长期而大量应用激素，常可引起骨质疏松、血管脆性增加等副作用。此外，对紫外线吸收较多的伞形科中草药，如白芷、前胡等，还有含有汞成分的中成药，最好少用或者不用，尤其是肾病阶段更应谨慎。

计划生育：患者以育龄期的妇女占多数，因此，晚婚和计划生育显得非常重要。一般来讲，肾功能健全，或心脏损害轻微时，可以在有经验医师的指导下生儿育女，否则，应该劝其不要担负妊娠重任，更不要多次妊娠或人工流产。

病情处于活动期阶段，必须卧床安静休息，积极配合治疗；若体温正常，能下床活动，就应因地制宜地进行保健强身的锻炼，使药物与锻炼有机结合，如按摩涌泉、足三里、内关、肾俞、神门等，取其健脾益肾、强心安神的作用。进行吐纳练功，寅时面向南，净神不乱思，闭气不息 7 遍，以引颈咽气顺之，如吞咽硬物，如此 7 遍后，饵舌下津液涌出而咽之。只要细心而认真思考，就可领会这种导引吐纳的真谛。

本病年龄越小，预后越差；男性患者较之女性患者预后要差；妊娠对本病十分不利；病程晚期若出现脑神经症状，预后多凶险；若合并肾炎则有可能演变成慢性肾功能衰竭，治疗不及时或不得法，亦是致死原因之一，应予以高度重视。

### 三、儿童红斑狼疮

#### （一）疾病认识

所谓儿童红斑狼疮，是指一组发病年龄特定在 3~15 岁范围内的患儿，男女性别之比为 4∶1。1829 年 Bieff 首次提出儿童红斑狼疮的概念；1872 年 Kaposi 预感到本病严重的预后，并指出死亡率甚高。

皮肤损害除典型的蝶形红斑外，还能见到麻疹样、大疱性、紫癜、溃疡性、结节性等多种较为少见的皮疹；口腔黏膜也常被侵犯。

内脏损害常见症状：发热，关节，肌肉酸痛，多浆膜炎，胃肠道疾病，疲惫懒言，肾脏病变。特别要重视肾脏受累所造成的种种危害性。

明代张景岳说："小儿以柔嫩之体，气血未坚，脏腑甚脆，略受伤残，萎缩极易……不思培植，而但知剥削，近则为目下之害，远则遗终身之羸。"(《景岳全书·小儿》)张氏告诫之词，道出了小儿辨证论治之真谛。

## （二）治疗方案

对小儿红斑狼疮的治疗，用药要尽量做到轻灵、有效，不可用大苦大寒之剂。

**内治法**

（1）肺卫郁热证（相当于红斑狼疮亚急性偏轻阶段）

主症：面颊弥漫红斑，发热，咳嗽，时轻时重，关节酸痛，但以小关节为主，口干喜饮，厌食，偶有呕吐；脉细数，舌质红，苔少或薄黄。

治法：辛凉宣肺，清热解毒。

方药：银翘散加减。

处方：金银花12g，连翘10g，桔梗6g，薄荷3g（后下），淡竹叶3~6g，甘草6g，生地黄10~15g，大青叶6g，炒丹皮6g，玄参10g，浙贝母10g，桑寄生12g。

方释：方中除用金银花、连翘之类轻宣清透外，加生地黄、丹皮、玄参、大青叶等凉营泄热、解毒褪斑，佐以浙贝母化痰，桑寄生散风祛湿、通痹止痛。

（2）脾肾阳虚证（相当于狼疮性肾炎初、中期阶段）

主症：面色㿠白少华，周身浮肿，腰府以下尤甚，按之凹陷不易复起，食少，腹胀，肢冷，小便短少，偶有便溏，脉沉迟，舌质淡红，苔薄白。

治法：温补脾肾，行气利水。

方药：实脾饮加减。

处方：制附子6~10g（先煎），土炒白术10g，茯苓皮12g，干姜3~6g，广木香6g，厚朴6g，党参10g，黄芪10g，猪苓10g，桂枝3~6g，甘草6g。

方释：方中用白术、茯苓、附子、干姜等药温运脾肾之阳；佐以黄芪、党参益气通阳；木香、桂枝、猪苓化气行水而利小便，阳复水去，脾肾自强。

## （三）病案举例

黄某某，女，11岁，1978年5月就诊。患儿连续发热38~39℃，面颊两侧可见蝶形红斑。某医院经过免疫学检查确诊为亚急性系统性红斑狼疮。入院后给予静脉滴注地塞米松5mg，每日1次。同时内服人参白虎汤加味。3天后体温恢复正常，能够下床活动。激素改为口服，每日口服醋酸泼尼松30mg。内服中药改用实脾饮加减。5日后食欲大增，精神情绪以及面部皮损大有改善，早上吃热干面达三两之多。

### （四）临证经验

#### 1. 护重于治

小儿之病，古人谓之哑科，以其言语不能通，病情不易测，因此，作为患儿的父母，更要精心护理和照料，要勤于观察患儿的各种临床表现，如尿液的颜色，每日排出小便量的多少，食量的增减与好恶，体质有无异常，大便是否秘结或稀溏等。平时的饮食既注意营养，又要容易消化，过分地溺爱，只能贻误患儿。

#### 2. 宁扶不伤

小儿脏腑娇嫩，气血未充。患病之后，处方用药要扶助正气、脾胃之气、肾元之气，千万不要摧残。即使是实证、热证，用药组方也要精简轻锐，中病即止，不可杂投攻下之剂，对于小儿最为切要。

## 四、老年红斑狼疮

### （一）疾病认识

鉴于红斑狼疮多数发生在 18~40 岁之间，而对发生在 50 岁以上的老年红斑狼疮，常常被忽视或者漏诊。1979 年 Baker SB 等对 1425 例系统性红斑狼疮病例统计分析，老年患者有 165 例，占 12%，说明老年红斑狼疮并不少见。除系统性红斑狼疮共同的临床表现外，对老年患者尤其要重视下列病变的诊查与追询：关节炎，主要侵犯手部小关节、腕关节和膝关节；内脏损害，以肾脏损害、胸膜炎、心包炎、肺实质病变以及肝脾肿大比较突出，其发生率为 23%~55%。

老年人虚证居多，守方用药要特别谨慎，补虚不可过偏，治实不可太猛。否则有虚虚实实之弊。

### （二）治疗方案

#### 内治法

（1）气阴两亏证

主症：形体消瘦，疲惫乏力，咳喘气急，胸闷心慌，厌食，口干喜饮，偶尔低热，关节痹痛，或者游走不定，脉沉细而微，舌质红绛有裂纹，苔少。

治法：益气滋阴固本。

方药：拯阴理劳汤加减。

处方：人参（或用白条参代替）10g，麦冬 10~15g，五味子 6g，干地黄10g，炒丹皮 6g，当归 6g，橘红 6g，生薏苡仁 12~15g，炙甘草 10g，何首乌

12g，地骨皮 10g，枸杞子 10g。

方释：方用参、麦、五味子益气养阴以益肺；当归和营通脉；丹皮清肝热；干地黄凉心热；何首乌、枸杞子退肾热。清火即是护阴，阴旺则阳平，从而达到"阴平阳秘，精神乃治"的目的。

（2）肝肾亏损证

主症：头晕，目涩，视物不明，口干鼻燥，腰府空痛，腿痛，足跟痛，四肢无力或倦怠，失眠或夜难入寐，精神萎靡，脉细弱且沉，舌质红绛或裂纹，苔少。

治法：滋补肝肾。

方药：覆盆子丸加减。

处方：覆盆子 15g，五味子 6~10g，制附子 10g，山药 15~30g，熟地黄 12g，土炒白术 10g，山茱萸 10g，酸枣仁 10g，茯苓 10g，白芍 10g，泽泻 6g，炒杜仲 10g，丹皮 6g。

方释：本方是以补肾、滋肝、健脾、安神为重点，乃调节全身功能的著名补剂之一。方用山茱萸补肝肾，熟地黄补肾阴，山药补脾胃，泽泻渗肾湿，丹皮泻肝火，茯苓渗脾湿。附子、五味子强心，酸枣仁宁神，白芍柔肝，白术扶脾，杜仲壮腰。总之，全方组成的特点：补中有泻，补泻交织，确能促进人体正常代谢功能，使阴阳处于动态平衡。

（三）病案举例

陈某某，男性，56 岁，1998 年 4 月初诊。自述 2 年来神疲乏力，夜寐欠安，关节肌肉酸痛，在某院经过免疫学检查，确诊为红斑狼疮，给予皮质类固醇治疗，每日醋酸泼尼松 30mg，一段时间上述症状时轻时重，同时出现汗多，夜间容易惊醒。来徐老处就诊。舌质红，苔少，脉细数，重按无力，证属气阴两虚，治宜益气养阴，培本固肾。方选还少丹加减。生熟地黄各 10g，山药 12g，菟丝子 10g，炙黄芪 10g，党参 10g，天麦冬各 10g，枣皮 10g，楮实子 10g，五味子 6g，桑叶 10g，钩藤 12（后下），枣仁 10g，柏子仁 10g，夜交藤 12g。水煎服，取药汁 600ml，分 3 次温服。一日 1 剂。

二诊：5 天后复诊，上述症状均有改善，但仍然感觉乏力。守上方加仙鹤草 10g。按方服用 10 天后，皮质类固醇减至每天 10mg。嘱其按上方做成药丸，每日 3 次。1 次 6g，温开水送下。2 个月后复诊，发现上述诸症获得近期疗效。

（四）临证经验

**1. 扶衰抗病，着眼脾肾**

自《黄帝内经》对人体的衰老成因、老化特征以及防衰抗病等问题作了比较系统的论述以来，历代医家不落窠臼，在揭示衰老奥秘方面颇多创见和发挥。徐老认为，在老年红斑狼疮的诊疗过程中，应当重视扶衰与抗病的内在联系。剖析衰老的成因，一是肾（阴阳）亏，二是脾胃衰。众所周知，肾为先天之本，在生长发育、防病抗病等环节中起着重要作用；脾胃乃后天之本，人体出生后发育成长以至生命活动所需物质和能量，均依赖脾胃运化、吸收水谷精微以滋养供给。脾胃在扶衰抗病中的重要性，《医宗必读》曾有一段原则性的论述，"水为万物之元，土为万物之母，二脏安和，一身皆治，百疾不生"。显而易见，扶衰抗病的要旨，就在于补肾理脾，然而，在具体应用中又往往出现补肾不利于脾、扶脾又恐伤肾的胶着现象。对此，应圆机活法，知常以应变，如脾虚时，补之于脾，肾虚时，补肾而兼顾及脾。两者俱虚时，则宜脾肾并补而重于脾，用药不选温燥滋腻之品。因此，李中梓提出"补肾理脾，法当兼行"的原则，可视为治疗老年 SLE 的真谛。

**2. 辨析主次，调燮阴阳**

纵观历代文献对老年病的治疗指导思想，最有代表性的论述，莫过于朱丹溪之《格致余论·阳有余而阴不足论》中的主阴亏观点，张景岳《类经附翼·大宝论》主阳衰论，叶天士之《临证指南医案》主阴阳脉衰和下元肾虚论。上述三家之言均不离"虚"。

在治疗上亦多从补虚入手。然而，阴与阳在机体中呈动态的平衡，平衡是相对的，不平衡是绝对的，特别是在病态中的这种不平衡状态更为突出。因此，辨析主次是调燮阴阳的前提。结合老年 SLE 证候群分析，初期以阴虚证候为主；病程迁延年余后，则会出现阳虚居多的证候；久而久之，由于阴阳互根的原理，还会发生阴虚损阳，或阳虚损阴，导致阴阳两虚证候亦不少见。徐老认为，凡遇老年 SLE 患者，首先要审察阴阳的盛衰，然后令药补偏救弊，调节阴阳。喻氏在《寓意草》一书中，更是从病位的上下、病程的新久、病机的演变、用药的分寸和服药的时辰以及立法的原则诸方面申明要义。喻氏说："夫人身之阴阳，相抱而不脱。故阳欲上脱，阴下吸之，不能脱也；阴欲下脱，阳上吸之，不能脱也。但治分新久，药贵引用，新病者，阴阳相乘，补偏救弊，宜用其偏；久病者，阴阳渐入，扶元养正，宜用其平。引用之法，上脱者，用七分阳药、三分阴药而夜服，从阴以引其阳；下脱者，用七分阴药、三分阳药而昼服，从阳而引其阴。"领悟和掌握喻氏之论，对于正确诊疗老年红斑狼疮，提高疗效，肯定是有帮助的。

### 3. 不论攻补，顾护中州

老年人虚证居多，理当补虚为主。但在临床上虚实夹杂证亦不少，凡见病势急切，当祛其邪，如痹痛、腹胀、厌食、呕恶、水肿、咳嗽等症，应分别予以通痹、行气、和胃、止呕、宣肺、利水，以祛标邪。诚如张子和《儒门事亲》所说："病之一物，非人身之有也。或自外而入，或由内而生，皆邪气也。邪气加诸身，速攻可也，速去可也，揽而留之何也。"然而，人届暮年，衰退既至，若杂投大苦大寒、大辛大热之品，脾土一损，必致杂病多端，故在治疗老年 SLE 的过程中，均要顾护中州。古人谓：胃气振奋，方可峻补；胃气一败，百药难施。更何况老年 SLE 患者元气薄弱较为普遍，尤应重视调补，切忌戕伐，用药亦需谨慎，即是寒病需用热药，亦当先以之温；热病用寒药，亦当先以之清。纵有积宜消，必须先养胃气，不得多剂。《黄帝内经》曰"有胃气则生，无胃气则死"，这一学术思想对治疗老年 SLE 颇具指导意义。

## 五、狼疮性肾炎

### （一）疾病认识

狼疮性肾炎有 4 种类型：①局灶增殖性肾小球肾炎：为最常见的肾脏损害，占狼疮性肾炎的 64%，临床经过多呈良性，表现为隐匿性肾炎，仅有轻度蛋白尿，有时可见镜下血尿。肾病综合征少见，肾功能一般正常，可能为可逆性损害，预后最好。②弥漫增殖性肾小球肾炎：病情最严重的类型。早年认为发病率最高，1969 年 Pollak 等报道此型占狼疮性肾炎的 61%，1971 年 Estes 等报道仅占 13%。分析原因可能与检查方法的进步，轻型病例相对增多有关。常见大量蛋白尿、镜下血尿，75% 病例表现为肾病综合征，约半数病例出现高血压、肾功能衰竭。但也有少数呈隐匿性肾炎者。③膜性肾小球肾炎或膜性肾病：较少见，发病率报道不一，分别为 9%（1969 年）、27%（1970 年）、13%（1971 年）。此型病变有大量蛋白尿，常引起肾病综合征，有时可见镜下血尿，一般无高血压，也不引起肾功能衰竭。预后较好。④轻微病变型：大多无任何肾脏损害的临床征象，少数病例可有轻微蛋白尿。

狼疮性肾炎的证候虽然复杂，但其临床表现仍以浮肿、尿蛋白、高血压为主，与中医学中描述的"水肿""虚劳""眩晕"等相接近。

## （二）治疗方案

### 1.内治法

**（1）风水泛滥证（相当于初期阶段）**

主症：眼睑浮肿，来势迅速，继而四肢和周身皆肿，肢节酸楚，或者烦痛，小便短少或不利，兼有发热、恶寒、恶风、咳喘、咽喉红肿，脉象浮数，舌质红，苔薄黄。

治法：祛风宣肺行水。

方药：越脾加术汤加减。

处方：麻黄6g，生石膏10~15g，甘草6g，土炒白术10g，鲜茅根30g，杏仁10g，桔梗6g，连翘10g，赤小豆15g，生姜3片，大枣7枚。

方释：方中用麻黄、连翘、生石膏宣肺清热；白术、姜、枣健脾制水；杏仁、桔梗宣通肺气，水湿下走，则风水自除；佐以白茅根、赤小豆活血清热、利尿消肿更速。

**（2）命门火衰证（相当于活动期）**

主症：面色灰暗，浮肿，腰下部位的浮肿更为明显，按之凹陷不起，小便量少，腰痛或酸重，阴囊潮湿冰冷，四肢厥冷，怯寒神疲，脉象沉细，尺部尤沉，舌质胖嫩，色淡红，苔白滑。

治法：温补命火，化气利水。

方药：真武汤加味。

处方：制附子15~20g（先煎45分钟），土炒白术10g，茯苓10~15g，炒白芍10g，胡芦巴15~30g，巴戟天10~15g，肉桂3~6g，汉防己10g，黄芪10~15g，赤小豆15~30g，猪苓10~15g，干姜3g。

方释：方用苓、术、芪补脾制水；附、姜壮肾门命火以祛虚寒；白芍敛阴和营；佐以胡芦巴、巴戟天、肉桂更助姜、附温补命火之力；防己、赤小豆活血利水，辅以苓、术之功。肾命火壮，阴水可除。

**（3）脾虚胃浊证（相当于肾功能不全早期或进行性氮质血症期）**

主症：下肢浮肿，小便短少，纳呆，气短乏力，恶心，呕吐，腹胀，时有腹泻，每日2~5次不等，脉细濡，舌质胖微灰紫，苔腻。

治法：扶脾燥湿，降逆和胃。

方药：小半夏加茯苓汤加减。

处方：姜半夏15~30g，茯苓15~30g，厚朴10g，土炒白术10g，泽泻10g，猪苓10~15g，薏苡仁15~30g，淡竹茹10g，白茅根15~30g，陈皮10~12g，伏

龙肝 60g（布包先煎 30 分钟，加水再煎群药）。

方释：方用白术、陈皮、茯苓扶脾燥湿，脾健则水湿可化；重用姜半夏、厚朴、伏龙肝辛开苦降，重在镇逆，制呕化浊；泽泻、猪苓、白茅根清热利尿，导水从小便而出。水湿一除，则脾气渐复。

（4）肝阳上扰证（相当于尿毒症高血压期或晚期）

主症：眩晕，头重脚轻，神志恍惚，头痛，尤以前额区域最重，口苦且干，急躁易怒，甚则抽搐，少寐多梦，尿少，脉弦数，舌质红，苔黄微干。

治法：滋阴潜阳。

方药：建瓴汤加减。

处方：生赭石 30~45g，石决明 15~30g，珍珠母 30g，生白芍 12~15g，何首乌 9~12g，夏枯草 10~15g，钩藤 10~15g（后下），炒枣仁 10g，琥珀 6g（冲下），泽泻 12g。

方释：方用赭石、石决明、珍珠母等介类石药重镇潜阳；白芍、何首乌滋肝补肾之阴；钩藤、夏枯草养血柔肝，辅以介石药以平肝息风；泽泻利水而不伤阴；枣仁、琥珀安神定志。肾阴得滋，阴阳得平，心主自安。

加减法：低血浆白蛋白性水肿加阿胶、鹿角胶、紫河车、黄芪、高丽参；蛋白尿长期不消失加金樱子、山茱萸、莲须、菟丝子、地肤子，重用黄芪、人参、乌梅炭；尿中红细胞加忍冬藤、马鞭草、败酱草、大小蓟、白茅根、鱼腥草；尿中白细胞加蒲公英、野菊花、白花蛇舌草、山豆根、白蔹、红蚤休；头痛加炒杜仲、苦丁茶、蔓荆子；呕恶加刀豆子、砂仁、旋覆花、九香虫；抽搐、昏谵加羚羊角、郁金等。

**2. 外治法**

生大黄 12g，熟附子 10g，牡蛎 30g，加水适量煎取汁 200ml，每日上下午各 1 次，保留灌肠 30~60 分钟后排除。有降低血液中尿素氮的作用。

**3. 针灸疗法**

（1）承淡安经验　取三焦俞、气海俞、上髎、气海、足三里、阴陵泉、肾俞、关元俞、次髎、天枢、关元、三阴交等穴，每日选 5~6 穴，轮换刺之。方法：先予轻刺激，然后用药艾灸之。

（2）南京中医学院经验　取肾俞、气海俞、膀胱俞、脾俞、足三里、三阴交。每次取背部 2 个穴，腹部 1 个穴，下肢 1 个穴。方法：针刺后，每穴艾炷直接灸 5~7 壮。

（3）田从豁经验　主穴取肾俞、脾俞、足三里、合谷；配穴取肝俞、章门、大肠俞、三阴交、气海、三焦俞。方法：多采用轻、中度刺激补法或平补平泻法，每日针刺 1 次，每次留针 15~20 分钟，10 次为一疗程，疗程间隔 3~5 天。

### （三）病案举例

余某，女，16 岁，1970 年 12 月 3 日初诊。主诉：面颊出现红斑半年。现病史：1970 年夏天，患者无明显诱因出现头昏目眩，耳鸣乏力，眼睑、下肢浮肿，经闭未潮，面颊出现蝶形红斑，院外确诊为狼疮性肾炎。用药物（具体不详）治疗后病情控制不佳，现为求进一步诊治，遂来我院就诊收入我科。检查：患者面色萎黄少华，面颊可见蝶形红斑，精神萎靡，声音低微，头发枯槁稀少，尿少、双下肢水肿，皮肤光亮，压之凹陷。脉象细数，舌质淡红，苔薄白。实验室检查：胸透示两胸腔积液，左侧液平线相当于第六肋高度，右侧相当于第七肋下缘。心电图正常。尿液：尿蛋白（+++），红细胞（++），脓细胞（+），透明管型（少许），颗粒管型（+）。肝功能正常。辨证：命门火衰证。治法：温补命火，化气利水。选方真武汤加减。制附子 10g（先煎 45 分钟），熟地黄、泽泻、茯苓各 15g；山茱萸、山药、五加皮、大腹皮各 12g。水煎取汁 400ml，日 1 剂，早晚饭后 30 分钟温服。

二诊：服药 2 周后，患者下肢浮肿基本消退，面颊红斑也有所改善。但其胸腔积液未消，改用标本兼治药。处方如下：葶苈子、绿豆衣各 10g，桔梗、甘草各 6g，大枣 5 个，天麦冬、枸杞子、熟地黄、茯苓、泽泻各 12 g。水煎取汁 400ml，日 1 剂，早晚饭后 30 分钟温服。

三诊：服药 1 周后，患者胸腔积液基本消失，尿蛋白、颗粒管型等未见改善，改用补肾方治之。方选金刚丸加减。炒杜仲 10g，枸杞子、草薢、龟胶（烊化）、鹿角胶（烊化）各 12 g，黄芪 15g，菟丝子 30g。连续服药 1 个月，尿蛋白（+），颗粒管型（少许）。诸症均有明显改善。与此同时，口服醋酸泼尼松，由开始剂量的 20mg/d，2 个月后减为 10mg/d，4 个月后减为 5mg/d。前后治疗达 9 个月，病情获得显著临床改善，然后用金刚丸合四君子丸，熬膏以巩固之。

### （四）临证经验

谨防风寒：大凡肾病后期，阳气虚弱者居多，稍有不慎，易感风寒外邪，诱发或加重本病。《素问·上古天真论》说"虚邪贼风，避之有时"，诚为至理名言。

疮疡宜早防：要重视皮肤上的清洁卫生，早防疮疡的发生。疮疡多为热毒所致，在外热逼营分，热盛化毒，变生疮疡；在内烁灼肾精，精气一虚，正气更虚，抗御外邪的能力减弱，更使病情危重。

重视钠盐调节：以往认为肾小球肾炎处于慢性肾功能衰竭阶段，过分强调限制钠盐的摄入，结果是进一步降低了肾小球的滤过率，从而加重尿毒症。同时，患者又因食少乏味、恶心、呕吐等，使之变得更加衰竭。所以，适当补充钠盐，防止钠盐的丢失，常能阻断这种恶性循环，从而挽救患者的生命。

适量补充蛋白：由于长时间的尿液中蛋白的大量丢失，患者往往脚酸腿软，头晕眼花，下肢乃至周身出现低蛋白性水肿，此时应适量补充蛋白。北京名中医姚正平补充动物蛋白方法有二：其一，鲜小鸡1只（约重1斤半左右），切块，加生姜3片，小火煮8小时左右，煎汤后去油，煮肉时不加佐料和咸味，每次喝汤200ml，每日2次，空腹服下。1只小鸡可煎汤1000~1200ml。其二，鲜鲤鱼1尾，切段，加生姜3片，不加佐料和咸味，煮1小时，每次喝汤200ml，每日2次，空腹服下。1尾鱼煎汤1200~1500ml。

## 六、狼疮性脑病

### （一）疾病认识

红斑狼疮出现的神经精神症状，在病理上的主要改变是脑血管壁的增生、肿胀、破坏和细胞浸润，以及弥漫性微小栓塞，故称之为狼疮性脑病。1875年Kcposi最初注意到本病的神经精神症状；1971年Eeffs等观察150例，其中59%发现中枢神经系统受累，并认为是常见的致死原因之一，仅次于肾脏损伤。引起神经精神症状的因素是多方面的，包括红斑狼疮病理改变直接侵犯脑组织；侵犯肾、心、肝等重要脏器所致的后遗症；红斑狼疮诱发原患的精神病（如精神分裂症、躁郁症、心因性反应等）；由于激素治疗所引起的精神神经障碍等。1977年Atkin等进一步论证：系统性红斑狼疮的中枢神经受累，主要是多种因素所致脑血管病变引起脑循环障碍，以及免疫复合物沉积的结果。

常见的临床表现有嗜睡、谵妄、幻想、幻听、痉挛、偏瘫、失语、眼震、眩晕、舞蹈样动作、脑膜炎样症状、末梢神经病变等。以上诸症，多数出现在红斑狼疮活动期，尤其以终末期更为凶险。尽管狼疮性脑病的表现复杂多变，但以癫痫、颅神经损伤、颅内高压症、偏瘫和截瘫、舞蹈病、精神症状为多见，下面重点分述之。

①癫痫：发生率为17%~50%。通常出现在病情加重，或者病程的终末期，这种症状经常是与重要脏器的损害有关，诸如狼疮性肾炎的氮质血症、高血压脑病、继发性颅内出血等。

②颅神经损伤：发生率为5%~33%。常见的证候在眼区域有失明、外展神经麻痹、三叉神经分布感觉迟钝、舌半侧味觉障碍。

③颅内高压症：头痛、呕吐、视神经乳头水肿等。腰椎穿刺将会发现脑脊液压力增高，但蛋白质及细胞数多半正常。若加用激素治疗能使颅内高压迅速下降。

④偏瘫和截瘫：发生率为2%~4%，这种症状的出现，主要是小动脉病变所致脑出血或者软化的缘故。早期确诊，颇不容易，但经过腰穿刺后，若发现脑脊液的蛋白量增高，补体水平下降，确诊系统性红斑狼疮的可能性就比较大。

⑤舞蹈病：约占2%，通常是狼疮性脑病的早期症状之一。其发生年龄多半在18岁左右，因此，凡遇见青年女性患者在排除其他因素后，若时常发生舞蹈动作者，应高度怀疑是否患有系统性红斑狼疮的可能性。舞蹈动作常常是因为基底节血管病变所致，偶尔是小脑共济失调，故表现出不自主的运动。

⑥周围神经病：比较少见，其发生率仅3%（1956年），到1964年达11.7%，并认为亦不少见。主要表现为多发性神经病变，是由神经细胞和神经纤维本身病变及血管炎所致。

⑦精神症状：发生率为17%~50%，这种相差悬殊的原因，主要是轻型精神障碍比较常见，但由于常被其他症状掩盖而不易被发现的缘故。精神异常表现多种多样，如头痛、记忆力减退、焦急、情绪不安、睡眠障碍等。

⑧器质性精神障碍：可有幻觉、妄想，严重者定向力障碍，甚至出现谵狂昏迷。与感染性或中毒性精神病相似的外因性精神障碍多发生在疾病的晚期，除脑器质性病变外，常由尿毒症、严重贫血、高热等因素所致。

## （二）治疗方案

### 1.内治法

鉴于本病的临床经过，与中医学所论述的癫、狂、痫和温邪逆传心包等相接近，故按其演变和轻重缓急，大致归纳为4个证型。

（1）火扰心包证（相当于初期阶段）

主症：面红目赤，壮热不退，兴奋多语，手足好动，情绪容易激动，夜难入睡，大便秘结，小便短赤，脉沉细或沉实，舌质红，苔少。

治法：清心降火。

方药：清心汤加减。

处方：防风10g，连翘（带心）10g，炒山栀10g，黄芩6g，桔梗10g，大黄（另煎）6~12g，芒硝（冲服）6g，炒黄连6g，生地黄10~15g，生白芍10g，琥珀（冲服）6g，川芎6g，甘草6g。

方释：方用连翘、山栀、黄芩、黄连等苦寒泻火，火折则神宁；防风、桔梗、川芎等，治在上，宣肺开窍、醒脑护神；大黄、芒硝，治在下，通腑泄热、邪去神安；白芍、生地黄、琥珀、甘草，治在中，增液清营、收敛神气。

（2）痰蒙心窍证（相当于中期、终末期阶段）

主症：身热时高时低，突然昏迷不语，时有癫痫发作，或者肢体僵直状如木乃伊，或者连续或间断地做各种各样的奇怪动作。脉滑数，舌质红绛，苔黄腻或黄厚腻。

治法：涤痰开窍。

方药：清心温胆汤加减。

处方：法半夏10g，陈皮10g，麸炒枳实6~10g，白术10g，白芍10g，姜制黄连6~10g，川芎6g，麦冬10~15g，胆南星10g，远志6g，石菖蒲6g，竹茹10g，茯苓12g。

方释：以化痰名方二陈汤为基础，重在燥湿祛痰，治其本；佐以枳实、胆南星以助二陈汤之力，涤痰更速；远志、菖蒲开心窍；川芎醒脑神；黄连泻心火；白芍滋阴血，使邪实得去，正虚得补，各得其好，收效益彰。

（3）虚风内动证（相当于终末期阶段）

主症：手足蠕动，甚则全身性瘛疭，时有不自主的心悸或怔忡，心神不安，精神疲倦，周身乏力，脉虚细，甚至重按欲绝之兆，舌质绛，苔少或镜面苔。

治法：滋阴固脱，潜阳息风。

方药：大定风珠加减。

处方：生白芍18g，阿胶10g，生龟甲12g，干地黄18g，麻仁6g，五味子6g，生牡蛎12g，麦冬（连心）18g，炙甘草12g，鸡子黄2枚（生），生鳖甲12g。

方释：阿胶、鸡子黄取其血肉有情之品，以补阴液而平息内风；白芍、五味子、甘草，酸甘化阴，补阴敛阳；更取龟甲、牡蛎、鳖甲介类潜阳；麦冬、地黄滋阴润燥。阴血充足，虚风内息，瘛疭可止。

（4）肝郁气滞证（相当于缓解期，处于调理阶段）

主症：平素性情抑郁，沉默少言，疑虑重重，食少，睡眠亦少，惊悸多梦，头痛，时轻时重，并有妄想、幻听、幻觉等症，脉弦细，舌质红。

治法：疏肝解郁，清心泻火。

方药：逍遥散加减。

处方：醋柴胡6g，当归10g，生白芍10g，白术10g，郁金6g，陈皮10g，茯神12g，远志6g，川芎6g，琥珀6g（冲服），甘草10g，生谷芽15g。

方释：方用柴胡、郁金、陈皮、远志、川芎等辛散之品，取其舒达气机，加之重用生谷芽，借其生发之气以解肝郁；气郁化火，常能暗耗阴血，故用当归、白芍、甘草以滋阴血；白术、茯神以助脾气；琥珀安魂定志。总之，气机一舒，郁证自除，正如朱丹溪所说，"气血冲和，万病不生，一有怫郁，诸病生焉"。

### 2. 针灸疗法

取风池、天柱、人中、合谷、商阳、昆仑、至阴。手法：泻法，不留针，每日1~2次。

### （三）病案举例

余某某，女，18岁，1980年5月8日初诊。主诉：亚急性系统性红斑狼疮2年，加重1天。现病史：患者原患亚急性系统性红斑狼疮2年，经中西医结合治疗而缓解。1天前看电影时，突然昏倒，四肢抽搐，持续30分钟才清醒，急诊入院。检查：患者面颊弥漫性蝶形红斑，呈扩展倾向；壮热、躁动，时而抽搐，脉虚细而弱，舌质红绛，苔干少津。体温39.7℃，血压140/110mmHg，急性危笃病容，神志不清，烦躁，检查不合作。面颊弥漫性蝶形红斑呈扩展倾向；瞳孔等圆等大，对光反射存在，呼吸急促，心律齐，心率140次/分，未闻及杂音；双肺清晰，腹软，肝脾未触及；由于异常躁动，神经系统无法检查。实验室检查：血红蛋白52g/L，红细胞$1.74 \times 10^{12}$/L，白细胞$9.3 \times 10^9$/L，中性粒细胞0.79，淋巴细胞0.21；非蛋白氮58mmol/L，二氧化碳结合力42.6%，钾3.2mmol/，钠136mmol/L，氯化物103.4mmol/L，钙2.12mmol/L；尿蛋白（+）；狼疮细胞阳性，抗核抗体阳性；心电图提示窦性心动过速。治疗经过：入院后频繁抽搐，几乎每小时1次，持续时间30秒至2分钟不等；如果不抽搐，患者就狂呼乱叫。静脉滴入氢化可的松400 mg/d，加用鲁米那、冬眠灵、奋乃静等，但其病情仍然不见好。辨证：高热伤津，虚风内动。治法：潜阳息风。处方：方用大定风珠加减。阿胶10g，龟甲12g，羚羊角（镑细末）1.5g，炒白芍、钩藤（后下）、干地黄、茯神各12g，珍珠母30g，生龙牡（先煎）15g，山栀、连翘、莲子心、琥珀（冲下）各6g。浓煎取汁150ml，分3次鼻饲推入。

二诊：2天后患者开始安静，抽搐次数也减少，体温下降至37.8℃，手足心热重于手足背，仍然时醒时昏。舌质红绛、无苔少津、有芒刺，证属肝肾阴伤，恐真阴欲竭，急投养阴柔肝、醒脑开窍之方，药用干地黄、麦冬、炒白芍、山药、绿豆衣各15g，石斛、玄参、竹茹各12g，远志10g，天竺黄6g，羚羊角（镑细末）1.5g，服法同上。

三诊：第5天患者由迷蒙逐渐转为清醒，并能正确答话，吞咽动作恢复，改用清营护阴法，药用沙参、生白芍、干地黄各 15g，天麦冬、玄参、山药、玉竹、石斛、沙参各 12g，绿豆衣 15g。水煎取汁 400ml，日 1 剂，早晚饭后 30 分钟温服。激素减至 250mg/d，第 18 天减为 150mg/d，第 31 天改口服泼尼松 40mg/d，第 48 天减为 15mg/d，病情缓解出院，共住院 78 天。

### （四）临证经验

精心护理，防止意外。当本病出现精神症状时，一定要精心护理，密切观察患者的一举一动，凡是隐藏在患者手上的水果刀、绳索等物品都应搜去，以防自杀等意外事件发生。若住在楼上，还要提防坠楼身亡事故。

详询病史，权衡利弊。当系统性红斑狼疮出现神经精神症状时，一定要详询病史，深入了解患者病前的思想状态，是开朗还是抑郁，家族中是否有精神病患者。此外，还要分析自激素治疗以来的疗效如何？重要脏器肾、心、肝对脑病的影响如何？如果排除精神病和其他脏器所致本病的因素，就可酌情加大激素的剂量，否则，在用激素的同时，更要兼顾他病的对症处理。

## 七、狼疮性脂膜炎

### （一）疾病认识

系统性红斑狼疮病变受累的范围，除多脏器外，还可以累及真皮深层和皮下脂肪，使之发生深在性炎症或肉芽肿炎症，临床上将这种皮下肿块或结节称之为狼疮性脂膜炎，或称之为深在性红斑狼疮。1896 年首次报道本病，其后在国内外陆续零星报道，据统计，本病的发生率为 2.4%~2.6%，说明并非特别少见。

在颜面、背部和四肢以及臀部，特别是双下肢的胫前区域，常能发现大小不等、境界清楚的皮下肿块与结节。初期肤色正常，偶有压痛，时间一久，或可见到结节中心部分溃疡；或者遗留萎缩性的硬斑。结节或肿块经过治疗后常可消失，留下略有凹陷性萎缩之外观，少数亦可不治而自然消退。

结节或肿块发生的时间很难肯定，既可能是先有结块，也可能是先病而后出现结块，还可能是与红斑狼疮的皮疹同时发生，更有可能是在治疗结块的过程中，逐渐或相继出现红斑狼疮的典型皮疹。

### （二）治疗方案

#### 1. 内治法

（1）气滞血瘀证

主症：通常在皮下可以扪及结块，小如蚕豆，大如樱桃，乃至更大一些，偶尔有数个结节融合的趋势，肤色正常或者暗红，时有压痛，肢端或呈青紫冰冷，脉沉细，舌质淡红或微有瘀点，苔薄黄。

治法：理气活血，通络散结。

方药：桃红四物汤加减。

处方：桃仁 6g，苏木 6~10g，炙地龙 6g，制香附 6~10g，当归 10g，赤芍 10g，泽兰 10~15g，青皮 6g，丹参 12~15g，川牛膝 6g，酒大黄 6g，生地黄 10~12g。

方释：方用当归、赤芍、丹参、苏木、泽兰活血通络；香附、青皮辛温理气，意在血随气行而归经；佐以地龙、牛膝舒经散结；酒大黄直入血脉以助归、芍、地龙之类，散结止痛效果更佳。

（2）气虚痰凝证

主症：皮下结块，数个融合一处，肤色正常，略有压痛，伴有体倦乏力，头晕，轻微咳嗽，脉虚细重按无力，舌质淡红胖嫩有齿痕，苔白微腻。

治法：健脾益气，化痰散结。

方药：健脾温中丸加减。

处方：潞党参 12g，土炒白术 10g，姜半夏 10g，当归 10g，炮姜 6g，制附子 10g，橘红 10g，僵蚕 12g，土贝母 12g，茯苓 12g。

方释：方用参、术、姜温脾散寒，以化生痰浊之本；夏、茯、陈燥湿化痰，以祛结块之标；佐以僵蚕、土贝母等通络散结。因而，凡气虚痰凝，脾胃虚寒，皆可投之，取其温补脾胃，寓有补土生金、扶正固元之意。

**2. 外治法**

未溃时，选用冲和膏外敷，每日换 1 次。还可用丁桂散掺在阳和解凝膏中外贴患处，3 日换 1 次。

已溃时，若见疮面有淡黄如棉絮状分泌物，外掺九一丹或五五丹外盖生肌玉红膏，每日换 1 次；若见新肉红活，改用生肌散或冰石散外盖黄连膏直至收功。

**（三）病案举例**

夏某，女，35 岁，1997 年 3 月 16 日初诊。主诉：系统性红斑狼疮 16 年，复发加重 11 年。现病史：患者原患系统性红斑狼疮 5 年，曾口服激素和中药治疗，病情一度获得好转。1 年前，自己停服激素，每月坚持内服扶正类中药 10~15 剂，病情尚稳定。1986 年 8 月 25 日始在右大腿屈侧发现硬结，用青霉素、链霉素等治疗，病情不见好转，反而逐渐向深层发展，形成硬结性溃疡，于

1997年3月16日来我院就诊。自述头昏心慌，纳谷欠佳，口干。检查：患者体温、呼吸、血压均正常。右大腿屈侧发现一硬结性溃疡，其大小为5cm×5cm，四周炎性浸润明显，轮廓清楚，仅有轻微压痛。尿常规：蛋白质（＋），红细胞少许，狼疮细胞（＋）。肝功能正常，补体C3：0.04g/L，血沉90mm/h。脉细弱，舌质淡红微胖有齿痕，苔薄白。证属脾虚气弱，痰湿互结，阻滞经络而结块不化。治法：扶脾化痰，散结通络。处方：健脾温中丸加减。药用：党参12g，炒白术10g，姜半夏10g，当归10g，炮姜6g，制附子10g，橘红10g，僵蚕12g，土贝母12g，茯苓12g。水煎服，取汁400ml，日1剂，早晚饭后30分钟温服。局部用黄连膏贴在疮面上，四周则用紫金锭醋调成糊状，外涂，日2次。

二诊：按上方治疗2周后，疮面肉芽组织新鲜红活，分泌物甚少，结块大小缩小至2cm×3cm，纳谷尚可，心慌，肢软等稍轻。予上方酌加清托之品。处方如下：沙参、麦冬、金银花各15g，五味子6g，黄芪、干地黄、浙贝母、茯苓各12g，党参、连翘、甘草各10g，蜈蚣1条。服法同上。局部疮面改用玉红膏盖之，四周仍用紫金锭外涂，日2次。

守方加减又治疗1个月，患者疮面见愈，结块完全消退，残留皮肤萎缩和凹陷。

### （四）临证经验

在溃烂时，应卧床休息，换药时忌用汞浓度较高的外用药，不要乱用手术刀切割，不要乱用冷冻等疗法，只宜灭菌与保护好局部干燥，促使疮面早愈。

# 第五节　瘙痒病

### （一）疾病认识

瘙痒因个体差异的不同，相同的刺激也有不同的反应，结合临床实践，瘙痒引起的原因常有以下几类：

①心理创伤：如情绪紧张、焦虑、恐惧和注意力高度集中等。

②季节变化：如寒冷空气干燥而引起的冬季皮肤瘙痒病，炎热夏天而引起的夏季皮肤瘙痒，这是因为前者由于皮脂腺缺乏，不能濡润肤表；后者则是潮湿，散热功能下降所造成。

③瘙痒因原发性皮肤病而引起，常见有慢性单纯性苔藓、特应性皮炎、钱币状湿疹、疱疹样皮炎、神经官能症性表皮剥脱等。

④瘙痒由原发性内脏疾病而引起的，主要有肝病、肾衰竭、甲状腺功能降

低和甲状腺功能亢进、缺铁性贫血、肠道寄生虫、真性红细胞增多症、恶性淋巴瘤，尤其是霍奇金病、白血病、骨髓瘤、内脏恶性肿瘤、糖尿病、多发性硬化和神经精神性疾病等。

总之，瘙痒病的病因大都不明，但在日常临床工作中，可以观察到其发病往往与神经精神因素密切相关。因为皮肤不是孤立的器官，而是在神经系统管理下发挥它的功能，有些皮肤病就是在神经系统发生功能障碍或器质性病变的情况下发病，如瘙痒病和神经性皮炎，可在情绪忧郁、紧张、焦虑和激动的情况下发病或使病情加重。

中医对痒感的病因和病机进行过阐述的文献，首推《灵枢·刺节真邪》"邪气……搏于皮肤之间，其气外发，腠理开，毫毛摇，气往来行，则为痒"。这段文献提出了三个问题：一是痒的病因是邪气，泛指致病因子；二是病位在皮肤腠理；三是痒是气往来行，呈动态的一种感觉。

其次，《素问·至真要大论》进一步提出了痒痛同源的论点，原文说"诸痛痒疮，皆属于火"，这个火字，清代高士宗在《黄帝内经素问直解》一书中说："火，旧本讹心，今改。"《淮南子》直接指明："痒，痛之为也。"明代张景岳也说："热甚则疮痛，热微则疮痒。"隋代巢元方在《诸病源候论·风瘙痒候》作了进一步的说明："风瘙痒者，是体虚受风，风入腠理，与血气相搏，而俱往来在皮肤之间，邪气微，不能冲击为痛，故但瘙痒也。"由此，推衍出古人所谓"诸痛为实，诸痒为虚之说"的缘由。

综合上述，古人认识到瘙痒发生的部位在肤腠，引起瘙痒的原因有邪气、有火，脏腑定位与心的关系十分密切，导致瘙痒发生的机制是淫气往来，行则作痒，或经气不畅。在治疗方面《灵枢·终始》提出了一句带有指导性的看法，"痒者阳也，浅刺之"。清代沈金鳌在《杂病源流犀烛》一书中，对于皮肤瘙痒，不论是辨证还是用方，均提出了许多值得借鉴的经验："诸痒为虚，血不荣肌……血虚之痒，如虫行皮中，宜大料四物汤，兼有澡洗药；皮虚之痒，淫淫不已，宜四物汤加黄芩，煎水调浮萍末服之；风邪之痒，痒甚难忍，宜菊花散去石膏，加薄荷；酒后之痒，痒如风疮，常搔至血出，宜蝉蜕散。"古人对皮肤瘙痒的辨证及其治疗，迄今仍有较大的临床指导价值。

中医文献认为本病的致病因素有三个方面，一是风湿热邪客于肤表，阻滞经络，致使经气不畅而瘙痒。二是情志抑郁，气血违和，使之肝郁气滞，失于条达。三是饮食辛辣厚味，致使阴血亏损，肤失濡养或者血热扰肤而成。

## （二）治疗方案

临床上将其病因概分为内因和外因。内因，如脏腑气血失调，或久病之躯，表现为气虚血弱，肝肾亏损以及情志不遂等；外因，包括风、寒、湿、热等；均致经气不畅而瘙痒不已。此外，接触皮毛、羽绒、化纤织品以及摩擦，均可诱发皮肤瘙痒。

**1. 内治法**

（1）血热生风证

主症：多见于青壮年人，好发于夏季，症见皮肤瘙痒，触之灼热，搔破处呈条状血痕，遇热逢暖则剧，近寒得冷则轻，每随心绪烦躁或食入辛辣则瘙痒加甚；伴心烦口渴；舌质红，苔薄黄，脉弦数。

治法：凉血清热，消风止痒。

方药：止痒息风汤加减。

处方：生地黄、生龙牡各15g，玄参、当归、白蒺藜、丹参各10g，防风、甘草、蝉蜕、黄芩各6g。

方释：方用生地黄、玄参、黄芩清热凉血；防风、蝉蜕、白蒺藜散风止痒；当归、丹参活血通络，以助防风等止痒之效；生龙牡、甘草息风止痒。

（2）风盛作痒证

主症：多发于春季，症见周身瘙痒，痒无定处，搔破出血，随破随收，很少毒染化脓，破损处干燥或结痂，很少渗液，经年累月，患处皮肤肥厚，或状如牛领之皮，或状如席纹，舌质红，苔薄黄，脉弦数。

治法：搜风清热，败毒止痒。

方药：乌蛇祛风汤加减。

处方：乌蛇、羌活、蝉蜕、荆芥、黄芩各6g，防风、连翘、金银花各10g，赤小豆、钩藤、刺蒺藜各15g。

方释：方用乌蛇、蝉蜕、钩藤搜风止痒；羌活、荆芥、防风、刺蒺藜散风止痒。两组药虽然都有止痒之效，但前者偏于祛毒，后者偏于散血。金银花、连翘、赤小豆、黄芩清热败毒，旨在控制毒热。

（3）风热客肤证

主症：多发生在长夏之季，以青壮年居多，症见皮肤剧烈瘙痒，由于反复搔抓或热水烫洗，呈湿疹样外观，舌质淡红，苔白腻，脉弦滑。

治法：祛风胜湿，清热止痒。

方药：全虫方加减。

处方：全蝎、皂角刺、苦参各6g，白蒺藜、威灵仙、白鲜皮、黄柏各12g，生薏苡仁、赤小豆各15g，丹皮、防风各10g。

方释：方用全蝎、苦参、皂角刺、白鲜皮、威灵仙、白蒺藜既散风祛湿，又祛邪止痒；薏苡仁、赤小豆、丹皮、黄柏清热化湿，清心解毒。

（4）风寒束表证

主症：多发于冬季，以阳气不足者居多，瘙痒可见于周身，胫前区域尤为明显，寒冷诱发或加剧，或因气温急剧变化，如自寒冷室外，骤入暖室之内；或解衣卧睡之时，均会导致瘙痒加剧，症见皮肤干燥，上覆少许糠秕状鳞屑，瘙痒逢暖或汗出时，则可减轻，舌质淡红，苔薄白，脉浮紧或浮缓。

治法：散寒祛风，和营止痒。

方药：麻黄桂枝各半汤加减。

处方：麻黄绒、桂枝各1.5g，炒白芍、桔梗、荆芥、防风、干姜各6g，羌活、独活、甘草各4.5g，大枣7枚。

方释：方用麻黄、桂枝、白芍、甘草、大枣、干姜调和营卫，祛肤腠寒邪；荆芥、防风、羌活、独活、桔梗疏风散寒，消风止痒。

（5）血虚生风证

主症：多见于老年人或体虚之人，好发于秋冬季节。症见皮肤干燥，遍布抓痕，夜间痒甚，或因过度劳累，痒感加重；伴见神情倦怠，面色㿠白，昼不精，夜不瞑，心悸失眠，食欲不振；舌质淡红，苔少或薄白，脉虚细且数。

治法：养血消风，润燥止痒。

方药：养血润肤饮加减。

处方：当归、天冬、麦冬、天花粉、黄芪各10g，生熟地黄、何首乌、钩藤各15g，黄芩、红花、桃仁各6g，皂角刺、升麻各4.5g。

方释：方用当归、二冬、天花粉、二地、何首乌柔肝益肾，滋阴润燥；钩藤、皂角刺、升麻消风止痒；黄芪固表扶正，以防外邪侵入。

（6）瘀血阻滞证

主症：可发生于任何年龄，瘙痒多限于腰围、足背、手腕和腰骶等区域，症见抓痕累累，部分抓破则有瘀血外溢，或紫色条痕明显；伴有面色晦暗，口唇色紫；舌质暗或有瘀点或瘀斑，苔少，脉细涩。

治法：活血化瘀，消风止痒。

方药：活血祛风汤加减。

处方：当归、桃仁、益母草、防风各10g，荆芥、红花、甘草、蝉蜕、赤芍各6g，白蒺藜、钩藤各12g。

方释：方用当归、桃仁、红花、赤芍、益母草活血化瘀，通络止痒；荆芥、防风消风止痒，白蒺藜、钩藤息风止痒，前者治在表，后者治在里，两者合用，止痒效果更加明显。

（7）脾虚卫弱证

主症：多见于恣食鱼虾、海鲜，或者接触皮毛等物，症见瘙痒时轻时重，皮肤上常能见到抓痕和针帽大小的血痂；兼有气短乏力，倦懈懒言，不任劳作，大便干结或稀溏；舌质淡红，苔少或苔薄，脉虚细弱。

治法：健脾益气，佐以固表。

方药：人参健脾汤加减。

处方：党参、黄芪各10~12g，土炒白术、陈皮、防风各10g，茯苓皮12~15g，荆芥、砂仁（后下）、炒枳壳、玫瑰花、甘草各6g，炒黄连1.5g，广木香3~6g。

方释：方用党参、黄芪、白术、陈皮、茯苓、木香、砂仁益气健脾，以固其本；防风、荆芥、枳壳散风止痒，以治其标；黄连清心泻火；玫瑰花疏肝理气，既助参、芪益气健脾，又帮荆、防消风止痒。

加减法：瘙痒病变在上半身加白附子、桑叶、杭菊花；瘙痒病变在下半身加炒杜仲、桑寄生、川牛膝；瘙痒泛发全身加浮萍、刺蒺藜、苦参、白鲜皮、地肤子；顽固瘙痒加皂角刺、炙山甲、乌梢蛇、全蝎、苍耳子、威灵仙；淫痒渗液加僵蚕、茯苓皮、茵陈、赤小豆；瘙痒抓破易致毒染加焦山栀、黄柏、蛇舌草、蒲公英、野菊花；血热甚者加地榆、紫草；风邪甚者加防风、全蝎；皮肤肥厚加姜黄、莪术、丹皮、丹参、阿胶；口渴便秘加生大黄、知母；心悸失眠加枣仁、柏子仁、夜交藤；神疲乏力加何首乌、人参；恶寒肢冷加炮附子；血虚者加当归身、桑椹。

### 2. 外治法

痒感泛发时，选用地肤子、苍耳子、浮萍、益母草、丝瓜络、木贼草、香附、蚕沙、金钱草、吴茱萸、厚朴、蛇床子等，任取3~4味，各30~60g，煎汁，温洗全身；或酌情外搽百部醋，然后外扑清凉粉、甘石散等。

皮肤干燥发痒，且有肥厚时，选用黑油膏、润肌膏外涂。

### 3. 针灸疗法

毫针法：

（1）辨证取穴

血热生风证：主穴风池、大椎、血海；配穴风府、曲池、足三里。

血虚生风证：主穴血海、膈俞、足三里、三阴交；配穴百会、丰隆、行间。

风盛作痒证：主穴风池、风府、百会、血海；配穴太冲、大椎、阳陵泉。

风湿外袭证：主穴条口、丰隆、中脘、曲池；配穴风池、下脘、足三里。

风寒外束证：主穴气海、关元、足三里、百会、风池；配穴肾俞、中脘、三阴交。

瘀血阻滞证：主穴血海、膈俞、足三里、三阴交；配穴百会、丰隆、行间。

湿热下注证：主穴太冲、三阴交、阳陵泉、足三里；配穴曲池、丰隆、行间、下脘。

（2）辨病取穴

全身性瘙痒病：主穴曲池、血海；配穴合谷、足三里、肺俞。方法：实者泻之，虚者补之。针刺得气后留针30分钟，日1次。

局限性瘙痒病：主穴会阴、阴廉、曲骨；配穴阴陵泉、三阴交。

## （三）病案举例

王某，男，68岁，1978年12月4日初诊。据述，皮肤瘙痒持续多年，入冬尤甚，其部位集中在双下肢胫前，甚至波及躯干，曾用过钙剂和抗过敏治疗，痒感并未控制。检查：胫前或躯干皮肤干燥，糠秕状脱屑，线状抓痕明显，部分结有血痂。痒感状如虫行，影响夜间睡眠。脉象细数，重按无力。舌质暗红，有龟裂现象。苔薄。证属血虚生风。治宜养阴润肤，佐以止痒。方选养血润肤饮加减。

药用：当归、天冬、麦冬、天花粉、黄芪各10g，制何首乌、炒白芍、淫羊藿、当归、钩藤（后下）各12g，女贞子、干地黄、丹参、玄参各10g，刺蒺藜、生龙牡各15g，炒枳壳、制大黄各6g（后下）。

二诊：服上方5剂后痒感明显减轻，又守上方内服18剂而愈。并嘱经常食用黑芝麻糊之类以补肾润肤。

## （四）临证经验

皮肤瘙痒既是皮肤病最常见的自觉症状，又是治疗十分复杂的一种疾病。在临证中，当分清虚实论治。实证一是疏风止痒，二是通腑止痒；虚证则应从肝肾论治。若发现内脏疾病所引起的瘙痒，其治疗的重点，以内治原发疾病为主。同时要避免过度搔抓，以防抓破继发感染。避免用碱性强的肥皂洗浴，且忌热水烫洗；内衣以穿柔软的棉织品为宜，不可穿毛织品。忌饮酒类及辛辣等刺激性食品，少吃鱼虾海味等食物，鼓励多食蔬菜水果，保持大便通畅。

祛除病因，恰当施治，预后良好；部分顽固不愈病例，可作搜索性检查，重点是肝胆、内分泌和血糖以及体内潜在性癌肿等。

不过，应当指出，古今临床医家喜用虫类药物止痒，如蜈蚣、全虫、乌蛇、蜂房、白花蛇、水蛭等，这些药物对风毒顽痒，用之恰当，效如桴鼓，但临床证实，部分患者服药后，痒感反而加重。徐老对此提出三点解决方法：一是询问平素喜食鱼虾鸡蟹类食物皮肤是否过敏。二是以往是否用过虫类药或鳞介类药物，效果如何。三是初诊从小剂量开始，服后，痒感减轻则可再加大剂量。总之尽量做到药贵在精，药贵对证，是十分重要的。

## 一、头皮痒

### （一）疾病认识

有人推测，头皮痒的发生，主要是由于皮脂的大量溢出和化学成分的改变。一是皮脂溢出有利于卵圆形糠疹芽孢菌的繁殖、生长，侵犯头皮而发生瘙痒。二是外溢的皮脂在非致病微生物的作用下，分解出游离的脂肪酸，刺激头皮也能引起瘙痒。此外，精神因素、饮食习惯、嗜酒、维生素B的缺乏，还有某些先天性疾病、肾上腺肿瘤、乳癌等都能促进头皮痒的发生。头皮痒在许多疾病中都存在，常见的有皮脂溢出、石棉状糠疹、脂溢性皮炎、头部银屑病、婴儿湿疹、白癣等。

中医学将头皮痒统称为头部白屑或称白屑风。《医学入门》说：头皮燥痒，生白屑。这是白屑风的最早记载，其后《外科正宗》也说白屑风多生于头、面、耳、项、发中，初起微痒，久则渐生白屑，叠叠飞起，落之又生，此皆起于热体当风，风热所化，治当消风散、玉肌散，次以当归膏润之。发中作痒有脂水者，宜翠云锭擦之。由此可见，本病有干性与湿性之分。

### （二）治疗方案

造成这种多屑而痒的原因，多与风热外邪侵袭腠理毛孔以及湿热蕴结、饮食不调有关。

#### 1.内治法

（1）肌热风燥证

主症：素喜辛热，或炙煿之品，肤腠内热偏盛，风邪袭入毛发，郁而化燥，肤腠失养，症见燥痒毛发脱落。脉数，舌质红苔少。

治法：凉血清热，消风止痒。

方药：凉血消风散。

处方：防风、荆芥各6g，生地黄、茯苓、白术、炒薏苡仁各12g，黄芩、蝉蜕、蛇蜕各 3g，干蟾皮 1g。

方释：防风、荆芥、蝉蜕、蛇蜕、干蟾皮均能宣散肤腠风热之毒痒；生地黄、黄芩清血分之热，薏苡仁、茯苓、白术甘温健脾，治在固本。

（2）湿热蕴结证

主症：头皮油腻，并有污垢性头屑，时常微痒，脉滑数，舌质红苔薄。

治法：清热除湿，散风止痒。

方药：祛风换肌丸加减。

处方：苍术、石菖蒲、制何首乌、威灵仙各 6g，当归身、川芎、赤茯苓、焦山楂、杭菊花、茵陈各 10g。

方释：苍术、石菖蒲、威灵仙、川芎均为祛湿开窍之品，又能散风止痒；赤茯苓、茵陈导湿下行；焦山楂化浊降脂；杭菊花、制何首乌、当归身既能散风止痒，又能护发生发。

**2. 外治法**

处方：透骨草、山豆根、王不留行、牙皂等煎水取汁洗头，能收到祛屑止痒、除脂护发的作用。

（三）病案举例

王某，女性，34 岁，2005 年 5 月 3 日初诊。自述头皮发痒，鳞屑较多有 3 个月之久。检查：头部特别是枕部可见大片灰白色鳞屑，相互融合成片，部分抓破有腥臭气味，舌质红，苔少，脉细数。治宜清热化湿，疏风止痒，方选祛风换肌丸合二妙丸。药用：炒薏苡仁 15g，炒白术、炒黄柏、苍术、石菖蒲、制何首乌、威灵仙各 6g，当归身、川芎、赤茯苓、焦山楂、杭菊花、茵陈各 10g，川牛膝 12g。水煎取汁 600ml，分 3 次饭后 30 分钟温服。

外用透骨草、楮桃叶各 15g，梓白皮、人参叶、桑叶、益母草各 12g，松针 10g。浓煎取汁 1000ml，外洗患处。1 周 2 次。

二诊：1 周后，患者痒感和鳞屑明显减轻，其范围也有收缩趋势，守原方内服外治。3 周后鳞屑和痒感基本消除，嘱其内服防风通圣丸，每日 2 次，温开水送下。以善其后。

（四）临证经验

本病常呈慢性而缠绵，在治疗及生活中，必须注意四点。一是少食辛辣甘肥及酒类；二是情绪要开朗豁达；三是洗头不可太勤，更不要擅自使用劣质洗发水；四是尽量少熬夜，中青年人建议在 11 点前睡觉。

## 二、耳痒

### （一）疾病认识

耳分外耳、中耳和内耳三部分。耳痒经常发生在外耳和内耳的通道上。中医学认为耳为肾窍，肾气通于耳，肾气和则肾能闻五音。凡耳病，包括耳痒在内，均应从肾的寒、热、虚、实去考察，不能仅当作火邪或外邪论治。

一是耳内潮湿发痒，掏之有少许黏稠状分泌物，缠绵难愈，这是肝经湿热上壅所致。二是耳内突然干痒，掏之略减，隔断时间，痒感复发，这是风火上乘的缘故。三是耳内奇痒难忍，非要挑剔出血，方才住手。这是肾虚风毒上攻所致。鉴于临床表现的不一致性，内服汤药也有明显的差异。

### （二）治疗方案

#### 1. 内治法

（1）湿热证

主症：耳内潮湿发痒，掏之有少许黏稠状分泌物，缠绵难愈，痒感时轻时重，舌尖红，苔薄黄，脉弦数。

治法：清肝化湿。

方药：清肝汤加减。

处方：柴胡、黄芩、赤茯苓、山栀、丹皮各6g，防风、生地黄、泽泻、茵陈各10g，蝉蜕、甘草各3g。

方释：方用柴胡、黄芩、山栀、丹皮、生地黄清肝泻火；防风、蝉蜕散风止痒；赤茯苓、泽泻、茵陈、甘草清热化湿。

（2）风火证

主症：外耳或内耳突然暴痒，隔段时间又痒，舌红苔少，脉浮数。

治法：疏风清热。

方药：清胆汤加减。

处方：荆芥、防风、刺蒺藜、钩藤、天麻各10g，柴胡、山栀、黄芩各6g，苦参、苍耳子、羌活各3g。

方释：方用荆芥、防风、苦参、苍耳子、羌活散风止痒；刺蒺藜、钩藤、天麻息风止痒；山栀、黄芩、柴胡清泄肝胆毒热，热清风散，则痒可除。

（3）肾虚证

主症：耳内奇痒难忍，非要挑剔出血不可，舌淡苔少，脉虚细。

治法：固肾清肝。

方药：玄参贝母汤加减。

处方：知母、黄柏各6g，生地黄、玄参、贝母、枣皮、丹皮、茯苓、泽泻各10g，蝉蜕6g，钩藤、杭菊花各12g。

方释：方用黄柏、知母、生地黄、玄参、丹皮清泄肝肾虚热；蝉蜕、枣皮、钩藤、杭菊花柔肝息风以止痒；茯苓、泽泻、贝母清利湿热。

**2. 外治法**

耳内发痒，选用花椒10~15g、麻油90~85ml，浸泡1周，滤去药渣，取油滴耳，每次1~2滴，日1次。

耳内干痒，用75%乙醇滴入耳内1~2滴，日1~2次。

### （三）病案举例

徐某，男性，52岁，2021年3月初诊。自述耳道时常瘙痒，持续1年之久。西医检查无中耳炎。检查：外耳道无渗液，干燥发痒，夜间尤重，性情急躁，舌质红，苔少，脉弦数。证属肝热风火，治宜清肝息风止痒。方选清胆汤加减。药用：炒龙胆草、焦山栀、黄芩、石菖蒲、防风各3g，生地黄、炒丹皮、炒荆芥各6g，钩藤12g（后下），蝉蜕、蛇蜕各1.5g。一日1剂，煎取汁水600ml，分3次饭后30分钟温服。

外用75%乙醇，每日2次，每次2~3滴，滴入耳内。

二诊：1周后复诊，干燥发痒明显减轻，守上方治疗2周后，痒感基本得到控制。

### （四）临证经验

耳痒虽为小疾，但有时也十分扰乱人的情绪，临证中要排除耳膜疾患，或者中耳炎、外耳道湿疹等。同时不要用手去挠抓，洗澡时尽量防止水流入耳内，必要时带上耳塞。

## 三、眼睑痒

### （一）疾病认识

眼睑分上下两睑，为眼球的保护器。眼睑痒主要发生在眼睑部位的睑缘炎，俗称烂眼边。本病多数是因风沙、烟尘，其次是沙眼、慢性泪囊炎等的刺激，致使眼睑干痒或刺痛。

睑缘炎因致病因素不同，病变部位各异，临床主要分为四类：

①鳞屑性睑缘炎：主要由葡萄球菌感染所致，在睫毛间有散在的白色鳞屑，剥除鳞屑后，显露轻度充血。

②溃疡性睑缘炎：致病因素和鳞屑性睑缘炎相同，但睑缘红肿、肥厚、结痂，剥除痂皮可见小脓点和溃疡，日久睑缘瘢痕收缩，有形成倒睫或睑外翻的可能。

③眼角睑缘炎：病变发生在眼睑内、外眦部位，皮肤发红，眼角处球膜充血。

④湿疹性睑缘炎：因泪水外溢，使睑缘经常潮湿而发生湿疹和糜烂。

（二）治疗方案

1. 内治法

（1）风毒证

主症：眼睑发痒，痒如虫行，重者奇痒难忍，经常摩擦，舌红苔少，脉浮。

治法：搜风止痒。

方药：祛风一字散加减。

处方：制川乌、川芎、羌活各3g，荆芥、防风各10g，杭菊花、钩藤各12g，甘草6g。

方释：方用川乌、川芎搜风祛湿；羌活、荆芥、防风散风止痒；杭菊花、钩藤、甘草息风止痒。

（2）风热证

主症：眼睑发痒，并见轻微充血或少量鳞屑，舌脉正常。

治法：疏风清热。

方药：银翘散加减。

处方：金银花、连翘、炒牛蒡子、荆芥、防风各10g，生地黄、大青叶各12g，蝉蜕、浮萍各6g，白茅根30g。

方释：方用金银花、连翘、大青叶搜风清热；牛蒡子、荆芥、防风、蝉蜕、浮萍消风止痒；生地黄、白茅根凉血清热。

（3）湿毒证

主症：眼睑发痒，兼见潮湿，轻微糜烂或者浅表溃疡。舌红苔薄黄，脉濡数。

治法：清热除湿。

方药：除湿汤加减。

处方：生地黄、茵陈、薏苡仁、赤茯苓各12g，苍术、防风、刺蒺藜各10g，炒龙胆草、山栀、黄芩各6g。

方释：方用生地黄、山栀、黄芩、龙胆草清热解毒；薏苡仁、茵陈、赤茯苓、苍术清热祛湿；防风、刺蒺藜消风止痒。

**2. 外治法**

眼睑潮湿发痒时，选用黄连油外涂，日1~2次。

眼睑干燥脱屑发痒时，选用玉红膏外涂，日1~2次。

### （三）病案举例

汪某某，女性，48岁，2022年7月初诊。眼睑周围刺痒不适达半年之久，有时由于用手搓擦，眼皮发红，甚则结膜充血，舌质红，苔薄黄，脉浮数，证属风热上乘，治宜疏风散热止痒。方用银翘散加减。

处方：金银花、连翘、杭菊花、炒牛蒡子各10g，生地黄、炒丹皮、炒荆芥各6g，青葙子、谷精草、炒龙胆草各3g，一日1剂，浓煎取汁600ml，饭后分3次温服。外用蛋黄油外涂，一日2次。

二诊：10天后复诊，眼睑瘙痒和结膜充血基本消失，嘱其注意洗脸毛巾定期消毒。再守原方治疗1周巩固之。

### （四）临证经验

眼睑是皮肤与黏膜的交接处，少用化妆品，如眼影之类。中药治疗有三条基本原则：一是辛凉搜风；二是照顾脾肾，特别是病程日久或者反复发作者；三是适当地选用特效药物，如青葙子、芫蔚子等。

## 四、鼻痒

### （一）疾病认识

鼻由外鼻、鼻前庭、鼻腔和鼻窦四部分组成。在鼻腔和鼻窦的黏膜内，含有丰富的血管和神经及分泌腺等。外界寒热不均的空气、灰尘、烟雾和有刺激性的气体，吸入鼻腔，刺激鼻黏膜后常能导致鼻痒的发生。

中医学认为，引起鼻痒的常见原因：一是风热或风寒外邪的侵袭，二是湿热疳火的上熏。前者多见于感冒，后者多属于小儿疳积。此外，在鼻前庭发生刺痒，鼻翼两侧湿烂发痒，应当予以分辨。

### （二）治疗方案

**1. 内治法**

（1）疳毒证

主症：患儿鼻痒，时用手掏，伴见形体瘦削，腹胀，偏食，毛发焦枯，口臭。舌淡，苔腻，脉细弱。

治法：调脾和胃。

方药：六君子汤加减。

处方：党参、茯苓、白术、陈皮、法半夏各10g，砂仁（后下）、蝉蜕、使君子、防风各6g，辛夷花、胡黄连各3g。

方释：方用参、术、苓、陈皮、砂仁、法半夏扶脾和胃；蝉蜕、防风、辛夷花通窍止痒；使君子杀虫除疳；胡黄连清肝泻火。

（2）湿热证

主症：鼻翼或鼻前庭潮红湿烂，奇痒，抓破有少量渗出，伴有手足心发热，大便不调。舌红，苔薄黄，脉濡数。

治法：清化湿热。

方药：五福化毒丹加减。

处方：连翘、玄参、甘草各10g，生地黄、桔梗、炒牛蒡子、赤芍各6g，青黛、黄连各3g，绿豆衣15g。

方释：方用连翘、玄参、青黛、黄连清热化湿；桔梗、牛蒡子散风止痒；赤芍、生地黄、绿豆衣、甘草凉血褪斑。

# 五、唇痒

## （一）疾病认识

口唇由口轮匝肌所围绕，其外有皮肤覆盖，其内被有黏膜，因而唇红区域是皮肤与黏膜移行部位，分布着丰富的血管、神经网、皮脂腺和混合腺体。

唇痒的发生，主要与刺激因素有关，特别是口唇化妆品、刺激性食物更为多见。

中医学认为，唇为肌肉之本，脾气精华比较集中地反映在口唇上。从唇的色泽及局部形征，不仅能测知疾病的深浅，而且还能推测致病的某些原因。比如湿病则唇肿，风病则唇动，寒病则唇揭，热病则唇皲，燥病则唇裂，火病则唇痒，气病则唇麻，血病则唇木等。唇痒因火致病居多，但在内服药中，不可过用凉药，须在轻发之中，兼顾辛散较为妥当。

## （二）治疗方案

### 1.内治法

主症：口唇红肿或皲裂，痒感时轻时重，舌红苔少，脉濡数。

治法：清脾泻火，佐以辛散。

方药：泻黄散加减。

处方：藿香、佩兰、防风、石斛各10g，生石膏、玄参各12g，白芷、升麻、黄芩、枳壳、甘草各 6g。

方释：藿香、佩兰芳香化湿；生石膏、玄参、石斛、黄芩养阴清热；白芷、防风、枳壳散风止痒；升麻、甘草既解毒清热，又引药上行。

**2. 外治法**

唇痒时外涂黄连膏少许，日 1~2 次。

### （三）临证经验

唇痒包括多种皮肤病，常见的有唇炎、口角炎等。因此在临床中以治原发病为主，适当加搜风润肤之类的药物。如蝉蜕、玄参、铁皮石斛等。这样，不仅对原发病有所裨益，而且对唇痒也有帮助。

## 六、舌痒

### （一）疾病认识

舌是位于口腔内的肌性器官，它既能搅拌食物，又能感觉食物的不同滋味，这是因为舌体同时有感觉神经和运动神经纤维的缘故。正是因为这样，在舌的表面，能见到许多形态不一的乳头，有如丝状、有如菌状、有如轮廓。丝状乳头数目最多，是苔垢生长的主要场所；菌状乳头和轮廓乳头有味蕾存在，能够十分敏锐地察觉各种食物的酸、甜、苦、辛、咸。不过，在舌体表面，对各种味觉的敏感性并不一致，一般而论，甜味在舌尖；苦味在舌根；咸味在舌尖和舌缘；酸味在舌侧面的中部。

舌痒则是指发生在乳头上的一种特殊感觉，引起这种痒的原因，在大多数情况下与某些内脏疾病有关，如糖尿病等；其次是紧张的情绪和过多饮用兴奋性的饮料，特别是咖啡、浓茶，还有巧克力等。这些物质均能激惹舌体上的感觉纤维神经，而引起舌痒不适。

### （二）治疗方案

中医根据舌为心之苗，肾脉夹舌本的理论，对舌痒症多数认为心主火，肾主水，火旺耗阴，阴虚不能制火，虚火更炽，治宜壮水制火。方选麦味地黄汤加减。

处方：麦冬、熟地黄、枣皮、百合、山药各 12g，炒丹皮、五味子、泽泻各 6g，茯苓、炒白芍各 10g。

方释：药用熟地黄、麦冬、枣皮、五味子滋肝补肾；百合补益肺阴；山药补益脾阴；白芍补益肝阴；丹皮泻火；茯苓渗湿。使虚火得以平复。

（三）临证经验

舌痒并不多见，多继发于许多口腔疾病，如口腔扁平苔藓、复发性口腔炎等。在治疗原发病中，适当加入滋肾泻火之类的药品，将有利于疗效的提高，如外用炒蒲黄涂擦等。

## 七、手足掌跖痒

（一）疾病认识

手和足是劳动与活动的主要器官，每天要接触种类繁多的物质，但由于人类本能的保护，很少造成包括瘙痒在内的损伤。

既然如此，为什么有的人在春末夏初或秋末冬初，手足瘙痒难耐，要回答这个问题，还要简要谈一下小汗腺在人体的分布，成人皮肤略有 200 万~500 万个小汗腺，平均一平方厘米有 143~399 个，而手足掌跖每一平方厘米约有 620 个。这些小汗腺的活动，受交感神经的支配，当人情绪紧张，汗腺分泌活动增强，大量的汗液要排出体外，但在掌跖部位受到坚实而较厚的角质层所阻挡，于是在掌跖部位出现潜在性的丘疱疹，汗液中的有机物如乳酸、尿酸等刺激皮内感受器，造成掌跖奇痒。

（二）治疗方案

1. 内治法

（1）湿热蕴结证

主症：病程较短，掌跖反复出现针帽大小的水疱，自觉灼热刺痒，伴有纳谷不香，大便稀溏，舌质红，苔薄黄，脉滑数。

治法：清热化湿，扶脾解毒。

方药：泻黄散加减。

处方：藿香、佩兰、炒薏苡仁各 15g，炒黄连、焦山栀、防风各 6g，泽泻、连翘、车前子（包煎）、六一散各 12g，砂仁 3g（后下）。

方释：藿香、佩兰芳香化湿；薏苡仁、车前子、泽泻、六一散既扶脾，又导湿下行；山栀、连翘清热解毒；防风散风止痒。湿去毒清，痒感自能向愈。

（2）心脾两亏证

主症：病程较长，时常反复，手掌奇痒或灼热，或干燥脱皮。伴有脾气急躁，失眠易怒，舌质淡红，苔少，脉细数。

治法：养心扶脾，佐以祛湿止痒。

方药：归脾汤加减。

处方：黄芪、党参、酸枣仁、柏子仁、太子参各12g，远志、五味子各6g，煅龙骨、生牡蛎各30g，莲子心3g。

方释：药用参、芪益气扶脾；酸枣仁、柏子仁安神益智；龙骨、牡蛎燥湿除浊；莲子心、远志、五味子清心敛气。

**2. 外治法**

灼痒或有潜在性丘疱疹选用陈皮水洗剂：陈皮、乌梅、五倍子各15g，葛根、枯矾各12g。水煎浸泡患处，5~10分钟。日1~2次。

### （三）病案举例

韩某，男性，48岁，2022年7月初诊。掌跖时常出现针帽大小的丘疱疹，自觉刺痒不适，情绪激动时，痒感更为明显，常是夏天加重。舌质淡红，苔少，脉细数。证属心脾两亏，治宜归脾汤加减。药用：当归、炒白芍、黄芪、生熟地黄各15g，五味子、防风各3g，麦冬、炒薏苡仁、茯神各12g，广木香、柴胡各4.5g。一日1剂，浓煎取汁600ml，饭后分3次温服，每次200ml。次煎取汁800~1000ml泡手足。一日1次，每次10分钟。外涂润肤膏之类。

二诊：2周后复诊，掌跖水疱和痒感基本消失，情绪激动也有所缓解，步上方加萱草花7根，小黄米15g同煎。用法同上。10天后告知病愈。

### （四）临证经验

掌跖瘙痒包含多种皮肤病，常见有主妇手、汗疱疹、掌跖湿疹等。在用药时要遵循脾主四肢的原则，既要扶脾化湿，又要散风止痒，必要时加安神宁志的药物，如麦冬、五味子、萱草花、小黄米等。

## 八、女阴瘙痒

### （一）疾病认识

妇女外阴是各种原因引起瘙痒的常发部位，发病的原因大致分为全身性或局限性两大类。全身性因素包括精神因素、糖尿病、淋病、尿失禁、子宫脱垂、宫颈癌等；局限性因素包括白带刺激、阴道滴虫、白念珠菌、卫生纸、避孕药、灌洗剂、紧身裤、橡皮带等。病变的部位在大阴唇、阴阜可见明显抓痕，或干燥呈肥厚样外观。痒感常与月经不调有关，或经前痒感明显加重。部分伴有乳胀或腹痛，行经夹有瘀块。

（二）治疗方案

1. 内治法

（1）湿热证

主症：外阴瘙痒，时轻时重，部分抓破有轻微渗出，或糜烂。舌红，苔薄黄，脉弦数。

治法：滋阴清热。

方药：知柏地黄丸加减。

处方：盐水炒黄柏、炒知母、炒丹皮各6g，干地黄、枣皮、车前子、泽泻、茯苓各12g，钩藤15g，小茴香、柴胡各3g。

方释：黄柏、知母、柴胡、丹皮、干地黄清肝肾郁热；茯苓、泽泻、车前子理湿化浊；枣皮、钩藤、小茴香温阳息风止痒。

（2）肾虚证

主症：女阴瘙痒日久缠绵，局部干燥，甚则皲裂。舌红苔少，脉细弱。

治法：温肾活血。

方药：沉香丸加减。

处方：生熟地黄、山药、胡芦巴、荔枝核各12g，沉香、柴胡各3g，炒杜仲、蛇床子各10g。

方释：方用生熟地黄、山药、胡芦巴、炒杜仲温肾固本；柴胡、蛇床子杀虫止痒；沉香、荔枝核温濡肝肾。

2. 外治法

女阴瘙痒，有少量渗出时，选用路路通方，水煎外洗。日1次。

局部肥厚或轻微皲裂，选用黑油膏薄涂。日1次。

（三）病案举例

张某，女，30岁，2017年12月初诊。自述外阴瘙痒1年有余，口服抗组胺药物后略有好转，停药后则病情反复。检查：大阴唇肥厚，抓痕明显，有少量血痂，舌质红，苔薄白，脉细数。证属肝肾阴亏，湿热下注。治宜滋阴清热，利湿止痒。方用二至地黄汤加减。药用：女贞子、旱莲草、干地黄、炒白芍、茯神各12g，赤茯苓、炒杜仲、炒薏苡仁、土茯苓、马鞭草各10g，柴胡、焦山栀、黄柏各6g，炒蛇床子、防风各3g。一日1剂，水煎取药汁600ml，分3次温服。次煎取汁800ml左右外洗患处。西药抗组胺药不能骤减，嘱其10日减1次，1次减1/2片，直至4日半片则可完全停服。

二诊：1周后皮损和痒感均有不同程度的改善。守法守方再服2周而愈。

### （四）临证经验

女阴之病，多责于肝肾，方中以二至丸为主，旨在滋阴补肾，不温不燥，合以地黄丸共奏滋阴清热之功效，其他诸药有下述三个功效，一是引药归经，如柴胡、黄柏等；二是清热解毒如土茯苓、马鞭草等；三是疏风止痒如防风、蛇床子等。

## 九、阴囊瘙痒

### （一）疾病认识

阴囊瘙痒较之女阴瘙痒和肛门瘙痒要少见一些，而且，这种瘙痒是阵发性的神经瘙痒，因此，在阴囊表皮常常为肥厚粗糙，甚则阴毛也因搔抓而拔光。常常因瘙痒而影响睡眠和工作。这类瘙痒主要是肝肾两虚，肌肤失养所致。

### （二）治疗方案

#### 1. 内治法

主症：阴囊瘙痒，时轻时重，伴有头昏乏力，腰酸膝软。舌质淡红，脉沉细。

治法：滋肝补肾。

方药：麦味地黄汤加减。

处方：麦冬、干地黄、茯神、山药、白芍、枣皮各12g，炒杜仲、钩藤、徐长卿各10g，五味子6g。

方释：方用麦冬、干地黄、五味子、枣皮、山药滋肝补肾；茯神化湿安神；白芍、杜仲、钩藤、徐长卿息风止痒，特别是杜仲对阴囊瘙痒尤不可少。

#### 2. 外治法

同女阴瘙痒。

### （三）病案举例

范某某，男性，38岁，2021年5月4日初诊。自觉阴囊瘙痒数年，潮湿，偶有早泄。检查：阴囊肥厚，状如苔藓，部分抓痕明显，隐约可见血痂，舌质淡红，苔薄白，脉沉细，尺部无力。证属肾虚受风，治宜益肾疏风，方用麦味地黄汤加减。药用：麦冬、熟地黄、山药、炒杜仲、山茱萸各10g，制附子3g，五味子、桑椹、楮实子各6g，茯苓15g，小茴香、鹿茸各1g，一日1剂，浓煎取汁600ml，分3次温服。次煎取汁800ml，外洗患处。扑清凉粉（六一散

30g，梅片 3g）。

二诊：10 天后复诊，痒感明显减轻，早泄有所改善。守方坚持治疗 1 个月左右而愈

（四）临证经验

男子阴囊瘙痒日久不愈，在临证中，徐老认为需抓住四个切入点。一是男子阳虚居多，特别是肝肾。二是用药既要温肾，又要柔肝，使两者协调。三是特殊药物的应用，如小茴香气厚，善除冷气，入肾散发外邪；鹿茸禀纯阳之质，含有升发之气，补真阳通督脉，实有助阳之妙，不过阴虚火旺者禁用。四是尽量少饮酒类，避免湿热丛生。

## 十、肛门瘙痒

### （一）疾病认识

肛门瘙痒在成年人和儿童中时有发生，是一种很普通的皮肤病。一般认为，引起肛门瘙痒的因素不外乎蛲虫、痔核、肛瘘及前列腺炎，其实许多因素均能造成肛门瘙痒，比如突然出现剧烈的肛门瘙痒，直到将肛周皮肤抓破出血，这是一种神经性肛门瘙痒；另外还有霉菌、银屑病、淋病、肠阿米巴病、阴虱、四环素等。特别是恶性病变引起的肛门瘙痒，建议做全面检查，不可忽视。

### （二）治疗方案

由于引起肛门瘙痒的原因众多，在治疗中应以治疗原发病为主，适当保持肛门清洁，特别是大便后，尽可能用温水洗涤，这对于控制肛门瘙痒有一定的帮助。

#### 1. 内治法

（1）湿热生虫证

主症：肛门瘙痒，甚则抓破，引起肛周湿烂，舌质红，苔微腻，脉细数。

治法：杀虫止痒，清化湿热。

方药：追虫丸加减。

处方：槟榔、雷丸、苦楝根皮各 6g，陈皮、黄柏、茯苓、炒枳壳各 10g，使君子、生大黄各 3g。

方释：槟榔、雷丸、苦楝根皮、使君子均是杀虫止痒之剂，治在标；陈皮、茯苓、枳壳、大黄既扶脾治湿，又通肠泄热，治在本。

（2）虫积损脾证

主症：患者以婴幼儿为主，面色苍黄，肌肤消瘦，烦躁，焦虑，偏食或咬牙，肛周刺痒，以夜间为重，舌质淡红，苔少，脉弦细。

治法：健脾祛虫。

方药：集圣丸加减。

处方：党参、茯苓、山药各12g，黄连、当归、神曲、莲子、甘草各10g，使君子、苦参各3g。

方释：党参、茯苓、山药、莲子、甘草益气健脾；使君子、苦参杀虫止痒；黄连清内热；当归补阴血；神曲消食导滞。由此可见方中既有补又有泻，含有标本兼治之义。

**2. 外治法**

用百部、乌梅、榧子各12g，黄连、芦荟各10g，浓煎取汁50~80ml，保留灌肠5~10分钟，一日1次，连续3次即可。

（三）病案举例

许某，男，12岁，2021年3月初诊。家长代述：肛门瘙痒，夜间尤为明显，内裤可见少量血迹。检查：肛周肥厚，状如苔藓，抓破可见血痂，患儿有咬齿陋习。舌质淡红，苔少，脉细数。证属肠道湿热生虫，治宜清热化湿，杀虫止痒，方选集圣丸加减。药用：党参、茯苓、炒白术、神曲、山药各10g，鸡内金、焦山楂、炒扁豆各6g，使君子、防风、砂仁各3g。一日1剂，浓煎取汁450ml，分3次温服，次煎取汁500ml，临睡前外洗肛门。扑清凉粉。

二诊：1周后，痒感和皮损有所减轻，守方守法治疗2周后见愈。

（四）临证经验

肛门瘙痒多数因患者喜爱生冷之食导致脾胃虚弱，因此在治疗中既要杀虫止痒又要温补脾胃，脾胃健全，湿虫难生，不治痒而痒自愈。

# 十一、尿毒症瘙痒

（一）疾病认识

在患有慢性肾炎病的晚期，由于肾脏排泄和调节功能的失常，临床上出现头痛、厌食、恶心、呕吐、疲劳乏力、贫血等一系列尿毒症前期症候群。其中有2/3的患者不仅有瘙痒的感觉，而且在皮肤上还能摸到细盐一样的尿素霜。

尿毒症为什么会出现皮肤瘙痒？这里先谈一个人所共知的事实：春天汗多

尿少，冬天汗少尿多，这个事实说明在皮肤上大量汗腺通过出汗的方式，来排泄水分和体内部分代谢产物，以减轻肾脏的负担，因此，从某种意义上讲，汗腺具有类似肾脏排泄功能。一旦肾脏出现慢性功能衰竭，体内许多代谢产物，如尿素、酚类、甲基尿素、胍类等，特别是氮质等代谢产物不能及时排出体外，潴留于体内而产生许多症候群。有人测定尿毒症患者，发现皮肤表面的非蛋白氮的含量比皮肤不痒的要高。由此说明，尿毒症瘙痒可能是由于蛋白质的衍生物所引起的。

中医学认为尿毒症瘙痒主要是湿热蕴毒，浸淫肌肤所致。

## （二）治疗方案

### 1. 内治法

（1）实证

主症：尿毒症初期，皮肤瘙痒时轻时重，偶有下肢浮肿，舌质淡红苔少，脉细数，重按无力。

治法：扶脾化湿，息风止痒。

方药：四君子汤加消风散化裁。

处方：党参、茯神、炒白术各10g，防风、蝉蜕、蛇蜕各3g，干地黄、钩藤（后下）各12g，益母草15g，广木香3g。

方释：四君子汤重在扶脾固本；防风、蝉蜕、蛇蜕、钩藤既散风止痒，又息风平肝；重用益母草活血化瘀，改善肾脏的血液循环，加速肾脏排浊的功能；少量广木香行气，帮助活血健脾的功效，使之补而不滞，泻而不伤正气。

（2）虚证

主症：病程日久，精神萎靡不振，面色㿠白少华，声音低微，皮肤瘙痒呈持续性。舌质淡红，苔少，脉细数，重按无力。

治法：益肾补脾。

方药：十全育真汤加减。

处方：人参3~5g（另煎兑入），黄芪、山药、丹参、玄参各10g，益母草、山茱萸、仙鹤草、车前子草各15g，焦三仙各10g。

方释：人参大补元气，治在固本；山药、焦三仙健脾消食；丹参、益母草清除肾脏瘀滞；玄参育阴；仙鹤草又名脱力草，能振奋精神，帮助参芪之力。总之慢性肾炎多与脾肾有关，故治疗中扶脾益肾至关重要。

### 2. 外治法

瘙痒较重时选用败酱草、大黄、金银花各30g，制附子10g，加水800~

1000ml 煎至 200ml 保留灌肠，日 1 次。

**3. 针灸疗法**

主穴：血海；配穴：足三里，三阴交，阴陵泉，阳陵泉；方法：施泻法，留针 30 分钟，日 1 次。

方释：方用主穴血海，有活血排毒之功效；配穴三阴交、足三里、阴陵泉、阳陵泉皆有调和阴阳、扶正固本之效。

### （三）病案举例

余某，男性，31 岁，2022 年 10 月 9 日初诊。自述患慢性肾炎 5 年。近 1 年来时常感觉皮肤瘙痒，持续不断，曾服用西药，效果不显，经友人介绍来我处就诊。检查：皮肤干燥，缺乏滋润，抓痕明显，部分结有血痂，其痒感夜重日轻。夜尿多，腰酸膝软，舌质淡红，苔少，脉细数。尺部重按无力。证属肺失敷布，病毒难以排出。治宜滋养肺阴，益肾利尿，方选十全育真汤加减。药用：人参 3g（另煎兑入），黄芪、山药、玄参、钩藤（后下）、天冬、麦冬、茯神各 12g，益母草 15g，防风、蝉蜕各 3g，莲须、车前子、车前草各 10g。浓煎取汁 600ml，分 3 次饭前 30 分钟温服。

二诊：1 周后痒感略减，精神稍有振奋，但夜尿仍然较多，步上方去人参，加益智仁 10g、乌药 6g，服法同上，3 周后患者告知痒感基本消除。嘱其按上方 15 剂配置成水泛丸以巩固之。

### （四）临证经验

尿毒症瘙痒，既与肾脏排泄有关，又与脾虚运化失职有关。其治疗要点有三：一是益肾；二是扶脾；三是疏通浊物，尽量做到补虚不碍病邪，祛邪又不伤正，使两者兼顾。对此，邹云翔提出四要四忌：一要把握病机，忌因循守旧；二要分清标本，忌固执一派；三要掌握大法，忌拘泥方药；四要权衡药性，忌用药猛峻。

## 十二、糖尿病瘙痒

### （一）疾病认识

糖尿病是一种常见的有遗传倾向的内分泌疾病。鉴于本病多饮、多食、多尿的基本特征，中医统称为消渴症。患者年龄大多数在 40 岁以上，分为无症状期与有症状期两大阶段，糖尿病瘙痒主要发生在有症状期阶段。

糖尿病患者由于胰岛素的绝对或相对的缺乏，引起全身糖、脂肪、蛋白质、维生素、电解质及水代谢紊乱和酸碱平衡紊乱。当患者在易饥多食的情况下，摄入大量的碳水化合物，得不到胰岛素的分解，糖分未能充分利用，这种糖代谢失常，形成氮质负平衡，使皮肤大量失水，干燥发痒。

中医学认为本病由嗜酒厚味，损伤脾胃，酿成内热，热窜肤腠而成。

## （二）治疗方案

### 内治法

（1）肺热证

主症：皮肤干燥发痒，鳞屑呈糠秕状，伴见烦渴多饮，小便次数多，舌红苔燥，脉细数。

治法：养阴清肺。

方药：沙参麦冬饮加减。

处方：南沙参、天麦冬、生地黄、白芍各12g，天花粉、玉竹、玄参、地骨皮、白鲜皮各10g，黄连6g。

方释：方用沙参、天麦冬、生地黄、白芍、天花粉、玉竹、玄参甘寒生津，滋阴清肺；地骨皮、白鲜皮解毒止痒；黄连清心涤热。

（2）肾虚证

主症：除皮肤痒外，还可出现阴部瘙痒，小便频数量多，舌质红苔少，脉虚细。

治法：甘寒清润。

方药：六味地黄汤加减。

处方：生地黄、麦冬、山药、黄精各12g，枸杞子、枣皮、丹皮各10g，钩藤、徐长卿各15g，五味子、莲子心各6g。

方释：方用生地黄、麦冬、枣皮、五味子、山药、黄精、枸杞子滋肝补肾；钩藤、徐长卿息风止痒；丹皮、莲子心清心安神。

## （三）临证经验

《素问·奇病论》称糖尿病为消瘅，宋元以后，称之为三消，其特点多饮、多食、多尿，治疗一般以滋阴、润燥、降火为主。对这类瘙痒以治原发病为主，近代名医施今墨先生治疗糖尿病瘙痒常用下方颇多功效。该方如下：酒炒熟地黄、麦冬、沙苑子、五味子各9g，天花粉、野台参、石斛各15g，绿豆衣、玄参各12g，生黄芪、山药各30g，猪胰子1条，煎汤代水煎药。

# 十三、肝胆病瘙痒

## （一）疾病认识

肝胆系统与皮肤的关系十分密切，既可以因肝脏的合成、排泄或调节功能的异常而导致皮肤病的发生，如黄疸、瘙痒、色素异常、指甲、毛发的改变，又可以因患皮肤病而引起肝脏功能的异常。因此要警惕在皮肤上的许多表现，可能是肝胆病的先兆，比如成人病毒性肝炎，40%有瘙痒，50%原发性胆汁性肝硬化，在早期具有诊断价值的症状就是瘙痒。由此可见，在肝胆病中，瘙痒是最常见、最痛苦的症状之一，痒感的程度有的是轻度暂时性瘙痒，有的则是严重的持续性瘙痒。约有40%由于这种严重瘙痒而无法入睡，许多患者在皮肤上被搔得条条抓痕，表皮剥脱，结有血痂，或者继发感染。引起肝胆病皮肤瘙痒的原因主要是胆盐的潴留，这种胆盐毒性很强，在试管内证明，它能使溶酶体破裂，导致蛋白分解酶的释出，刺激皮肤而引起瘙痒。因此这类瘙痒用抗组胺药物治疗，疗效很差。

中医学认为本病由肝失疏泄，脾虚失运，湿热之毒，阻于肤腠而成。

### （二）治疗方案

#### 1. 内治法

（1）肝热证

主症：皮肤燥痒，干燥脱屑，伴有口苦咽干，舌红，苔薄黄，脉弦数。

治法：清肝泄热。

方药：丹栀逍遥散加减。

处方：柴胡、焦山栀、炒丹皮、黄连各6g，茯神、生地黄、当归、白术、白芍各10g，茵陈、川楝子各12g，莲子心3g。

方释：方用柴胡、山栀、丹皮、生地黄清肝泻火；茯神、茵陈清热化湿；白术、白芍、川楝子疏肝健脾；莲子心、黄连清心安神。

（2）脾湿证

主症：瘙痒部位多在四肢或臀部，抓痕明显，部分抓破，有少量渗出，伴有纳谷不香，体倦乏力，舌质淡红苔薄黄，脉濡数。

治法：扶脾化湿。

方药：茵陈蒿汤加味。

处方：青蒿、党参、茯苓、赤茯苓、泽泻、白术各12g，茵陈、赤小豆、山药、白鲜皮各15g，黄芩、山栀、黄连各3g。

方释：方用党参、茯苓、白术、山药益气健脾；赤茯苓、山栀、赤小豆、茵陈、泽泻清热化湿；白鲜皮解毒止痒；黄连、黄芩清泻上焦实火。

#### 2. 外治法

周身皮肤瘙痒时，选用路路通方水煎外洗，2日1次。痒感以外阴为主时，选用苦参、徐长卿各 15g，吴茱萸、蚕沙各 12g，水煎外洗，2 日 1 次。

### （三）临证经验

肝胆病瘙痒在临床中比较常见，对此，除重视原发性疾病外，同时告诫患者少饮酒、少熬夜。在治疗肝胆病中，对肝脾两虚者，酌情加入党参、玉竹、玄参、川楝子、山药之类扶脾柔肝的药物，对肝肾两虚者适当加入枣皮、茯神、夜交藤、茵陈、制附子之类扶阳安神的药物，对提高止痒的效果有所帮助。

## 十四、痒疹

### （一）疾病认识

本病是一组以小风团样丘疹、结节、奇痒难忍为特征的急性或慢性炎症性皮肤病。但其病因复杂，既与变态反应有关，又与虫咬、消化功能紊乱、内分泌失调、精神、神经因素有关。

本病由风热外邪客于肤腠，闭郁不宣，外不能透达，内不能清解，邪游皮里膜外之间，故而瘙痒不已。

此外，昆虫刺咬、营养欠佳、卫生状况较差以及偏食腌制之品，血液恶浊，亦可诱发本病，或者加重病情。其临床特征，患者以儿童和成年妇人多见，其他年龄亦可发病。皮疹通常发生在四肢和躯干，自觉剧烈瘙痒，在临床上根据特征主要有以下类型。

成人急性单纯性痒疹：多见于 30 岁以上的女性，四肢伸侧、腰及肘、膝等处发生绿豆至豌豆大的圆形或顶部略扁平的坚实丘疹，色泽暗红或红褐，散在分布，瘙痒剧烈，搔破可结血痂或继发感染。

单纯性痒疹：多见于中年人，男女皆可患病，皮疹好发于躯干或四肢伸侧，原发性丘疹较小，较多，可反复发疹和剧烈瘙痒。

小儿痒疹：多在儿童期发病，皮疹好发于四肢伸侧，下肢较上肢为重，初起为风团或风团样丘疹，继而出现痒疹小结节，搔抓后继发感染，发生脓疱疮等。

### （二）治疗方案

#### 1. 内治法

（1）风热扑肤证

主症：初起病急，皮疹形如黄豆大小，色泽暗红，自觉瘙痒；伴有心绪烦躁，大便干结，小便短赤，口干喜饮；舌质红，苔薄黄，脉弦数。

治法：疏风清热，祛邪止痒。

方药：疏风清热饮加减。

处方：丹皮、赤芍、荆芥、黄芩、牛蒡子、皂角刺各10g，蝉蜕、熟大黄各6g，连翘12g。

方释：方用丹皮、赤芍、熟大黄化瘀通络，活血退斑；荆芥、牛蒡子、皂角刺、蝉蜕化瘀止痒；连翘、黄芩清热解毒。

（2）脾虚生风证

主症：皮疹多见于四肢，尤以下肢为重，风团样丘疹，呈散在性分布，自觉瘙痒，搔破则有渗出或结血痂，或毒染呈疮；伴有形体瘦削，食欲不振，口臭，大便秘结；舌尖红、苔黄微腻，脉濡数。

治法：扶脾化湿，疏风止痒。

方药：枳术丸加减。

处方：炒枳壳、厚朴、陈皮、砂仁（后下）、蝉蜕、生甘草各6g，神曲、防风、白术、山药、炒谷麦芽各10g，藿香、佩兰各4.5g。

方释：方用枳壳、厚朴、白术、山药、谷麦芽、神曲、陈皮、砂仁理气化湿，扶脾和胃；藿香、佩兰芳香化浊；蝉蜕、防风消风止痒。

（3）血虚风燥证

主症：病程长，病情反复发作，皮肤枯燥；伴有失眠，神疲乏力，面色萎黄；舌质淡红，少苔，脉细无力。

治法：养血息风，润肤止痒。

方药：养血润肤汤加减。

处方：当归身、鸡血藤各15g，生熟地黄各30g，白芍、白蒺藜、荆芥、防风、川芎各10g，何首乌12g，夜交藤、合欢皮各18g。

方释：方用当归身、生熟地黄、白芍、鸡血藤养血润燥；白蒺藜、荆芥、防风、川芎消风止痒；何首乌养血润燥止痒；夜交藤、合欢皮解郁安神。

（4）瘀血阻肤证

主症：病程旷久，皮疹坚实，色泽暗褐，呈散在孤立分布，自觉剧烈瘙痒，搔破则可见浊血外溢或结血痂；舌质暗红或夹瘀斑，脉沉涩。

治法：理气化瘀，活血散结。

方药：桃红四物汤加减。

处方：荆芥炭、防风、地肤子、黄芩、桃仁、红花各10g，生地黄15g，三棱、莪术、川芎、皂角刺各6g，益母草30g。

方释：方用桃仁、红花、三棱、川芎、皂角刺、莪术化瘀散结；荆芥、防风、地肤子散风祛湿，解毒止痒；生地黄、益母草活血止痒；黄芩清泄肺热。

加减法：皮疹泛发，损害鲜红加紫草、丹皮、仙鹤草；皮疹坚实，难以软化加王不留行、土贝母、地龙；剧痒加徐长卿、乌蛇、全蝎、苍耳子、苦参；夜难入睡加辰砂伴远志、百合、生龙牡、琥珀、合欢皮、夜交藤；月经不调或伴痛经加茺蔚子、菟丝子、延胡索、仙茅、仙灵脾、香附；纳呆或厌食加炒谷麦芽、山楂、鸡内金。

**2. 外治法**

初期选用苍肤水洗剂，或路路通水洗剂，煎汁外洗或湿敷，然后外涂百部醋，或1%薄荷三黄洗剂，或九华粉洗剂。

后期皮肤干燥，或疹块坚实时，选用布帛搽剂、葛布袋搽剂外搽之，日2~3次。

**3. 针灸疗法**

（1）毫针法　主穴血海、曲池、神门；配穴足三里、合谷、三阴交、委中。方法：施补法，针刺得气后留针30分钟，其间行针3~5次，日1次。

方释：方用血海、曲池、合谷活血通络，散风止痒；三阴交、足三里扶正固本；神门安神止痒；委中清泄热毒。

（2）灸法　阿是穴（皮损区）。隔姜灸：鲜生姜切片贴在皮损处，其上放置艾炷，点燃灸之，每个皮损1次灸3~5壮，3天1次，7次为一疗程。直接灸：先用独蒜涂搽患处，点燃艾条在阿是穴上，施雀啄术，每次3~5下，日1~2次。

（3）耳针法　取肺、心、肾上腺。方法：针后留针30分钟，日1次。

（4）围刺法　取阿是穴（皮损区局部）。方法：取毫针从皮损的四周各斜刺1针，针尖向中央集聚，留针30分钟，2天1次，7次为一疗程。适用于结节性痒疹、黑布拉（Hebra's）痒疹等。

**（三）病案举例**

王某某，女，31岁，2021年7月6日初诊。自述四肢皮肤瘙痒，部分抓破结有血痂，常是痒感不分昼夜。检查：上肢可见形如黄豆大小的丘疹，呈散在分布，部分抓痕明显，结有血痂，入夏之后，其痒感尤为加剧，证属血虚生风，治宜养血润肤止痒，方选养血润肤汤加味。药用：当归身、鸡血藤各15g，生熟地黄各30g，白芍、白蒺藜、荆芥、防风、川芎各10g，苦参、蝉蜕各6g，炙麻黄3g，生龙牡各15g，浓煎取汁600ml，分3次温服。次煎取汁800ml，外洗患处。待干后外涂含有樟脑或冰片之类的润肤止痒膏。

二诊：10天后复诊，痒感明显减轻，有向愈之兆，守上方加六一散12g，再服2周而愈。

（四）临证经验

本病在治疗的过程中，应当遵循三大原则：一是初病与久病，前者以祛邪为主；后者以扶正为主。二是痛痒相兼时，当分清轻重。痒重于痛，治当疏通腠理；痛重于痒，治当凉血解毒。三是在治疗的全过程中，必须重视扶正，不可见痒则搜风止痒，否则有虚虚之虑。

## 十五、结节性痒疹

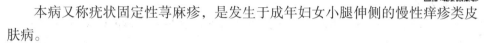

（一）疾病认识

本病又称疣状固定性荨麻疹，是发生于成年妇女小腿伸侧的慢性痒疹类皮肤病。

本病多因饮食失节，脾胃不和，使之体内蕴湿，复受风邪侵扰，则风湿热邪相搏，蕴结肌肤。或者毒虫叮咬，毒汁内侵，湿邪风毒凝聚，经络阻隔，气血凝滞，形成结节而作痒。

皮肤损害主要集中在四肢，偶尔累及背部。初起为淡红色丘疹，迅速变为半球形结节，黄豆至蚕豆大小，表面粗糙，呈疣状外观，色泽红褐或灰褐，触之有坚实感。剧烈瘙痒，因搔抓而发生表皮剥脱、出血及血痂等继发损害。数目多少不一，少者数个，多者数十个以上，呈条状排列，慢性经过，可长期不愈。

（二）治疗方案

### 1. 内治法

（1）湿热风毒证

主症：病程较短，皮疹结节略有粗糙，色泽红褐；自觉剧痒，部分抓破则有污血渗出，或结血痂；伴有心烦口渴，大便不调，小溲黄赤；舌质红，苔腻，脉滑数。

治法：除湿清热，疏风止痒。

方药：全蝎方加减。

处方：荆芥、防风、当归、赤白芍、泽泻各10g，皂角刺、全蝎各6g，苦参、白鲜皮、萆薢、车前子（包）各10~15g。

方释：方用荆芥、防风、苦参散风止痒；当归、赤白芍、皂角刺活血散结；萆薢、泽泻、车前清热燥湿；全蝎、白鲜皮解毒止痒。

（2）瘀阻肌肤证

主症：病程较长，结节较大而坚硬，表面粗糙，呈疣状外观，色泽灰褐；

自觉剧烈瘙痒，面色晦暗，夜不能寐，精神不振；舌质暗红或见瘀斑，苔少，脉涩滞。

治法：活血软坚，通络止痒。

方药：大黄䗪虫丸加减。

处方：酒大黄、桃仁、赤芍、青皮各10g，生地黄、炒黄芩、丹参各15g，水蛭0.6g，威灵仙、炒枳壳、陈皮各12g，穿山甲6g。

方释：方用桃仁、丹参、皂角刺、穿山甲、赤芍、大黄、水蛭化瘀散结；威灵仙、枳壳、青皮散风止痒；黄芩、生地黄清肺凉血。

**2. 外治法**

结节较小，浸润不深时，可将鲜芦荟折断，蘸雄黄解毒散或化毒散外搽之，或用鲜黄瓜、鲜荸荠蘸黄粉散外搽。

皮疹较多呈泛发倾向时，选用路路通水洗剂或苍肤水洗剂，煎取浓汁，敷熨或外洗之。

结节较大，浸润又深时，选用黑色拔膏棍加温外贴，还可选用康肤硬膏贴之。

**（三）病案举例**

王某，男，46岁。2014年6月8日初诊。2年前在农村生活中，常被毒虫叮咬，虽然瘙痒，并未介意，近1年来，在四肢特别是下肢，可见结节，剧痒，抓破则有污血外溢，某医院诊断为结节性痒疹。经友人介绍来徐老处就诊。检查：四肢可见多个结节，小如蚕豆，大如樱桃。表面角化增生，部分抓破，结有血痂，下肢较上肢为多。脉细数，舌质淡红，证属顽湿阻于肤腠，治宜除湿化瘀，散结止痒，方选大黄䗪虫丸加减。大黄炭、黄芪、桃仁、赤芍、青皮各10g，生地黄、炒黄芩、丹参、威灵仙各12g，益母草、徐长卿、炒薏苡仁各15g，炮山甲、猪牙皂角各3g。另加水蛭胶囊0.3g，1日3次，随汤药送下。

二诊：按方治疗2周后，痒感减轻，结节渐趋化小，但其大的结节仍然坚硬，内服方同上，外用五妙水仙膏分次点涂在结节上，每次5~8个，轮流点涂。

三诊：3周后，小的结节变平，大的结节也在收缩中。继用五妙水仙膏点涂，部分有滋水外溢，3天后自然干燥结痂，痒感顿除，此时，嘱患者内服四君子丸之类，以善其后。前后经过两个半月的治疗，诸恙俱平。

**（四）临证经验**

痒疹、结节性痒疹的治疗，在散风祛湿的同时，还应酌加散结化瘀。经络疏通，瘀滞得解，其痒可治。

外治法，无论是外洗，还是外敷，对于局部治疗颇有益处。避免虫咬，严禁抓破皮肤，以防继发感染。忌食鱼腥发物、辛辣炙煿。顽固难取速愈，故要坚持一段时间为好。

### 十六、妊娠痒疹

#### （一）疾病认识

本病是在妊娠期中出现的一种瘙痒性皮疹，分娩后常可自行消失。该病由瘀血阻于肤腠而成。

其皮损多发生在胸背、上臂、股部和腹壁妊娠区。痒疹发生在受孕的3~4月后，分娩3周内自行消失。皮损为绿豆大小的丘疹、丘疱疹和风团样损害，对称发生，偶尔泛发全身。痒感颇重，影响睡眠。搔抓厉害时，出现苔藓样继发损害，皮损严重时还会有死胎出现。

#### （二）治疗方案

外治法：痒感较重时，使用金钱草30g，香附、吴茱萸、苦参各15g，水煎外搽。日1~2次。

#### （三）病案举例

方某，女，28岁。2014年6月17日初诊。据述在妊娠3~4个月后，始觉下腹区域皮肤瘙痒，并有日趋加重之兆。检查：在下腹区可见形如针帽大小的丘疹，部分融合成片，下肢也有散在性类似皮肤损害，排除曾食海鲜之类食品。脉滑数，舌质红，苔少。证属血热阻于肤腠。治宜凉血解毒，散风止痒。外用金钱草、楮桃叶、香附、吴茱萸、苦参各10g，黄芩、白术各12g，浓煎取汁300ml，用毛巾蘸药汁，外搽患处，1日2次。

二诊：5天后复诊，痒感明显减轻，但皮损并未消退，外洗方中去吴茱萸，加马齿苋、紫草、大青叶各15g，煎取浓汁300ml，毛巾涂搽，1日2次。

三诊：2周后，皮损和痒感基本控制，嘱其外用绿豆粉（过筛100目）。外扑患处，1日2~3次，巩固之。

#### （四）临证经验

本病是发生在妊娠期间的一种特殊类型的瘙痒，以外治为主。皮损严重时，可内服皮质类固醇激素，以防止死胎的发生。

徐老认为对诸多瘙痒病证，应处理好三大关系。

（1）皮肤与内脏　皮肤与内脏是通过经络而连通与互动的。皮肤上的病变可以影响到脏腑，反之亦然，其中最早最直接的信号就是瘙痒。因此对皮肤的瘙痒要予以全方位的思考，不能简单化，特别是瘙痒时间持续较长，曾用过某些药物，或药物治疗，不仅得不到缓解，反而加重时尤要引起重视。现在发现乳房肿瘤转移到皮肤占25%~60%；何杰金病有16%~30%发生剧烈瘙痒；淋巴结肿瘤约有4%先有瘙痒。其他还有各种白血病、蕈样肉芽肿、直肠癌、子宫癌、肺癌、食道癌等都有泛发性瘙痒。最近还有人报道，真性红细胞增多症、成人淋巴细胞瘤、肥大细胞瘤、脂肪黑素性网状细胞增多症等，均有剧烈瘙痒。由此可见仔细检查在皮肤上的各种异常感觉，可能是捕捉癌肿有效而方便的措施之一。徐老认为凡年龄在40岁以上，有全身泛发性顽固瘙痒，经过规范化的中西医药物治疗，仍不见减轻时，应提高警惕，考虑癌肿的可能性，建议男性患者检查的重点在消化系统、呼吸系统和生殖系统；女性患者检查重点在乳房、子宫、卵巢和胆囊。

（2）扶正与祛邪　瘙痒因风邪所致居多，但在治疗的全过程中，要考虑两个因素，一是痛为实、痒为虚；二是患者素体禀赋及其致病因子，不可见痒就强调祛邪，方中遣用大量祛风之品，其结果痒非见止，反而还会伤正。徐老对祛邪与扶正关系的认识归纳如下：一是病变初期，祛邪药与扶正药的比例为7∶3或者6∶4；二是祛邪药分为四个层次，散风止痒如防风、荆芥；祛邪止痒如苍耳子、苦参；搜邪止痒如威灵仙、乌梢蛇；剔邪止痒如皂角刺炭、全蝎等；三是扶正要分清阴阳气血，阳虚用制附子、仙茅、仙灵脾；阴虚用熟地黄、天麦冬、石斛；气虚用黄芪、太子参、白术；血虚用制何首乌、鸡血藤、紫河车。四是扶正当辨脏腑，心宜养，药用麦冬、五味子、枣仁；肝宜柔，药用干地黄、枸杞子、白芍；脾宜润，药用山药、白术、玉竹；肺宜滋，药用百合、黄芪、人参；肾宜润，药用淫羊藿、五味子等。

（3）内治与外治　上述内容内治为重点，不过有些皮肤瘙痒，配合外治更能取得相互彰益的作用。根据徐老经验总结，粗略举出止痒的外治药物，仅供参考：楮桃叶、朴硝、荜澄茄、荜茇、大枫子、山柰、木贼草、广木香、皂角刺、松针、苦楝子皮、秦皮、硫黄、蟾皮、羌活、独活、枳壳、川槿皮、孩儿茶等。针刺止痒在近些年来，也取得了令人信服的效果，主要穴位有曲池、血海、合谷、列缺、太渊、迎香、后溪、大杼、风门、肺俞、风池、风市、大椎等。耳针疗法的耳穴有心、肝、肺、神门、交感、皮质下。

# 第六节　嗜酸性粒细胞性筋膜炎

## （一）疾病认识

1974 年 Schulman 在第六届美国风湿病学会上以"弥漫性筋膜炎伴有高丙球蛋白血症和嗜酸性粒细胞增多症"为名报道两例，其后出现的名称有"嗜酸性粒细胞性筋膜炎""Schulman 综合征""嗜酸性粒细胞增多性弥漫性筋膜炎"等。后来学者将本病列入结缔组织病的范围，其特点为具有硬化症状样的皮肤症状，无雷诺现象和系统性硬化症的内脏损害。

在查阅中医文献中，根据本病的三大特点，一是病变主要集中在臀与腿部；二是皮肤损害主要为硬化症样外观；三是剧烈疼痛。这种描述十分接近"黄鳅痈"。申斗垣说："黄鳅痈，生于大腿外侧，连臀部区，有一条如鳅型，深陷窄长，或不见红肿，坚硬如石，约长七八寸，大者为头，小者为尾……内服内托流气饮或真人活命饮。"《医宗金鉴·外科心法要诀》说："黄鳅痈生于小腿肚内侧，长有数寸，形如泥鳅，其色微红，由肝脾二经湿热凝结而成。"王肯堂说："黄鳅痈，生于小肚内侧，微红微肿，坚硬如石，三四寸许，痛楚难禁，足太阴与足厥阴二经湿热，又积愤所致。"

## （二）治疗方案

### 内治法

（1）湿热凝结证

主症：突然发病，在四肢特别是下肢，可见弥漫性水肿，硬化与内膜紧贴一起，患处皮肤呈现凹凸不平橘皮样外观，自觉疼痛，步履艰难，脉沉细，舌质暗红，苔薄黄。

治法：清化湿热，逐瘀止痛。

方药：三妙丸、仙方活命饮合裁。

处方：苍术、青皮、黄柏、穿山甲、川芎、积雪草、川牛膝各 6g，金银花、夏枯草、蒲公英各 15g，玄参、连翘、天花粉、制乳香、制没药、浙贝母、丹参、延胡索各 10g。

方释：方用三妙丸重在清热化湿，金银花、连翘、蒲公英旨在清热解毒；天花粉、乳香、没药、丹参、夏枯草既有活血消肿的功效又能消结止痛；青皮理气散结。综合全方有三个要点：一是祛湿，二是清热，三是消肿止痛。

（2）肝郁气滞证

主症：病程迁延日久，硬结呈局限性，肤色略暗，遇寒或心情不舒则会加重。伴见体倦乏力，纳谷不香，脉微弦，舌质红苔少。

治法：疏肝理气，扶脾固本。

方药：逍遥散、四君子汤合裁。

处方：柴胡、三七、地龙、青皮各6g，当归、赤白芍、生熟地黄、浙贝母、茯苓、党参、川牛膝、鸡内金各10g，谷麦芽、黄芪各15g。

方释：《金匮要略》云治肝之病当先治脾，故予四君子汤扶脾匡正，予逍遥散疏肝理气，前者治本，后者治标，标本相兼，故能获愈。

（三）病案举例

罗某，男性，38岁，2010年6月8日初诊。自述四肢特别是腿部突然发生皮肤发硬疼痛，行走困难，省某医院诊断为嗜酸性粒细胞性筋膜炎。口服泼尼松持续3个月，病情略有改善，但其硬结和剧痛并未消除，唯恐皮质类固醇的副作用，遂来徐老处就诊。检查：前臂和小腿区域可摸及硬性斑块，表皮呈橘皮样外观，压痛明显，步履艰难，脉弦，舌质暗红，苔微胖薄白。证属湿热凝聚，阻于经络。治宜清化湿热，通络止痛。方选三妙丸加味：黄柏、青皮、地龙、穿山甲、积雪草各6g，苍术、川牛膝、延胡索、赤茯苓、丹参、路路通各10g，忍冬藤、炒薏苡仁各15g。

二诊：1周后复诊，病情变化不大，步上方加服西黄丸，1日2次，1次3g，随药汁送下。

三诊：10天后复诊，疼痛明显减轻，硬化损害有所松动，步上方增减治疗。黄芪15g，苍术、川牛膝、浙贝母、天花粉、路路通、丹参、地龙各10g，黄柏、三七、积雪草、青皮各6g，穿山甲3g。另加西黄丸一日2次，1次3g，药汁送下。

四诊：2周后复诊，前臂硬块基本消退，小腿硬块也明显改善，疼痛基本消失，行走较为方便。遵循古人所谓"久病必虚""久病入络"的遗训，改用益气化痰，通络止痛。方选四君子汤加减：党参、苍白术、地龙、浙贝母、连翘、丹参、僵蚕各10g，青陈皮、三七、甘草、积雪草各6g，茯苓、黄芪各15g，夏枯草、生龙牡各15g，停服西黄丸。

按上方坚持治疗4个月，诸症渐除而愈。

### （四）临证经验

本病在治疗的过程中，主要有三个关键点：一是病位以下肢为主，因此处方用药重在清热化湿；二是疼痛步履艰难，必须选用通络止痛的良药，西黄丸就是其中的代表；三是病程迁延日久，当从扶脾固本入手。只要守法守方，多数能取得效果。

# 第七节　线状 IgA 大疱性皮病

### （一）疾病认识

线状 IgA 大疱性皮病（linear IgA bullous dermato-sis，LABD），又称线状 IgA 病，是一种罕见的自身免疫性大疱病。最初该病称为慢性儿童大疱性皮病（chro-nic bullous disease of childhood，CBDC）或线状疱疹样皮炎。Chorzelski 等 1975 年将该病从疱疹样皮炎中分离出来并于 1979 年命名为线状 IgA 大疱性皮病。该病的特征是基底膜带存在连续性线状 IgA 抗体沉积，偶尔伴有 IgG、IgM 或 C3 沉积。根据发病年龄，LABD 可分为儿童型和成人型，儿童型 LABD 也被称为 CBDC。同时伴有 IgG 自身抗体在基底膜带线性沉积者，称为线性 IgA/IgG 大疱性皮肤病。其可能与遗传、药物、炎症性疾病、肿瘤等有关。LABD 的临床表现具有明显的异质性，可以模仿其他大疱性疾病。典型皮肤表现为紧张性水疱，当皮损周围出现新的大疱性病变时，可呈环形或弓形结构或串珠状外观，也可以表现为荨麻疹样斑块，或表现为抓破的丘疹结节性病变。通常伴有不同强度的瘙痒。发病部位最常见的是四肢，其次为躯干、头部、臀部。部分病例有黏膜受累，少量患者仅有黏膜受累而无皮肤表现。任何黏膜都可能受影响，最常见的是口腔、生殖器、眼结膜、鼻黏膜。口腔病变包括糜烂和疼痛性溃疡和瘢痕性病变，也有类似扁平苔藓的网状改变。慢性结膜炎可导致睑球粘连甚至失明。偶有患者发生甲脱落，甲的改变可能是由于 IgA 抗体作用于自身抗原引起的甲基质炎症。

查阅中医文献，发现"赤炎疮"与本病接近。《洞天奥旨》说："赤炎疮，遍体有赤点子，乃手太阴肺经风热而生也，肺主皮毛，肺经气有余而血不足，风热在肺，难以抒泄，无血润之，故留恋于皮毛而不散矣，又名赤炎风……此赤点所以更现，或有或无，久而不愈……治法必须消风清热，而疮自愈也。"徐老根据陈士铎这段文字的描述提出了四个观点：一是病位在手太阴肺经；二是病因既有风热，又有心火入侵；三是症状为赤点，新旧更新，或有或无，久而不愈；四是治法消风退热。

## （二）治疗方案

### 内治法

（1）心火偏亢证

主症：患者以儿童居多，皮损好发于口周、躯干、腹股沟、大腿内侧等处。初起为丘疱疹，呈环状排列，内含少量淡黄色液体或血性液体，继而在红斑上或正常皮肤上出现大疱，中心轻微糜烂，边缘围绕小水疱或丘疹，糜烂面愈合后留下色素沉着。尼氏征阴性，伴有轻重不一的瘙痒。脉细数，舌质红，苔少。

治法：清心泻火。

方药：升降散加减。

处方：僵蚕、连翘、茯苓、水牛角各 10g，绿豆衣 15g，炒牡丹皮、蝉蜕、防风、荆芥炭、地骨皮各 6g，白茅根 30g，生大黄 3g（后下）。

方释：僵蚕、蝉蜕祛风清热解毒；丹皮凉血活血；大黄降浊泄热；连翘清热除烦；水牛角、绿豆衣清热凉血解毒；茯苓、白茅根利湿健脾；防风、荆芥炭祛风除湿；地骨皮凉血滋阴除烦。

（2）风湿互结证

主症：患者以成年男女为主，皮损好发于躯干、四肢，在正常皮肤上，可见环状样斑丘疹，呈弧状排列，分布不对称。尼氏征阴性，伴有轻至中度的瘙痒，脉浮数，舌质淡红，苔薄白。

治法：消风清热，佐以扶脾化湿。

方药：益威合剂合消风散加减。

处方：防风、荆芥、鸡冠花、桔梗各 6g，炒牛蒡子、生地黄、黄芩、玄参、天麦冬各 10g，茯苓、益母草、炒薏苡仁各 15g，秦艽、威灵仙、羌独活、徐长卿各 6g。

方释：防风、荆芥祛风除湿；生地黄清热凉血，养阴生津；黄芩、徐长卿清热、滋阴、祛湿；玄参、天麦冬滋阴凉血，生津润燥；茯苓利水渗湿，宁心安神；益母草活血利水消肿；薏苡仁利湿健脾；鸡冠花止血凉血；桔梗、牛蒡子疏风散热宣肺；秦艽、威灵仙、羌独活除湿利水消肿。

## （三）病案举例

王某，男，18 岁，2013 年 4 月 22 日初诊。据述半年前，始觉躯干、手背等处时而发生小水疱，伴有痒感，时轻时重，持续不断。后到某医院就诊，病理切片报告线状 IgA 大疱性皮病。检查：躯干、四肢特别是前臂可见环状样丘疱疹，边缘高起，中央凹陷，部分抓破，有轻微渗出，部分结有血痂。痒感遇热则重。舌淡红，苔薄白，脉细数。证属风湿互结，走于肤腠。治宜疏风、化湿、止痒，方选验方益威止痒汤加味。益母草、钩藤（后下）、土茯苓、炒薏苡仁各 12g，苍耳子、蛇床子各 3g，地肤子、炒扁豆、紫草、夜交藤、大青叶各 10g，秦艽、威灵仙、羌独活、徐长卿各 6g。

二诊：10 天后复诊，环状丘疱疹和渗出明显减少，但其仍然痒重，同时伴见咽喉不适，咳嗽，痰呈绿色，步上方加减：益母草、浙贝母、苏子、苏叶、杏仁、百部各 10g，羌独活、炒牛蒡子、威灵仙、秦艽、徐长卿各 6g，金莲花、蝉蜕、蛇蜕、炒牡丹皮、地骨皮各 4.5g。

三诊：2 周后复诊，皮肤损害基本消退，咳嗽见愈，但躯干、前臂还有少量残余针帽大小的丘疱疹尚未完全消除。依上方加减：益母草、黄芪、金银花、炒薏苡仁、玄参、南北沙参各 10g，羌独活、威灵仙、徐长卿、秦艽、挂金灯、金莲花、连翘、炒牡丹皮、莲子心、地骨皮各 6g。

本案前后历时 2 个月左右，复查皮肤损害消除而获近期痊愈。

（四）临证经验

本病辨证依据有三：一是皮肤损害；二是并发咽喉炎症和咳嗽；三是不同程度的瘙痒。因此，立法遣药亦分三步，然其主轴是祛湿、散风、止痒。随证加入健脾化湿之品，后用宣肺清咽化痰之药，清除毒热之扰，最后加入益气养阴之品，旨在增强机体的抗病能力，所谓"正气存内，邪不可干"是也。


# 第八节　成人硬肿病

（一）疾病认识

成人硬肿病在中医文献论述较少，仅在《诸病源候论》一书中说"流肿，凡有两候，有冷有热。冷肿者，其痛隐隐然，沉深着臂膊，在背上则肿起，凭凭然而急痛"。病变在背、臂膊，皮损形证板实感，自觉沉重，由此可见，冷流肿十分类似成人硬肿病。

本病因气虚血弱，卫外不固，复遭风寒湿邪，乘虚侵袭，阻隔于太阳膀胱经和督脉，使气血不畅，阳气难复所致。

（二）治疗方案

鉴于本病女性多于男性，在发病前常有流感或咽炎等。其治疗应当与硬皮病相鉴别。

**1. 内治法**

（1）风寒袭腠证

主症：颈背肩皮肤硬肿，伴有恶风发热，体倦，骨关节疼痛。舌质淡红，苔薄白，脉弦微数。

治法：祛风散寒，通络活血。

方药：独活寄生汤加减。

处方：黄芪、党参各12g，当归、丹参、茯苓、桑寄生各15g，羌活、独活、秦艽、威灵仙各10g。

方释：黄芪、党参、当归、茯苓益气补血；丹参、羌独活、秦艽、威灵仙活血，搜风，通痹。

（2）脾胃虚弱证

主症：病程较久，背后皮肤硬肿范围较大，伴有倦怠乏力，纳谷不香，腹胀便溏，舌质淡红，苔薄白，脉濡细。

治法：健脾和胃，理气通痹。

方药：参苓白术散加减。

处方：党参、炒白术、陈皮、姜半夏各10g，黄芪、活血藤、丹参各15g，炒谷麦芽、鸡内金、砂仁、桂枝、炙甘草各6g。

方释：参、术、芪、陈皮、砂仁健脾理气；谷麦芽、姜半夏、鸡内金和胃消食；活血藤、丹参、桂枝活血通络，并有温肾散寒的功效；炙甘草调和诸药。

（3）脾肾阳虚证

主症：病程旷久，皮肤硬肿，范围波及较广，伴有神疲乏力，少气懒言，腰冷畏寒，舌质淡红，苔白，脉沉细。

治法：温补脾肾，兼通督脉。

方药：温阳健脾汤加减。

处方：党参、炒白术、茯苓、炒杜仲、补骨脂、续断、胡芦巴各10g，当归、海风藤、陈皮各12g，巴戟天、熟地黄、鸡血藤、丹参各15g。

方释：参、术、苓、归、熟地黄、鸡血藤益气补血；杜仲、补骨脂、续断、胡芦巴、巴戟天既温阳补肾，又温散督脉之寒；鸡血藤、海风藤助之通络除痹。

**2. 外治法**

局部选用红花酒外涂按摩。2 日 1 次,每次 5 分钟。

**3. 灸法**

取大椎,点燃艾条,在大椎处施雀啄术,每次 15 分钟,一日 2 次。

### (三)病案举例

杨某,女性,1993 年 6 月初诊。自述 1 年前始觉颈项俯仰活动不便,继而发现皮肤漫肿发硬,且向肩背发展。病理活检报告成人硬肿病。舌质淡红,苔薄白,脉沉涩,证属督脉空虚,风寒湿三邪乘隙杂至,经络壅痹,发为冷流肿。治宜益气温阳,填精补髓。方用独活寄生汤加减。药用:炙麻黄、炒白芍、当归、羌活、独活、鹿角胶(烊化)、续断各 10g,川椒、肉桂、防风、炒枳壳各 6g,金毛狗脊、鹿衔草、桑寄生各 12g。

二诊:2 周后复诊,颈项俯仰活动有所改善,背部硬化略有松动,嘱服全鹿丸。每日 2 次,1 次 6g。6 个月后,诸恙基本平复。

### (四)临证经验

督脉行于背中,统帅全身之阳。古人谓:督脉为病,脊强而厥。督脉空虚时外邪乘隙而入,导致颈项肩背经气痹塞不通,肤腠硬如软骨。用药当选刚药通阳诸品。如当归、白芍、黄芪之类甘寒扶正;鹿角胶、桑寄生、金毛狗脊等填补精髓;麻黄、羌独活、肉桂等祛散督脉、膀胱二经风寒之邪。总之,阳气一振,阴寒自散,其证霍然。

# 第九节 罕见皮肤病

罕见病定义:新生儿发病率小于 1/10000。2016 年在上海首次列出 56 种罕见病,2018 年国家列出 121 种;2019 年国家卫健委宣布全国罕见病协作网,并提出了相应的药物。然而,作为中国医药学是一个伟大的宝库而言并未介入。徐老从他诊疗过的临床实践出发,提出一些可供借鉴的经验,愿与同仁探索。

## 一、硬皮病

### (一)疾病认识

硬皮病(PSS)是一种较为少见的疾病。女性发病率较高,为男性的 2~5 倍,多见于 30~50 岁妇女。由于本病常侵犯皮肤、消化道、肺、心、肾、骨及肌肉等多系统,所以临床表现复杂。

前驱症状:在出现 PSS 的皮肤及脏器病变症状之前,患者往往有雷诺现象或对称性手及手指皮肤无痛性水肿或皮肤增厚,也可出现于面部及下肢。水肿初期为可凹陷性。部分患者常出现指关节及膝关节疼痛和僵硬感,与早期的类风湿关节炎相似。另一些患者以肌肉显著疼痛为首发症状,不易与多发性肌炎区别。还有些患者病初仅有不规则发热、食欲减退、疲乏无力。

雷诺现象:这是由于指端血管痉挛所致。本病患者 95% 以上迟早会出现此现象,开始时常因寒冷或情绪激动而发作。PSS 的初期约 70%~80% 患者以雷诺现象为首发症状,常较其他症状及体征早数月甚至数年发生。

皮肤改变:硬化症 90%~95% 有皮肤病变;有 5% 以食管硬化为主,虽然 PSS 时皮肤是最主要的靶器官,但皮肤损害不是诊断的唯一依据。一般将皮肤病变分为 3 期,即硬性肿胀期、硬化期及萎缩期。疾病初期手指局部皮肤红肿或虚肿(呈浅红色),无压痕而有绷紧感,继之皮肤发硬、发亮似香肠。后期皮下组织及肌肉萎缩,表面粗糙,皮包骨。手部病变可造成爪状变形,关节屈曲挛缩。面部受累时初为绷紧性肿胀,表情消失呈假面具样,鼻尖似鹰嘴,口唇变薄,出现放射状沟纹,口裂紧缩,发生张嘴困难及语言障碍。皮肤病变仅发生在手指或足趾者,称为指(趾)皮硬化症(sclero-dactyly),可保持数年无变化。指(趾)末端的皮肤及皮下常有钙盐沉积,并可发生局部溃疡或坏死。皮肤及黏膜也可见到斑点状色素脱失或片状白斑。

消化系统病变:整个消化系统均可累及,但以食管最突出。口腔:由于口腔周围组织受到侵犯,局部变薄,发硬。颞颌关节病变及口腔运动障碍致使咀嚼困难,舌质变硬及舌活动困难,以至讲话不清。其发生率各家统计不一,为 17%~66%。牙周膜增厚,齿嵴消失,间隙增宽,牙齿松动,尤以磨牙更为显著。食管:有典型皮肤病变者约 90% 伴有食管硬化症。病变多发生在食管下 1/2 或 2/3。食管黏膜变薄,常发生溃疡,固有层和黏膜下层胶原增多,肌层有不同程度的萎缩,并代之以瘢痕组织。在 PSS 的内脏病变中以食管受累最早和最多见,初期患者常感到胸骨后烧灼痛,继之,在进固体食物时发生吞咽困难或阻塞感。吞咽困难主要是由于食管功能障碍,收缩力和蠕动减弱,平滑肌收缩不协调所致;后期由于平滑肌纤维化及 Auerbach 神经变性,致使贲门关闭不全,胃液反流引起溃疡性食道炎及食管狭窄。胃及十二指肠硬化症侵犯胃,使胃发生纤维病变,引起胃扩张。十二指肠受累则萎缩,张力过低。患者感到上腹胀满不适及消化不良。空肠多与十二指肠同时发病,平滑肌被胶原所替代,黏膜下及浆膜也有胶原沉积。淋巴管闭塞,动脉供血明显减少。患者主要表现为吸收不良综合征及腹痛，可有慢性腹泻或腹泻便秘交替，久之发生营养不良及明显消瘦。

结肠：结肠受累的特征性改变是宽口方形副憩室形成，此为本病晚期肌萎缩所致，患者常有顽固性便秘。

硬化症性肝病：这是近年来才引起注意的硬化症性内脏损害。血清碱性磷酸酶增高，抗线粒体抗体阳性。肝活检为原发性胆汁性肝硬化。

总之，消化道硬化症以食管为最主要，胃肠硬化症几乎都同时存在食管病变。

肺部病变：肺部病变在本病发生率仅次于皮肤、末梢血管及食管而居第4位。在本病死亡原因上居第2位，仅次于肾脏。半数以上的PSS患者迟早会发生肺部病变，早期无任何症状，肺功能测定可发现气体弥散障碍。继之，有活动后气短咳嗽，肺底出现啰音及心动过速，感染可使症状加重。此外，少数患者可发生胸膜炎及支气管扩张，但胸膜腔积液少见。由于细支气管上皮显著增生，所以肺泡或细支气管癌的发病率较高。

心脏病变：进行性系统性硬化症常并发不同程度的心脏病变。心脏病的严重程度取决于心肌纤维化、肺纤维化及肺动脉高压的程度。心电图可见到PR、QRS及QT间期延长，ST段及T波异常。超声心动图检查常可发现心包积液。此外，有少数患者发生心内膜炎（心瓣膜炎）导致慢性心瓣膜功能不全，如主动脉瓣膜功能不全。尚有少数患者由于冠状动脉间歇性痉挛，引起心绞痛发作，有人称之为心肌内雷诺现象。

肾脏病变：Moore和Sheehan（1952年）首先注意到进行性系统性硬化症病程中发生严重高血压、急进性肾功能衰竭，于数周内死于心力衰竭及尿毒症。以肾病变的3个特点（蛋白尿、高血压及氮血症）统计，有肾损害者占45%，其中单项统计，蛋白尿为36%，高血压为24%，氮质血症为19%，发生恶性高血压者占7%。PSS患者出现肾损害临床表现为一恶兆，PSS累及肾脏，患者出现高血压及氮血症者预后不良。

肌肉、骨骼病变：进行性系统性硬化症侵犯横纹肌，多见于四肢近端，很像皮肌炎或多发性肌炎。PSS患者的关节疼痛常见，一般将其分为3类：①多关节痛：发生在指关节或四肢关节，为早期常见症状，无关节功能障碍。②多关节炎：症状与类风湿性关节炎相似，以手指、腕及膝盖关节为常见。③假关节炎：主要是由于关节周围组织纤维化，致使关节变形，X线检查时无关节本身病变。

神经系统病变：PSS患者较少发生神经病变，但可侵犯各种神经，出现多神经根炎、多神经炎、脑膜脑炎、脑炎及脑血管硬化等病变，发生多种复杂症状及体征。通常以周围神经病变为多见，一般发生在 PSS 病程在 10 年以上的患者。其中最多见的是三叉神经痛，尤其是面部硬皮病患者易发生。

《景岳全书》说："痹者，闭也。以血气为邪所闭，不得通行而病也。"分析其病机主要在肺、脾、肾三脏。肺主气属卫，合皮毛而润泽肌肤，肺气虚损，则气短乏力，毛肤失柔润，故皮肤甲错、硬化；脾主肌肉，为生化之源，五脏六腑、四肢百骸皆赖以养，脾气虚亏，运化无力，气血衰少，故腹胀、便溏、畏寒；肾主骨，藏精，只宜固藏，不宜泻露，久病失养，必致耗伤精气，表现为脉象沉细弱，舌质淡白等。

## （二）治疗方案

### 1. 内治法

（1）风湿外袭证

主症：四肢或胸前皮肤发现片状或条状皮损，摸之坚硬如软骨，蜡样光滑，手捏不起，痛痒不显，舌质淡红，苔薄白，脉浮数。

治法：祛风除湿，通络活血。

方药：蠲痹汤加减。

处方：酒当归、炒白芍、炙黄芪、羌活各 10g，海风藤、桑枝各 12g，地骨皮、红花、广木香、川芎、防风、细辛各 6g。

方释：归、芍、芪益气补血；羌活、桑枝、海风藤祛风通络；红花、川芎、细辛温阳散寒；地骨皮既清骨髓之热，又能反佐细辛之辛燥。众药合用，共奏祛风湿、通血络的功效。

（2）肾阳不足证

主症：周身皮肤板硬，手足尤甚，面少表情，鼻尖耳薄，眼睑不合，口唇缩小，舌短难伸；伴有畏寒肢冷，面色㿠白，便溏溺清，腰酸膝软，女性月经不调，男子滑精阳痿；舌质淡红，舌体胖嫩，苔薄白，脉沉细无力。

治法：温补肾阳，固卫和营。

方药：右归饮加减。

处方：熟地黄、山茱萸、制附子、黄芪各 10g，当归、白术、鸡血藤、伸筋草各 12g，桂枝、仙茅、巴戟天、青皮各 6g。

方释：本方由金匮肾气丸转化而来，方中加鸡血藤、伸筋草重在通络活血，软皮温阳。

（3）寒邪外袭证

主症：肢端皮肤发硬，肤色暗褐，指（趾）端青紫，口唇色沉，逢寒尤重；

伴有关节疼痛，肤表少汗，毛发脱落；舌质淡红，苔薄白，脉弦紧。

治法：温经散寒，调和营卫。

方药：阳和汤加减。

处方：麻黄、桂枝、赤芍各6g，熟地黄、鹿角胶、黄芪、羌活、独活各10g，丹参、鸡血藤各15g，炮姜、甘草、炒白芥子各4.5g。

方释：阳和汤是治疗阴疽的名方，其核心是温阳散寒，托里涤痰，加丹参、活血藤、赤芍重在活血通络。

（4）血瘀经脉证

主症：四肢皮肤板硬，麻木不仁，肢端冷紫，骨节肿痛；伴有面色晦暗，口干不欲饮，月经不调；舌质瘀斑或紫暗，脉细涩。

治法：益气活血，通络蠲痹。

方药：活络效灵丹加减。

处方：丹参30g，当归、鸡血藤、鬼箭羽各15g，黄芪、制乳香、制没药、党参各10g，广木香、青皮、赤芍各6g。

方释：活络效灵丹是张锡纯治疗血瘀经脉的名方，加鬼箭羽旨在加强通络蠲痹。

（5）久痹及肺证

主症：皮痹迁延日久不愈，复感风寒，邪传于肺，轻者咳嗽，痰多稀白，形寒畏冷；重者喘咳痰鸣，胸闷短气；舌质淡红，苔白，脉紧。

治法：温肺化痰。

方药：小青龙汤加减。

处方：炙麻黄、细辛、干姜、五味子各4.5g，姜半夏、茯苓、炒白芍、前胡、陈皮各10g，苏子、炙甘草各6g。

方释：小青龙汤是治疗水气凌肺的名方，加用前胡、橘皮、苏子进一步加强祛痰利肺的作用。

（6）胸阳不振证

主症：四肢及周身皮肤顽痹发硬，伴有心悸短气，心胸满闷，阳气不达肢端则肢端冷紫，舌质暗红，苔白，脉微细。

治法：宣痹通阳，益气活络。

方药：生脉散加味。

处方：高丽参5g（另煎兑入），麦冬、茯神、炙甘草、当归各12g，五味子、红花、郁金、瓜蒌、薤白、苏梗、丹参各6g。

方释：生脉散加用瓜蒌、薤白、苏梗针对心胸满闷而设；茯神、甘草、当归、红花、郁金既养血活血，又扶脾安神。

（7）肺脾两虚证

主症：周身皮肤痹硬，或者皮肤干枯、萎缩，伴有面色萎黄，倦怠乏力，纳食不振，进食困难，胃脘满闷，腹胀便溏；舌质淡红，苔白，脉濡弱。

治法：甘温扶脾，培土生金。

方药：参苓白术散加减。

处方：高丽参5g（另煎兑入），炒白术、茯苓、陈皮、炒扁豆各12g，丹参、山药各30g，炙甘草、砂仁（后下）、鸡内金、玫瑰花、干姜各6g。

方释：方用四君子汤益气扶脾，同时加丹参、鸡内金、陈皮、扁豆既理气消滞，又补充四君子汤的功效。

加减法：心慌气短加红参、冬虫夏草；心悸气闷加服冠心苏合丸、宽胸丸、丹七片；肢端青冷加红藤、姜黄、桑枝、桂枝；食少、呕吐、吞咽困难加刀豆子、竹茹、代赭石；皮肤浮肿加苍术皮、冬瓜皮、扁豆皮；皮肤硬化加三棱、莪术、桃仁；皮肤萎缩加龟胶、鹿角胶；骨节疼痛加威灵仙、海风藤、络石藤、老鹳草、乌蛇、秦艽；肢冷畏寒，腰酸腿软加干姜、九香虫、制川乌、制草乌；指端疼痛，溃烂不收加制乳香、制没药、血竭；脾胃虚寒加肉豆蔻、干姜；腹胀便溏加广木香、厚朴、陈皮；腰酸、遗精、阳痿加巴戟天、仙灵脾、仙茅、肉苁蓉；月经不调加益母草、泽兰、紫石英；气虚乏力加太子参；食欲不振加鸡内金、山楂、谷麦芽；尿中蛋白加玉米须、大小蓟、土茯苓。

### 2. 外治法

选用透骨草30g，桂枝15g，红花10g；或用制草乌、艾叶各15g，川椒、桂枝各10g熏洗患处。然后选用红花酒，加温按摩患处，每日2~3次，每次10~15分钟。此外，还可选用药膏（取桃、柳、桑、槐、榆树枝各30cm，乳香、没药、羌活、千年健、三七、鸡内金各15g，香油500ml煎沸，再将上药纳入，炸至焦黄，去药渣，趁热加入黄丹250g，收膏）外贴，每日1次。

### 3. 针灸疗法

（1）灸法　①直接灸：大椎、肾俞；命门、脾俞；气海、血海；膈俞、肺俞。以上4组穴轮流选用。方法：取艾条点燃后，在穴位施雀啄法灸之，以患者感觉到灼热能耐受为度，每日1次，每次持续15~30分钟。②间接灸：阿是穴（皮损区）。方法：鲜生姜切片或隔药饼（附子、川乌、草乌、细辛、桂枝、乳香、没药各等份，研细末，加蜂蜜、葱水调成糊饼）置于阿是穴，艾炷放在姜片或药饼上，每日1次，每次3~7壮。

（2）针灸合用　分三组取穴：①曲池、足三里、三阴交、血海、阳池、中脘、关元；②大椎、肾俞、命门、脾俞、膏肓、中脘；③神阙、气海、关元、肺俞、膈俞、阳池。方法：三组轮流交替选用，行子午补法，然后隔药饼（处方同上）或生姜片灸之，每周4次，每次灸3~5壮。

### （三）病案举例

雷某，女性，42岁，1979年6月1日初诊。患者自1974年冬天起，始觉皮肤麻木紧张，继而如绳所缚，院外确诊为弥漫性系统性硬皮病。检查：颜面皮肤光亮如涂蜡，口张不大，舌体活动受阻，鼻翼缩小变尖，表情淡漠，躯干和四肢皮肤硬化，难以捏起，指端冰冷，伸屈不利。平素畏寒，经常气短乏力，性欲淡漠，大便清稀，舌质淡白，少苔。综合脉症，证属肾阳不振。治宜甘温扶阳，佐以通痹。方用右归饮加减。处方：熟地黄、山茱萸、制附子、黄芪各10g，丹参、茯苓各12g，当归、赤芍、白术、路路通各9g，桂枝、制川乌、制草乌各6g，煎服，每日1剂。

守上方增减调治3个月后，全身皮肤柔软，紧张感完全消失，皮疹区有毫毛生长和微汗现象。后在门诊又坚持每周服药5剂，前后经10个月的治疗，皮肤和内脏诸症俱见显著改善，现已恢复工作。

### （四）临证经验

发病后应当注意防寒保暖，避免外伤感染，以防该病的急性发作。尽量争取早期发现，早期治疗。饮食以高热量、高蛋白、高维生素类食品为宜，但不可太饱，以防损伤脾胃。硬皮病的治疗效果不如其他结缔组织病，虽然局限性硬皮病有的可以消退或减轻，但多数治疗较为困难。

## 二、白塞综合征

### （一）疾病认识

1937年土耳其医师白塞氏（HuLusi·Behcet）首次报道了前房积脓性虹膜睫状体炎、复发性口腔溃疡和外生殖器溃疡的一组独立性综合病征，并称之为白塞综合征。本病具有慢性、进行性、复发性的特点。多见于23~30岁的青壮年。

张仲景所称"狐惑病"，主症及其治法如下，"狐惑之为病，状如伤寒，默默欲眠，目不得闭，卧起不安，蚀于喉为惑，蚀于阴为狐，不欲饮食，恶闻食臭，其面目乍赤、乍黑、乍白，蚀于上部则声喝，甘草泻心汤主之"。"蚀于下部则咽干，苦参汤洗之"。"蚀于肛者，雄黄熏之"。"病者脉数，无热，微烦，默默但欲卧，汗出，初得之三四日，目赤如鸠眼；七八日四眦黑，若能食者，脓已成也，赤小豆当归散主之。"隋唐对狐惑病有了进一步论述，并拟定了处方——狐惑汤。巢元方、尤在泾和日人汉医学家丹波元简等人的著作中，对本病在眼睛、黏膜、皮肤、肠胃和脑部等方面的主要证候均有过细致的观察和重要补充。宋代《太平圣惠方》和明代《普济方》列举了大量治疗本病的处方，然而并未对上述症状作出详尽解释。现代人多数认为本病与白塞综合征相近。

本病以肝、脾、肾三脏为本，湿热蕴毒为标。脾虚则生湿，肝阴虚则生内热，故湿热内生，日久蕴毒，致成口咽、二阴、眼部多种症状的出现。本病损害部位，与肝、脾、肾三脏之间有密切的经络联系。肝经之脉绕阴器，循少腹，属肝脏，络胆腑，散布于胁肋，上通于咽喉、口唇，肝开窍于目，故前阴、咽喉、眼部病变与肝有关。肾开窍于二阴，故前后二阴病变与肾有关。脾经之脉夹咽，连舌本，散舌下，脾开窍于口，其华在唇，脾主四肢，故口腔、舌、唇部及四肢红斑结节等病变与脾有关。

肝脾湿热，久而蕴毒，热毒壅盛，不得透泄，充斥上下，循经走窜于口咽、二阴、眼目、四肢等处，湿毒侵袭而致蚀烂溃疡，故《玉机微义》说"湿毒所止处，无不溃烂"。肝肾阴虚，湿热久羁，热伤阴液，劫烁肝肾之阴，肝肾阴虚，经脉失其濡养，孔窍失其滋润，故口腔自溃而难愈。气滞血瘀，外有寒湿，内有湿热，相互蕴结，阻于经络，使之气滞血瘀，皮里膜外结块，时消时发或时现时隐。脾肾阳虚，寒湿凝滞，故病情反复，缠绵难愈。

总之，发病急骤，病期短，湿热蕴毒的标象十分突出，而脏腑虚象不明显；若慢性反复发作，病期旷久，则脏腑虚象较为突出，而湿热见症相对不太明显。

## （二）治疗方案

### 1. 内治法

（1）肝脾湿热证

主症：起病急，病期短，症见头痛，畏光，口腔黏膜及外阴溃疡，小如疖，大如豆，自觉灼热疼痛；或有下肢红斑结节，潮红灼热而痛。急性期可见发热畏寒，少数有高热，心烦，汗出，关节酸楚，胸胁闷胀，纳呆不思食，咽干口苦，妇女带下黄稠，舌质淡红，苔黄腻，脉濡数或弦数。

治法：清热解毒，安中化湿。

方药：甘草泻心汤加味。

处方：甘草、人参、姜半夏各10g，藿香、佩兰、白术、茯苓各12g，黄芩6g，黄连3g，赤小豆30g，大枣7枚。

方释：甘草、人参扶正固本，半夏、藿香、佩兰化浊除湿，茯苓、白术、赤小豆、大枣健脾化湿，黄芩、黄连清热解毒。

（2）肝郁气滞证

主症：反复发生口腔及外阴溃疡，皮肤出现红斑结节，胁肋胀满，双目干涩，视物不清；月经前或行经期病症加重，经色暗红，或夹血块，舌质紫暗，或夹瘀斑，苔少，脉细涩。

治法：疏肝理气，清热化湿。

方药：柴胡清肝饮合赤小豆当归饮加减。

处方：柴胡、焦山栀、当归各6g，生地黄、白芍、茯苓、制香附、玫瑰花、川楝子各10g，车前子、车前草各15g，赤小豆、白花蛇舌草各30g。

方释：逍遥散疏肝理气，加玫瑰花、川楝子增强疏肝的功效，车前子草化浊利尿，赤小豆、白花蛇舌草解毒清热。

（3）肝经积热证

主症：除口腔、外阴溃疡外，可见皮肤红斑结节，局部灼热疼痛；伴有发热，眼红目赤，畏光羞明，视力模糊，大便燥结，小便黄赤；舌质红，苔黄腻，脉弦数。

治法：清肝泻火，渗湿解毒。

方药：泻青丸或龙胆泻肝丸加减。

处方：柴胡、焦山栀、木通、炒龙胆草各6g，炒白术、青葙子、杭菊花、生地黄、赤茯苓、青黛各10g，车前子12g，白茅根15g。

方释：泻青丸是钱乙治疗小儿肝经湿热的秘方，龙胆泻肝汤则是治疗成人肝胆湿热的效方，不过两方苦寒药居多，中病即止。否则损伤生发之气。

（4）肝肾阴亏证

主症：病程旷久，口腔及外阴溃疡时轻时重，头目眩晕，月经不调，遗精，口干口苦，手足心热，舌质红或红绛，少苔或无苔，脉细数。

治法：滋补肝肾，养阴清热。

方药：六味地黄丸加减。

处方：干地黄12g，山药、山茱萸、茯苓、泽泻、玄参、地骨皮、枸杞子、麦冬、沙苑子各10g，炒丹皮、五味子各6g。

方释：地黄丸是滋阴补肾的名方，加麦冬、枸杞子、沙苑子、五味子等意在增强滋补肝肾之力，玄参、地骨皮清肝肾之虚热。

（5）脾肾阳虚证

主症：病程较长，全身乏力，少气懒言，手足不温，纳差，五更泻，下肢浮肿，月经不调，遗精阳痿，长期反复出现口腔溃疡及外阴溃疡，伴有结节性红斑，病情有遇寒加重、冬季尤甚的倾向，多种并发症相继发生，舌质淡红，苔薄白或少苔，脉细弱。

治法：扶脾补肾，益气温阳。

方药：四君子汤合金匮肾气丸加减。

处方：党参、茯苓、白术、陈皮、甘草各10g，制附子、白芍、补骨脂、益智仁各12g，砂仁8g（后下），山药、炒薏苡仁各15g。

方释：四君子汤温中健脾，旨在扶正，金匮肾气丸重在益肾固本，旨在补阳。

加减法：口糜较重加挂金灯、金莲花、马蔺子；溃疡难愈加天花粉、芦根、大黄豆卷；溃疡反复加沙参、石斛、玄参、西洋参；外阴溃疡并见黄白带下加赤石脂、禹余粮、乌贼骨、金樱子、莲须、煅龙牡；外阴溃疡日久不愈加黄芪、白蔹、白术、黑大豆、蜂房；目赤多泪加蔓荆子、密蒙花、刺蒺藜；眼痛较剧加细辛、延胡索；目赤翳肿加杭菊花、青葙子、旱莲草；前房积脓加黄芩、紫花地丁、浙贝母、茵陈、穿心莲；结膜炎加谷精草、蝉蜕、通草、蛇蜕；视力减弱加草决明、枸杞子，还可加服石斛夜光丸；小腿结节加川牛膝、桃仁、青皮、槟榔、夏枯草；足踝湿肿，加草薢、猪苓、茵陈、五加皮、苍术皮；结节顽固难消加桃仁、皂角刺、三棱、莪术、乳香、没药、络石藤、丝瓜络、青皮；脓疱或疖肿加蒲公英、紫花地丁、连翘；关节疼痛加秦艽、独活、千年健、乌梢蛇、桑寄生；腰膝酸软乏力加枸杞子、菟丝子、川续断、杜仲；体虚畏寒，夜间多尿加巴戟天、党参、黄芪、肉苁蓉、补骨脂；月经不调或经前病情加重加益母草、茺蔚子、月季花、仙茅、仙灵脾、乌药、香附。

### 2. 外治法

口腔溃疡，选用西瓜霜、锡类散、珠黄散、绿袍散、养阴生肌散，任选一方，吹于患处；眼痛流泪或者羞明，选用黄菊花、薄荷、青茶适量，煎汁，外敷或冲洗之。外阴溃疡，先用苦参汤，或蛇床子汤，或雄黄散，任选一方，煎汁外洗，然后用月白珍珠散、黄连粉、铁箍粉，外掺之。若溃疡日久不愈，可用珍珠粉0.3~0.6g，加入凡士林10g，外敷；还可用青蛤散，麻油调成糊状外涂。此外，青黛油膏、黄连膏均可外敷之。

### 3. 针灸疗法

取合谷、肺俞、内关、少冲、风池、足三里穴。方法：施平补平泻法，针后留针10~15分钟，每日1次。

（三）病案举例

艾某，女，18岁，2013年5月14日初诊。主诉：外阴起丘疹、结节伴疼痛8个月，复发加重2个月。现病史：患者8个月前发现外阴处起红色丘疹、结节，逐渐增多、加重，逐渐出现溃疡，局部感疼痛，自用夫西地酸乳膏外用2周后，皮疹好转，但1周后复发。5个月前患者口腔黏膜及双唇开始出现溃疡，且双小腿胫前出现蚕豆大小红色结节，压痛明显，另外逐渐出现丘疹、脓疱以及毛囊性丘疹等多种形态皮疹。其后2周患者口腔黏膜及双唇溃疡愈合，双小腿疼痛性结节消退不明显。于外院行皮肤组织病理检查，病理诊断为结节性红斑，给予抗炎、抗感染以及对症治疗10天后出院。近2个月患者口腔、外阴处溃疡再次加重，且面、前胸、后背、双膝关节出现红色皮疹，同时发现针刺处出现红色皮疹，以"白塞综合征"收入院。患者未诉眼睛不适，无发热、关节疼痛等症状，大便秘结，3~4日1次，小便黄。检查：患者舌两侧、上下唇黏膜可见粟粒大小的浅溃疡，其上可见白色膜状物，未见明显分泌物；大小阴唇、阴道可见密集的黄豆大小暗红色溃疡，上可见脓性分泌物，触痛（+）；面、胸背、双膝关节处、额头及两侧、枕部可见散在或密集分布的粟粒至黄豆大小的暗红色丘疱疹、毛囊性丘疹；双小腿胫前可见散在分布的蚕豆大小的暗红斑，未触及结节。舌红，苔白，脉细数。入院后，胸部正位片提示左上肺结核，部分病灶性质不稳定。胸部CT示左上肺改变，可能为纤维增殖灶。眼科检查无明显异常。徐老查房后诊断为白塞综合征，肝肾阴虚为本，气滞血瘀、虚火上炎为标。治宜滋补肾阴，清心泻火，疏肝解郁。方选三才封髓丹、导赤散、六味地黄丸合逍遥散加减。药用：沙参15g、麦冬、熟地黄、茯苓、炒白芍各12g，淡竹叶、酒萸肉、泽泻、盐杜仲各10g，甘草、莲子心、柴胡、牡丹皮、沉香各6g，灯心草3g。水煎取汁600ml，日1剂，早晚饭后30分钟温服。

二诊：上方治疗3周，患者口腔、会阴部溃疡基本愈合，面、躯干、四肢等处皮疹消退。

（四）临证经验

本病患者多表现为孤僻忧郁，因此，精神调护至关重要，要善于开导，使之心情舒畅，性格豁达，遇事不怒、不悲、不忧、不躁。注意口腔清洁，可常用玄麦甘桔汤煎汁含于口腔内，或漱口，刷牙时不宜太猛，以防损伤黏膜；外阴区域也应经常清洗且保持洁净。宜食清淡易于消化的食物，忌食辛辣、油煎枯香之品；口腔反复溃疡者，不宜食鸡血及蛋白。日本汉方医学界曾有人强调：本病的发作与食用动物脂肪、酒类等有关，应加以限制。病在初期，病情较轻，特别是未发生眼睛症状，加之能够得到积极合理而又坚持不懈的治疗，预后大多较好；病在后期，病情较重（眼部化脓性损害），加之治之不当，或不能持之以恒，则预后较差，甚至导致失明。

### 三、红斑肢痛症

#### （一）疾病认识

红斑肢痛症有多个中医病名，比较常见的有血痹、热厥、湿热羁绊、热痛等。其中《冯氏锦囊秘录》曾有一段比较详细的描述，"妇人脚十指如热油煎者，此由营卫气虚，湿毒之气流滞经络，上攻心则心痛，下攻脚则脚痛。其脚趾如焚，经云热厥是也"。这段文字说明了病变的部位在脚，女性居多，脚趾热痛如油煎之苦。据此可见本病十分接近红斑肢痛症。

本病由于脾运失健，湿热内生，湿热之邪，下注于足趾，致使气血凝滞不通而发病。此外，情志过激，五志化火，阴伤液耗，火聚不散，搏结于趾，总之，这种热与火之邪多由内生，特别是情志偏激之人，发生本病居多。

#### （二）治疗方案

**1. 内治法**

（1）湿热羁绊证

主症：患肢肤色红，肿胀，自觉灼热，剧痛，遇热加重，舌质红，苔薄黄，脉滑数。

治法：清热利湿，活血通络。

方药：龙胆泻肝汤加减。

处方：炒龙胆草 6g，焦山栀 6g，炒黄柏 6g，生地黄 12g，赤茯苓 15g，忍冬藤 15g，丝瓜络 6g，清风藤 3g，川牛膝 10g，赤小豆 10g，生薏苡仁 15g，青皮 6g。

方释：龙胆泻肝汤针对湿热之毒，加忍冬藤、丝瓜络、清风藤、川牛膝既引药直达病所，又能通络止痛；薏苡仁、赤小豆、青皮健脾理气，旨在扶脾固本。

（2）郁火搏结证

主症：脚趾皮肤红肿，自觉痛如油煎，不能落地。若将患肢放入冷水中浸泡，或放置在冰凉的石板上，甚感舒适，疼痛、灼热也有轻微缓解，舌质红绛，苔少，脉数急。

治法：养阴清热，散火止痛。

方药：解毒养阴汤加减。

处方：南北沙参各12g，耳环石斛10g，玄参10g，干地黄10g，天麦冬各12g，金银花15g，蒲公英12g，丹参10g，生黄芪15g，丝瓜络10g，地龙6g，生甘草10g。

方释：沙参、石斛、玄参、干地黄、二冬均是甘寒养阴，治在本；金银花、公英清热解毒；丝瓜络、地龙通络止痛；丹参、黄芪益气活血，有利于郁火消散。

另外，本病在灼热疼痛剧烈时，可加服西黄丸，一日2次，1次3g。

**2. 外治法**

患处肿胀，痛如油煎，可用当归、乳香、没药各30g，红花、梓白皮各10g，加水适量，浓煎2次，兑入一起为1000ml，待冷浸泡患处，每日1次，每次10分钟。或者外用鲜马齿苋适量捣烂如泥敷贴患处，一日1次。

**（三）病案举例**

杨某，女，42岁，2008年4月8日初诊。主诉：红斑肢痛症5年。现病史：5年前患者确诊红斑肢痛症，曾多次用过封闭疗法和苯噻啶等治疗，症状虽然一度减轻，但近年来，其脚趾灼热刺痛日趋加重，遂要求中医治疗。自述站立胀痛、刺痛尤难忍耐；躺下后刺痛略减，夜间仍剧，得凉则舒，得热痛甚。检查：患者双脚趾肤色紫红，轻度肿胀，扪之局部烘热烫手。舌红，苔少，脉细涩。辨证：阴虚血瘀，经隧不通。治法：育阴活血，通络止痛。药用：玄参、知母、天花粉、丹皮、麦冬各10g，红藤、桑枝、石斛、海风藤、白芍、生地黄各12g，忍冬藤、钩藤、石楠藤各15g，酒洗川牛膝6g。5剂，日1剂，水煎取汁600 ml，早晚分服。

服本方5剂，患者痛减肿消，灼热也退。又服7剂，诸恙豁然而愈。

**（四）临证经验**

本病在治疗的过程中，要抓住三个要点：一是灼热剧痛，遇冷则舒的特点，故用药当分虚实，实证宜苦寒泻火，虚证宜养阴清热。二是灼热疼痛多与经络阻塞有关，因此加强藤类药的应用，如忍冬藤、红藤、青风藤、石楠藤、海风藤等。既能引药直达病所，又能络通瘀化，热痛顿除。三是要重视原发性疾病的筛检，若与原发病有关，重在治疗原发病，对提高疗效是有裨益的。

## 四、大疱性表皮松解症

### （一）疾病认识

大疱性表皮松解症是一种罕见的疾病。1859 年 Elliot 首次描述其特点是常发生于容易受创伤的部位如肘、膝伸侧和手背脚趾等处，出现非炎症性大疱，愈合后留有萎缩性瘢痕或者色素沉着与减退等。中医文献在《医宗金鉴·幼科杂病心法要诀》曾出现"胎赤""赤游风""初生无皮"等病名。然其临床共同特征是遍体如丹所涂，或者无皮肤覆盖，或者形如水烫火伤之状。这种疾病治疗十分困难。

多因先天素亏，胎元不足，脾肾俱虚，复遭辛热遗毒，流传胎儿，以致热毒聚集，蕴于胞中，逐生斯疾。

### （二）治疗方案

#### 1. 内治法

（1）胎热证

主症：常发生在出生后不久的婴儿，在肘、膝盖、腰骶等处可见大小不等的水疱，疱液常以血性为主，疱破结有血痂，口唇赤红，夜间吵闹，指纹紫。

治法：清心导赤。

方药：清热解毒汤加减。

处方：生地黄 10g，金银花 10g，连翘 10g，赤芍 10g，黄连 3g，生甘草 3g，灯心 1.5g，竹叶 3g。

方释：该方以导赤散为基方，意在引热下行，金银花、连翘增强解毒的功效。

（2）脾虚证

主症：在肘、膝等摩擦部位反复出现水疱，小如黄豆，大如樱桃，伴有纳谷不香，大便稀溏，舌质淡红，苔薄白。脉细弱。

治法：益气健脾，化湿消疱。

方药：健脾除湿汤加减。

处方：赤茯苓 12g，茯苓皮 12g，冬瓜皮 15g，苍白术各 10g，赤小豆 30g，茵陈 10g，泽泻 10g，砂仁 6g（后下）。

方释：方用赤茯苓、二皮清化皮肤腠理之水疱，二术、砂仁健脾理气，使湿热有消除之道。赤小豆、茵陈、泽泻清热利湿，有利于邪去正复之。

（3）肾虚证

主症：病程迁延日久，水疱时轻时重，伴有手足不温，甚则五更泻，舌质淡红，苔少，脉沉细无力。

治法：扶正补脾。

方药：右归饮加减。

处方：制附子10g（先煎），炒杜仲10g，陈皮6g，山药12g，山茱萸10g，炒扁豆10g，熟地黄10g，党参10g，鹿角胶6g（烊化），龟胶6g（烊化）。

方释：方用附子、二胶温肾补阳，况且血肉有情之品更利于吸收，促进病情的恢复，且其他诸药一是治肾，二是健脾，脾肾得到温补对于控制病情的发展有延缓的作用。

**2. 外治法**

注意创面的消毒与清洁，防止感染。古人用早稻白米作粉，时时扑之，有利于疱液的吸收。徐老嘱用生绿豆粉外扑患处，也有一定的效果。

**（三）病案举例**

王某某，男性，16岁，2014年3月8日初诊。家长代述，2岁开始在肘、膝等处相继出现大小不等的水疱，某院诊断为营养不良性大疱性表皮松解症。口服醋酸泼尼松，每日20mg，此次要求中医治疗。刻下兴奋多语，夜难入寐，动则汗出。舌质红，苔少，脉细数，证属脾阴亏虚。治宜健脾理气，益气凝神，方选三才封髓丹加味。药用：党参10g，黄芪10g，蝉蜕6g，天冬6g，生地黄12g，黄柏6g，桑叶10g，甘草6g，酸枣仁10g，柏子仁10g，百合6g。每日450ml，分3次服下，一日1剂。

二诊：1周后夜难入寐等症减轻，步上方再进，并嘱每月在疱疹得到控制的情况下，醋酸泼尼松按1/6递减。半年后复诊病情得到暂时的控制，后因种种原因没有进行追踪治疗。

**（四）临证经验**

本病在治疗的过程中要告知患者三个信息：一是病情严重时以中西互补的治疗方法为好，特别是皮质类固醇药物不能随便撤减。二是要有持续治疗的思想准备，甚至终身不愈，但也有部分患者在青春期后病情减轻。三是要注意生活饮食的规律化。

# 附　录

## 二、皮肤病常用名方五十九首浅析

**1. 仙方活命饮**（《校注妇人良方》，本方又名真神活命饮、真人活命饮）

组成：白芷、防风、炙穿山甲、制香附、制没药、陈皮各 6g，贝母、赤芍、当归、皂角刺、天花粉各 10g，金银花 15g，甘草 3g。

功效：清热解毒，消肿溃坚，活血止痛。

主治：疮疡肿毒。

制剂与服法：水或水酒各半煎服，另一种酒煎服。

浅析：仙方活命饮被誉为中医外科第一要方，现代研究发现本方对内科、外科、骨科、儿科、妇科、男科、五官科、皮肤科均可选用。徐老在临床上主要用于三类皮肤病：一是顽固性毛囊炎；二是聚合性痤疮；三是各种感染性皮肤病。但在具体应用中有四味药由于份量的不同，常有一些变化。如红肿热痛剧烈者，金银花重用，必要时用金银花炭；二是疼痛剧烈时，制乳香、制没药的用量可以适当加大，不过一定要灯心拌炒；三是穿山甲在未溃时剂量宜小，脓成未溃可适当加重；溃后则不用，可适当加入少量川芎。四是伴糖尿病者，除天花粉外，还应加入山药 15~30g。

**2. 二仙汤**（上海曙光医院方，又名仙茅汤）

组成：仙茅、仙灵脾各 12g，巴戟天 6g，黄柏、知母、当归各 9g。

功效：补肾泻火，调理冲任。

主治：更年期综合征及冲任不调证候。

制剂与服法：水煎服。

浅析：徐老在临床中常将本方用于绝经期的女性患者，具体应用时有五个方面的变化。一是汗多加桑叶；二是面部烘热加玄参、地骨皮、炒丹皮；三是虚烦难寐加生龙牡、酸枣仁、柏子仁；四是眼、口或阴道干涩加铁皮石斛、熟地黄；五是神疲乏力加仙鹤草。同时在多数情况下，仙茅份量减少为 6g；黄柏要求盐水炒，知母去掉不用，加沙参。

**3. 二至丸**（《医方集解》）

组成：女贞子、旱莲草（一方加桑椹）各等份。

功效：补益肝肾。

主治：早年白发。

制剂与服法：将女贞子研细末，旱莲草熬膏，制成蜜膏丸。每日 2 次，每次 6~8g。

浅析：本方对少年白头确有疗效，徐老自述在学校读书期间一度白发明显增多，坚持服药半年后，白发明显减少。因此在临床中凡见肝肾不足阴虚火旺者，徐老均用此方为基础，予以化裁。如老年人冬季皮肤瘙痒本方加钩藤、夜交藤、鸡血藤等；女性患者若郁闷烦躁，夜难入眠时加百合花、萱草花、合欢皮；头皮燥痒不适鳞屑较多时加桑叶、炒牛蒡子、天麻等。

**4. 八正散**（《太平惠民和剂局方》）

组成：车前子、萹蓄、滑石、山栀子仁、炙甘草、木通、熟大黄各 500g。

功效：清热泻火，利尿通淋。

主治：小便频数或者淋沥不畅。

制剂与服法：研粗末，每用 15~20g，加灯心草水煎去渣，饭后、临卧服。

浅析：八正散是治疗泌尿系感染急性期的重要方剂，如血淋加小蓟、炒蒲黄、白茅根；石淋加金钱草、海金沙；膏淋加萆薢、石菖蒲；前列腺肥大，小便涩滞加桃仁、荔枝核；在必要的时候酌加理气药，轻者加青皮，重者加沉香。

**5. 七宝美髯丹**（《医方集解》，又名七宝美髯丸）

组成：制何首乌 1000g，茯苓、牛膝、当归、枸杞子、菟丝子各 250g，补骨脂 120g。

功效：补肝益肾。

主治：须发早白或者肾水亏损。

制剂与服法：蜜丸。每日 2 次，每次 9g。用盐水或酒送下。

浅析：本方是治疗肝肾阴虚的名方，在临床上男性在 48 岁以上，女性在 42 岁以上，均可以本方为基方加减。男性加肉苁蓉、巴戟天、桑叶、巨胜子，女性加侧柏叶、血余炭、当归、白芍。此外，脱发在头顶加川芎；在两鬓加远志；在后脑加羌活；在可能的情况下，不论是男女均可加淡菜 4 粒同煎为引。

**6. 人参败毒散**（《太平惠民和剂局方》，又名败毒散）

组成：柴胡、前胡、川芎、枳壳、羌活、独活、桔梗、人参各 5g，茯苓 10g，甘草 3g，生姜 3 片，薄荷 2g。

功效：益气解表，散风祛湿。

主治：疮疡初期。

制剂与服法：水煎服。

浅析：大凡皮肤病感受风寒或风湿所致的皮肤瘙痒与荨麻疹、早期皮肤瘙痒病、播散性神经性皮炎、泛发性湿疹样皮炎、丘疹性湿疹等均可应用本方。但在具体应用中，注意 5 个问题：①大便秘结者加生白术 18g，枳实 3g；老年患者则用肉苁蓉、郁李仁、火麻仁；②因瘙痒而影响睡眠时加生龙牡、酸枣仁、柏子仁；③若心情郁闷或烦躁而痒感加重加合欢皮、合欢花、萱草花。④搔抓时污血外溢加益母草、徐长卿；⑤若有鼻痒鼻塞之类过敏性鼻炎加炒苍耳子、鱼脑石等。在大多数情况下，徐老不主张用动物类药物如乌梢蛇、全蝎等。

**7. 小金丹**（《外科全生集》）

组成：白胶香、炒乌头、五灵脂、地龙、木鳖子各 42g，制没药、制乳香、当归各 22g，麝香 9g。

功效：化瘀通络，消肿解毒。

主治：无名肿毒，瘰疬恶疮。

制剂与服法：研细末，糯米粉打糊为丸，如芡实大，每日 2 次，每次 1 丸。

浅析：《素问遗篇·刺法论》也有小金丹一方，组成有朱砂 60g，雄黄、雌黄各 30g，紫金 15g，蜜丸如梧桐子大，每日服一丸。连服 10 日。用于辟疫。不过现在书籍很少记载和食用。徐老在临床上使用的小金丹是为王洪绪先生所制。在治疗慢性丹毒时，往往建议患者将丸药敲碎，用温绍兴酒送下。对血管炎、硬红斑、结节性红斑、变应性血管炎、聚合性痤疮、颈项慢性疖肿、瘰疬性皮肤结核也有较好的疗效。现在市售的小金丸状如菜籽大，每瓶 3g，一日 2 次，每次 1 瓶。温水吞服。

鉴于药中有木鳖子、炒乌头之类，中病即止，不可久服。马培之先生曾经告诫后学者说，这类药久服必损胃气之弊。

**8. 大黄䗪虫丸**（《金匮要略》）

组成：熟大黄 10 分，黄芩 2 两，甘草 3 两、桃仁 1 升、杏仁 1 升、芍药 4 两、干地黄 4 两、干漆 1 两、虻虫 1 升、水蛭 100 枚、蛴螬 1 升，䗪虫半升。蜜丸，小豆大。

功效：祛瘀生新。

主治：瘀结成块，肌肤甲错。

制剂与服法：日服 3 次，每次 5 丸。淡黄酒送下。

浅析：大黄䗪虫丸适用于干血内结，表现为皮肤粗糙，状如席纹或者肥厚如老松之皮，常用于局限性神经性皮炎、慢性盘状湿疹、聚合性痤疮、瘢痕疙瘩、血栓性闭塞性脉管炎及皮肤淀粉样变、结节性痒疹等。

**9. 六神丸**（雷氏方）

组成：珍珠、犀牛黄、麝香各 5g，腰黄、冰片、蟾酥各 3g。

功效：清热化痰，解毒消肿止痛。

主治：咽喉肿痛、痈疽疮疖。

制剂与服法：水丸百草霜为衣，每日 1~2 次，每次 30mg。噙化或温开水送下。还可外用，取开水或米醋调成糊状，外涂患处。

浅析：据文献记载，还有两种六神丸。一是《证治准绳》方，丁香、木香、肉豆蔻、诃子肉各 15g，使君子、芦荟各 30g，研细末枣肉和丸，麻子大，日 3 次，每次 5~7 丸，食前米饮送下，具有健脾理气、止泻杀虫的功效，用于小儿脾虚生虫诸证。二是《景岳全书》方：神曲、麦芽、茯苓、枳壳、木香、黄连各等份，神曲打糊为丸，每日 2~3 次，每次服 9g，具有消食止痢的功效，用于赤白痢疾等。在使用雷氏六神丸时，徐老反复强调两点：一是方中的冰片以梅片为优，否则有灼热不适的感觉。特别是咽喉肿痛时更为明显。二是外用米醋调糊可治毒虫咬伤、带状疱疹、疖肿初期等。

**10. 五神汤**（《洞天奥旨》）

组成：金银花、紫花地丁各 30g，茯苓、牛膝、车前子各 15g。

功效：清热解毒，分离水湿。

主治：丹毒，下肢痈疽等。

制剂与服法：水煎服。

浅析：凡湿热凝结，阻隔经络或者皮里膜外均可用本方为基础治疗。在临床中徐老有三个变通的使用方法：①湿热并重时加苍术、黄柏；热重于湿加马鞭草、败酱草；湿重于热加赤石脂、蚕沙。②红肿剧痛加服西黄丸；日 2 次，每次 3g。③热去湿重，局部肤色瘀白肿硬不消，加服鸡鸣散（槟榔、陈皮、木瓜、吴茱萸、桔梗、生姜、紫苏）。若见静脉怒张，酌加川牛膝、路路通、青皮、丝瓜络等。

**11. 化斑汤**（《温病条辨》）

组成：生石膏 30g，玄参、生地黄各 9g，知母 12g，犀角粉 0.2g（冲下），粳米 15g。

功效：清热凉血，解毒化斑。

主治：温毒发斑，伴有神昏谵语。

制剂与服法：水煎服。

浅析：本方在皮肤科领域运用十分广泛，徐老在临床上对六大类皮肤病均以本方为基础进行加减：①凡温热之毒侵入气营之间，如亚急性系统性红斑狼疮、红皮病型药疹，本方加绿豆衣、水牛角。②皮肤嫩红，灼热刺痒，如毒性红斑、丹毒、夏季皮炎，本方加紫草、大青叶。③局部红肿，消退缓慢，特别是在面部呈时轻时重的状态，如植物日光性皮炎、夏季皮炎等，加浮萍、白茅根、青蒿、茵陈。④在眼周和两颧发生红斑、轻微肿胀或毛细血管扩张，如颜面再发性皮炎、激素依赖性皮炎，加青葙子、鸡冠花、凌霄花、丝瓜络。⑤酒渣鼻红斑期或毛细血管扩张期，加红花、凌霄花、山栀炭、黄芩炭。⑥寻常型痤疮以炎性丘疹为主，伴有皮肤油腻时，加荷叶、焦山栀、桑白皮、绞股蓝等。

### 12. 五子衍宗丸（《证治准绳》）

组成：枸杞子、菟丝子各 240g，覆盆子 120g，炒车前子 60g，五味子 30g。

功效：补肾益精。

主治：肾虚、阳痿、不育、须发早白。

制剂与服法：蜜丸。日 2 次，每次 9g，温水或淡盐开水送下。

浅析：本方是药性平和的补肾之方，既不温燥助火，又不滋腻碍胃，徐老常用于色素障碍性皮肤病，如白癜风或黄褐斑、黑变病、雀斑等。若是白癜风加沙苑子、桑椹、制附子（少量）、白花蛇（每日 1g）；若是黄褐斑加黄精、柴胡、合欢花、萱草花；若是黑变病加炒蛇床子、楮实子、韭菜子、冬瓜子皮等；雀斑加熟地黄、盐水炒知母、天麦冬等。

### 13. 五味消毒饮（《医宗金鉴》）

组成：金银花 24g，野菊花、蒲公英、紫花地丁、紫背天葵各 15g。

功效：清热解毒，凉血消痈。

主治：各种疔毒、痈疽、疖肿。

制剂与服法：水煎去渣加少量黄酒服之。

浅析：五味消毒饮是治疗感染性皮肤病的重点方剂，如疖肿、疔毒、脓疱疮、寻常型痤疮、毛囊炎、手部感染均可以本方为基础加减。徐老在临床应用中分三个环节：①季节：暑热之天加涤暑化湿如六一散（荷叶包煎）、藿香、炒薏苡仁、佩兰。②部位：病位在头面者加玄参、升麻、板蓝根、马齿苋等。③病势：红肿剧痛，表明毒胜正衰，加服西黄丸并嘱口服绿豆汁，防毒内陷；病势趋于欲溃阶段，仿代刀散，主要用穿山甲、川芎、陈皮；初期早溃，脓去则正安，后期邪衰，正气未复，加黄芪、白蔹、浙贝母、陈皮等。

### 14. 牛黄醒消丸（《外科全生集》，又名西黄醒消丸、醒消丸）

组成：牛黄 1g，麝香 4.5g，乳香、没药各 30g。

功效：清热解毒，消肿止痛。

主治：痈肿初期。

制剂与服法：米饭和丸，每日 1~2 次，每次 1.5~3g，温水或温黄酒送下。

浅析：本方是王洪绪用于治疗痈疽初期的名方，服药后，盖被取汗则痈肿消退，故名醒消丸。徐老在临床上通常用于感染性皮肤病的初期，特别是对痈肿之类的疾患，如穿通性毛囊炎、聚合性痤疮常常用之。取其移毒达表，不过，已成脓者万不可用（马培之语）。

### 15. 左归饮（《景岳全书》）

组成：熟地黄 15g，山药、枸杞子各 6g，枣皮、茯苓、炙甘草各 4.5g。

功效：补益生阴。

主治：肾水不足，口燥盗汗。

制剂与服法：水煎服。

浅析：本方来源于六味地黄丸，是用于真阴亏而火不旺的主方，因此方中不用苦寒泻火，独用甘温补阴，特别是重用熟地黄，配合枣皮、枸杞子、山药、甘草等纯甘育阴壮水之药。因此在临床上凡见肾水不足皆可用之。如干燥综合征、老年性皮肤瘙痒、老年性阴道炎、皮脂腺缺乏症及部分鱼鳞病皆可以本方为主进行加减。如：心热而燥加玄参、百合；肺热而烦加麦冬、白茅根；脾热易饥加白芍；肾热多汗加地骨皮、炒丹皮、桑叶；血燥而肤痒加当归、钩藤；阴虚失眠加女贞子、柏子仁、生熟枣仁；血热而肤红加生地黄、白茅根。

### 16. 右归饮（《景岳全书》）

组成：熟地黄 15g，枣皮 3g，山药、枸杞子、杜仲各 6g，制附子 8g，肉桂、炙甘草各 4.5g。

功效：温补肾阳。

主治：肾阳不足，阳痿滑精。

制剂与服法：水煎服。

浅析：本方由肾气丸化裁而来，对于肾阳不足阴寒内盛诸证皆可用之。徐灵胎称本方是补肾回阳之剂，为阳虚火发之专方。徐老认为在临床上凡见肢冷腰酸，神疲气怯，舌淡苔白，脉沉细者皆可用之。如硬皮病初期、雷诺病、指端青紫证、冻疮及血栓闭塞性脉管炎皆以此方为基础加减。如：气虚血脱，加重人参、白术的剂量；火衰或中寒出现腹痛腹泻或呕哕，加豆蔻、炮姜、人参；血少气滞，指端冰冷或溃烂加当归、白蔹。

### 17. 白虎汤（《伤寒论》）

组成：知母 9g，生石膏 30g，甘草 3g，粳米 30g。

功效：清热生津，解渴除烦。

主治：阳明热盛，或者气分热盛。

制剂与服法：水煎服。

浅析：白虎汤是近代治疗乙脑、流脑、大叶性肺炎等急性病的主方，在皮肤科领域也是用于许多急性危笃范围的皮肤病。如红皮病、红斑狼疮气营燔灼期、抱头火丹、急性皮炎以及重症多形红斑、猩红热样药疹等皆可以本方为基础化裁，如壮热不退加玳瑁、水牛角；若神昏谵语加服安宫牛黄丸；皮肤红斑呈弥漫性，摸之灼热加紫草根、绿豆衣、大青叶；若红肿明显，加茯苓皮、炒丹皮、蒲公英、车前子草、白茅根等。病在头面部分加板蓝根、大青叶、焦山栀；病在躯干加莲子心、连翘、竹叶；病在下半身加川牛膝、黄柏、苍术等。

### 18. 玉屏风散（《丹溪心法》）

组成：黄芪、防风各 30g，白术 60g。

功效：益气固表。

主治：虚人外感。

制剂与服法：研粗末，加生姜 3 片水煎服。

浅析：玉屏风散出自于二处，一是《丹溪心法》；二是《世医得效方》，其剂量略有区别。《世医得效方》黄芪 18g，白术、防风各 6g，水煎服。在大多数情况下，用于胃气虚弱所致的慢性荨麻疹。偶尔加减用于特应性皮炎所伴发的过敏性鼻炎，但在具体应用中略有区别。鼻痒加蝉蜕、茜草、紫草、旱莲草、防风、藁本；鼻塞加鱼脑石、细辛、川芎、红花、益母草；偏于风寒加苏叶、白芷、葱白、蔓荆子；偏于风热加薄荷、苍耳子、柳芽；鼻涕浊者加藿香、佩兰；清者加诃子、五味子、赤石脂、黄芪、白术；喷嚏多者加防风、羌活、鱼腥草、旱莲草、黄芩、绿豆衣。

### 19. 甘露消毒饮（《温热经纬》，又名普济解毒丹、普济解疫丹）

组成：滑石 45g，茵陈 33g，黄芩 30g，石菖蒲 18g，木通、川贝母各 15g，射干、连翘、薄荷、白豆蔻、藿香各 12g。

功效：化浊利湿，清热解毒。

主治：湿温初期，湿热并重阶段。

制剂与服法：研细末，每日 2 次，每次 9g 温开水送下。或者神曲制成糊丸，每日 1~2 次，每次 6~9g，还可以减少剂量，水煎服。

浅析：现代用本方治疗肠伤寒、传染性黄疸型肝炎、急性胃肠炎等。在皮肤科领域可用于湿热偏重的多种皮肤病，如传染性湿疹、急性天疱疮、渗出性银屑病、癣菌疹、植物一日光性皮炎等。在具体应用中，要分清三个要点：①热重于湿重用黄芩、茵陈、连翘；②湿重于热重用豆蔻、藿香、滑石；③毒邪偏重加蒲公英、忍冬藤，必要时加服西黄丸。不过本方为苦寒之剂，中病即止，不可长期服用，否则有损伤胃气之虑。

**20. 龙胆泻肝汤**（《兰室秘藏》）

组成：龙胆草 0.9g，柴胡、泽泻各 3g，车前子、木通各 1.5g，生地黄、当归各 0.9g。

功效：清肝泄热。

主治：肝胆实火。

制剂与服法：水煎服。

浅析：从文献记载有四个大同小异的龙胆泻肝汤，一是《太平惠民和剂局方》龙胆泻肝汤，由柴胡、龙胆草、泽泻、焦山栀、车前子、木通、生地黄、黄芩、甘草、当归组成；二是《外科正宗》的龙胆泻肝汤，由龙胆草、木通、连翘、生地黄、泽泻、车前子、归尾、焦山栀、甘草、黄芩、黄连组成；三是《医宗金鉴·外科心法要诀》的龙胆泻肝汤，由龙胆草、生山栀、木通、丹皮、甘草、连翘、生地黄、车前子、泽泻、黄芩组成；四是《兰室秘藏》的龙胆泻肝汤。这四种龙胆泻肝汤给我们有三个启示。①该方为公认的清肝泻火名方；②临床上以《太平惠民和剂局方》的龙胆泻肝汤组成严谨，素为医家所喜用。③适应证不断地外延与扩展，《太平惠民和剂局方》时期以肝胆湿热为主，内证居多，随后外延到妇科、皮肤科、五官科、外科等范畴。

徐老在应用龙胆泻肝汤时，从两个方面入手。①龙胆泻肝汤应用的主要依据，病变发生的区域在肝胆经循行的区域如耳廓、口周、颞部、乳头、胁肋、前阴及下肢；其次主要证候包括内症与外症两部分，内症有心烦、目赤、耳聋、口苦、眩晕、小便短黄、大便干结、胁肋疼、自觉痛痒相间或瘙痒难忍，舌质红苔黄，脉弦数有力，外症指皮肤上的红肿、灼热、丘疹、丘疱疹、小水疱、渗出糜烂或者橘黄色的痂皮等。适用病种主要有急性湿疹、传染性湿疹样皮炎、癣菌疹、急性接触性皮炎、多腔性湿疹、急性外阴湿疹、女阴溃疡、乳头湿疹、耳廓湿疹、眼睑湿疹、带状疱疹、植物—日光性皮炎、急性丹毒等。②加减变通法：鉴于本方应用广泛，在临床中必须加减化裁。高热加玳瑁、羚羊角粉、生石膏；病变在颜面加菊花；病变在眼眉加谷精草、青葙子；病变在上肢加姜黄；病变在耳廓加石菖蒲；病变在腰部加桑寄生、杜仲；病变在下肢加川牛膝、青皮；皮肤焮红肿胀加紫草、大青叶、茜草、丹皮、水牛角；痒感明显加白鲜皮、地肤子、蝉蜕、蛇蜕；疼痛明显加延胡索、制乳香、制没药。

**21. 四妙勇安汤**（《验方新编》）

组成：玄参、金银花各 90g，当归 60g，甘草 30g

功效：清热解毒，滋阴活血。

主治：血栓闭塞性脉管炎。

制剂与服法：水煎服。

浅析：本方是治疗血栓闭塞性脉管炎的名方，一度在临床上广为应用。徐老对此方有三个用药的要点：初期未溃加黄芪、南沙参、川牛膝意在扶正消肿；中期红肿阶段重点在解毒止痛，加金银花炭、蒲公英、白花蛇舌草或者内服西黄丸，或者蜈蚣胶囊；溃烂后脓水稀薄则应加入甘温扶正之类如党参、炒白术、白蔹、熟地黄及小量制附子。按照这种思路还可扩展本方应用范围，如冻疮、雷诺病、硬红斑、变硬性血管炎、白色萎缩等。

**22. 炙甘草汤**（《伤寒论》，又名复脉汤）

组成：炙甘草12g，桂枝6g，生地黄30g，人参6g，阿胶12g（烊化冲服），麦冬15g，火麻仁12g，生姜6片，大枣10枚。

功效：滋阴养血，益气复脉。

主治：虚劳和心悸动等症。

制剂与服法：水酒各半煎服。

浅析：甘草在《伤寒论》中，见于63方证，《金匮要略》见于64方证，按入方次数计算，《伤寒论》入方70次；《金匮要略》入方88次，由此可见甘草之用十分广泛。甘草的作用特点与性味有关，甘草性味甘平，密炙则性微温，其甘缓之性显出缓急迫、缓急止痛的功效，它能调和诸药，通热药合用可缓其热，同寒药同用可缓其寒。能使补而不至于骤，使泻而不至于速。故黄宫绣说入和剂则补益，入凉剂则泄热，入汗剂则解肌，如峻剂则缓正气，入润剂则养血，并能解诸药毒。正因为如此，甘草在《伤寒杂病论》一书中，见于127方证，是《伤寒杂病论》中诸药之首。在临床上对于结缔组织病后期的恢复阶段均可以此方为加减的基础。特别是对中老年人更为重要。

**23. 甘草大枣汤**（《金匮要略》）

组成：甘草6g，淮小麦30g，大枣10枚。

功效：养心安神。

主治：脏燥证。

制剂与服法：水煎服。

浅析：大凡脏阴不足所出现的精神神经症状以及干燥诸疾均可用之。徐老在临床中将本方常用于下列三类疾病：①年过四旬以上的患者，症见咽干鼻燥口渴阴道干涩者，加铁皮石斛、玉竹、菟丝子、桑椹等。②长久失眠或者忧郁，上方加百合、合欢花、萱草花、夜交藤；③老年性皮肤瘙痒影响睡眠时用本方加制何首乌、钩藤、夜交藤、枣仁、柏子仁等。

**24. 扶桑丸**（《医方集解》，又名桑麻丸）

组成：嫩桑叶 500g，黑芝麻 120g，白蜜 500ml。

功效：润脏腑，除风湿。

主治：须发早白，体力虚弱。

制法与服法：将芝麻捣碎，熬浓汁，加蜜炼至滴水成珠再加入桑叶末为丸，每服 9g，早用淡盐汤送下，晚用酒送下。

浅析：该方组成精当，药效平稳，可长期服用。常用于须发早白，或者颜面早衰以及体质虚弱者。在皮肤病中对于干性皮脂缺乏或者面部皱纹较多可长期服之，将起到治疗与预防的双重功效。

**25. 安宫牛黄丸**（《温病条辨》）

组成：犀角、朱砂、黄连、黄芩、雄黄、山栀、郁金各 30g，珍珠 15g，麝香、梅片各 8g。

功效：清热解毒，开窍安神。

主治：热邪内陷心包，壮热烦躁，神昏谵语。

制剂与服法：研细末炼蜜为丸。每丸重 3g，金箔为衣，每服 1 丸，小儿减半。温开水送下。

浅析：大凡出现高热、神昏谵语等危笃重症均可用本方，如重症多形红斑、亚急性系统性红斑狼疮、落叶性天疱疮、中毒性表皮坏死松解症均可在西药的帮助下服之，对于改善症状颇有帮助。

**26. 紫雪丹**（《外台秘要》，原名紫雪）

组成：生石膏、寒水石、滑石、磁石 1500g，犀角、羚羊角各 150g，青木香、沉香各 150g，玄参、升麻各 500g，炙甘草 240g，丁香 30g，芒硝 5000g，硝石 96g，麝香 1.5g，飞朱砂 90g（原方尚用黄金 6000g）。

功效：清热开窍，镇静安神。

主治：邪热内陷心包，神昏谵语及小儿惊风等。

制剂与服法：研细末为散剂，日 2 次，每次 1.5~3g，凉开水送下。

浅析：凡见高热不退，抽搐惊厥，因热盛而引起的均可用之。如系统性红斑狼疮脑侵害症状、猩红热样药疹、红皮病样药疹均可服用。

**27. 至宝丹**（《太平惠民和剂局方》，又名局方至宝丹）

组成：犀角、朱砂、雄黄、玳瑁、琥珀各 30g，麝香、冰片各 7.5g，金箔（半入药，半为衣）、银箔各 50 片，牛黄 15g，安息香（为末）45g。

功效：清热开窍，化浊解毒。

主治：痰热内闭，蒙蔽心窍诸疾。

制法与服法：蜜丸，每丸重 3g，每服一丸，人参汤化下，小儿减量。

浅析：毒热内陷心包，出现神昏惊厥、四肢逆冷皆可用之。亚急性系统性红斑狼疮出现脑神经损伤时常有高热不退，突然昏迷，四肢抽搐，此时将药丸研末送下或鼻饲，常能起到退热开窍息风的功效。据潘澄濂老先生的经验，紫雪丹配有四石、三香、升麻、玄参和朴硝，清热、镇静、泻下作用是其所长；至宝丹有玳瑁、琥珀之安神、利尿，此为与紫雪丹、安宫牛黄丸所不同点，而安宫牛黄丸用山栀、黄芩、黄连、郁金清三焦之热，泻肝胆之火，为至宝丹、紫雪丹所未备。故三方均有开窍的功效，而紫雪丹重在清阳明之热，安宫牛黄丸主泻肝胆之火，至宝长于宁心安神，其功效各有不同，其适应证也有差异，由此说明临床应用时应当有所选择，不要盲目乱用。

**28. 阳和汤**（《外科全生集》）

组成：熟地黄 20g，鹿角胶 10g，白芥子 8g，肉桂、甘草各 5g，炮姜炭、麻黄各 3g。

功效：温阳补虚，散寒通滞。

主治：阴疽痰核等症。

制法与服法：水煎服。

浅析：阳和汤是治疗各类阴证的名方，在皮肤科领域徐老多用于弥漫性系统性硬皮病初期，凡见肢肿加桑枝；面部轻度肿硬加路路通、威灵仙、秦艽；周身皮肤如绳所缚加地龙、制附子、当归、五加皮等。成人硬肿病也是以本方为基础，加督脉引经药如菟丝子、肉苁蓉、巴戟天、羌独活、沉香、制附子等。不过本方对早期患者有一定的效果，对迁延日久者效果欠佳。

**29. 当归饮子**（《济生全书》）

组成：当归、白芍、川芎各 9g，黄芪、制何首乌各 6g，防风、生地黄各 14g，荆芥 8g，生甘草 5g，白蒺藜 12g，生姜 3 片。

功效：祛风清热，营活血。

主治：疮疥瘙痒。

制法与服法：水煎服。

浅析：《证治准绳》也载有当归饮子一方，当归、大黄、柴胡、人参、黄芩、甘草、白芍各 30g，滑石 15g 为末，每次服 9~15g，加生姜 3 片，水煎服，用于治疗目泪不止。两方比较：《证治准绳》方适用于风湿病邪在半表半里所致的皮肤瘙痒，《济生全书》方适用于血虚风燥所致的皮肤瘙痒。这是两方之间的主要区别。

**30. 当归六黄汤**（《兰室秘藏》）

组成：当归、生地黄、熟地黄、黄芩、黄柏、黄连各等份，黄芪倍量。

功效：滋阴泻火，固表止汗。

主治：阴虚有火，面赤盗汗。

制法与服法：研粗末，每服15g，水煎去渣，饭前服。

浅析：当归六黄汤在临床上的应用，其注意点有三：①阴虚内热，汗出，用一般的敛汗剂无效时可服之，特别是大手术后尤为适宜。②变通法：凡见弥漫性红斑，状如红皮病时，除黄芪外，均可炒成炭剂用之。取其凉血解毒的功效。③在掌跖部位出现水疱、脓疱、脱皮、瘙痒，如掌跖脓疱病也可以此方为依据加姜黄、川牛膝、青皮，内服外用。

**31. 防风通圣散**（《素问宣明论方》，又名防风通圣丸）

组成：防风、荆芥、连翘、麻黄、薄荷、川芎、当归、炒白芍、白术、焦山栀、酒制大黄、芒硝各15g，生石膏、黄芩、桔梗各30g，甘草60g，滑石90g。

功效：疏风解表，泄热通便。

主治：风热壅盛，表里俱实。

制法与服法：研粗末，每次9g，加生姜3片，水煎服。若是丸剂每日2次，每次6g，温开水送下。

浅析：防风通圣丸多数用于表里俱实，如荨麻疹、皮肤瘙痒、单纯性肥胖症以及大便秘结皆可服用。

**32. 还少丹**（《杨氏家藏方》，又名真人还少丹）

组成：熟地黄60g，山药、牛膝、枸杞子各45g，茯苓、杜仲、远志、五味子、楮实子、小茴香、巴戟天、肉苁蓉各36g，石菖蒲15g，大枣30g。

功效：补肾养心，益阴壮阳。

主治：虚损劳伤，心神不足。

制剂与服法：研细末，炼蜜为丸，日2次，每次6g

浅析：还少丹是阴阳并补、药性平和的名方。不少人常以本方为基础，作为防止未老先衰的保健方。徐老认为该方对老年人应根据常见的症状予以加减：如夜尿频繁加菟丝子、芡实、韭菜子；腰酸膝软加怀牛膝、金毛狗脊、海马；色素减退如白癜风加桑椹、巨胜子、沙苑子、白花蛇等；色素加深如黄褐斑、黑变病加制附子（少量）、炒蛇床子、巨胜子等；夜寐欠安或者健忘加生龙牡、酸枣仁、柏子仁、五味子等。另外还有一说将本方的茯苓换成茯神加川续断名曰打老儿丸，据说一妇人年过百岁，打其老儿子不肯服此丸，由此而得名，说明本方历来被视为防止衰老的良方。

**33. 泻黄散**（《小儿药证直诀》，又名泻脾散）

组成：藿香21g，山栀仁3g，石膏15g，甘草30g，防风120g。

功效：泻脾胃伏火。

主治：热在肌肤，口疮口臭。

制法与服法：上药同蜜、酒微炒香，研粗末，每服6g，水煎去渣服之。

浅析：《王旭高医书六种》说：栀子仁、石膏泻肺胃之火，藿香避恶去臭，甘草和中泄热，用防风能发脾中之伏火，诸药微炒香，则能皆入于脾，用蜜、酒调服，则能缓于上中。盖脾胃伏火宜缓缓而泻去，非比实火急泻之。在临床上用于四种常见的皮肤病：①多腔性湿疹：以本方为主，随发病部位而加味。病在眼区加青葙子、谷精草、杭菊花；病在耳区加柴胡、黄芩；病在鼻区加桔梗、枇杷叶；病在口唇区加升麻、土炒白术；病在乳头加青皮、钩藤、柴胡；病在脐区加茵陈、白芍；病在前阴加赤茯苓、炒杜仲；病在后阴加炒枳壳、熟大黄。②口周皮炎：本方加黄芩、荆芥既清又透，湿化热除，皮损能较快得到控制和痊愈。③寻常型痤疮：本方加红花、凌霄花以清泻肺胃之热。④植物——日光性皮炎：本方加青蒿、绿豆衣、冬瓜皮、赤小豆，取其清中有利，导热下行，暑热之邪从下而解。

**34. 败毒散**（《杂病源流犀烛》）

组成：茯苓、连翘、金银花各10g，甘草、桔梗、薄荷各3g，枳壳、柴胡、前胡、羌活、独活、川芎、防风、荆芥各6g，生姜3片。

功效：清热解毒，佐以解表。

主治：痈疽疮疡初期。

制法与服法：水煎服。

浅析：查阅文献，还有3个不同的败毒散，一是《小儿药证直诀》的败毒散，又名人参败毒散，由柴胡、前胡、川芎、枳壳、羌活、独活、茯苓、桔梗、人参、甘草组成，研粗末每服6g，加生姜、薄荷水煎服。二是《疡医大全》的败毒散，由生地黄、连翘、牛蒡子、天花粉、玄参、金银花、丹皮、黄柏、赤芍、生石膏、桔梗、柴胡、甘草、薄荷组成，水煎服。三是《中医大辞典》的败毒散，由升麻、荆芥、苏叶、前胡、川芎、枳壳、羌活、桔梗、甘草、蝉蜕、薄荷、牛蒡子、山楂、地骨皮、紫草、生姜组成，水煎服。这4个败毒散各有侧重，沈氏败毒散重在疮疡初期，含有消的内涵；钱氏败毒散主要用于正气不足的骤感外邪之证；顾氏败毒散适用于风热骤至的风热之证；《中医大辞典》的败毒散适用于风寒湿邪同时侵入肤表之证。从皮肤科的角度来看，徐老对四个败毒散主张重新组合，更适用于多种皮肤病的治疗，定名为新订败毒散。组成：生地黄、连翘、牛蒡子、金银花、丹皮、蝉蜕、紫草、地骨皮、防风、荆芥，在此基础上针对病情予以加减。风、寒所致痒重者加羌活、独活；风热所致瘙痒者加地骨皮、薄荷；皮肤焮红发痒者加地骨皮、丹皮、生石膏；体虚或产后皮肤瘙痒者加沙参、黄芪、石斛、钩藤。

**35. 枳术丸**（张洁古方，又名枳实丸）

组成：白术 60g，枳实（麸炒）30g。

功效：健脾消痞。

主治：脾虚气滞。

制法与服法：研细末，荷叶包裹，烧饭为丸。日服 2 次，每次 6g，温开水送下。

浅析：由枳实、白术组成的方剂为主比较多，从已查文献记载有《金匮要略》的枳术汤，由枳实、白术组成；《保命集》的枳壳汤又名瘦胎饮，由炒枳壳、黄芩、白术组成；《普济本事方》的枳壳散，由炒枳壳、白术、香附、槟榔组成；《备急千金要方》的枳实汤由炒枳实、厚朴、附子、党参、白术、制半夏、干姜、大枣组成。这些方剂主要用于行气健脾、消痞利水，适用于胃脘膨胀或者脾胃虚寒，食欲减退诸症。

然而本方的核心在枳壳、白术。一是行气重在通；二是益脾，重在补；前者主降，后者主升，气机升降有序，则诸疾俱平。依照此思路，在临床上，徐老有二个变通：一是剂量变通，凡见大便秘结而体虚者，白术 18g，枳壳 3g，避免用峻泻。二是化裁：加砂仁、赤小豆、防风用于治疗丘疹性荨麻疹。

**36. 扁鹊三豆饮**（《近代中医流派经验选集》）

组成：绿豆、赤小豆、黑大豆各 12g，金银花 9g，钩藤 18g。

功效：平肝清热，消肿利湿。

主治：癫仆抽搐。

制法与服法：水煎服。

浅析：据原书介绍本方是治疗子痫的方剂，若煎汤代茶，频频呷服有预防子痫发作的功效。在皮肤科只用绿豆、赤小豆、黑大豆作为食疗，适用于梅雨季节或者酷暑煎汤代茶，或者加少量糯米煮粥有除湿扶脾的功效。是各种湿疹、皮炎、汗疱疹等病的食疗之方。

**37. 栀子金花丸**（《素问宣明论方》，又名黄连解毒丸、大金花丸）

组成：栀子、黄芩、大黄各 900g，黄柏、天花粉各 450g，黄连 36g，知母 288g。

功效：泻火除烦。

主治：三焦火热证。

制法与服法：共研细末。水泛为丸，每服 6~9g，蜜丸每服 9g，温开水送下。

浅析：本方在中医文集中是治疗一切火毒表里俱实的名方，方中加减变化甚多，崔氏用芩、连、柏、栀子等大苦大寒之药泻其亢盛之火，若去栀子，名柏皮汤，用粥为丸治三焦之火。本方去芩、连加甘草，名栀子柏皮汤，治胃有郁热的黄疸证。本方去黄柏、栀子，加酒浸大黄，名三黄泻心汤，治心下痞热。大黄酒蒸九次，蜜丸，为三黄丸，治三焦积热。本方加石膏、淡豆豉、麻黄名三黄石膏汤，治阳毒发斑。本方水丸，名三黄金花丸，治劳咳骨蒸。由此可见，本方多用于毒热炽盛之证，如丹毒、诸毒疮疡、脓疱疮、多发性疖肿、毒脓血症、无名肿毒等。不过，苦寒药偏多，中病即止，防伤胃气。

### 38. 荆防败毒散（《摄生众妙方》）

组成：荆芥、防风、羌活、独活、柴胡、前胡、茯苓各 9g，川芎、桔梗、枳壳各 6g，薄荷、甘草各 3g。

功效：祛风止痛。

主治：疮疡肿毒。

制法与服法：研粗末，每服 15g，加生姜 3 片，水煎去渣温服。

浅析：《外科理例》的荆防败毒散中加人参；《杂病源流犀烛》的荆防败毒散中，将甘草改为人中黄。本方主要用于疮疡初起，寒冷性荨麻疹。由于发病的部位不一，有如下的加减：病在头部加白芷、升麻；病在上肢，加薄荷、桂枝；病在腰骶加杜仲；病在腿足加牛膝、木瓜。

### 39. 消风散（《太平惠民和剂局方》）

组成：荆芥、甘草、川芎、羌活、僵蚕、防风、茯苓、蝉蜕、藿香、人参各 30g，厚朴、陈皮各 15g。

功效：消风解毒。

主治：瘙痒瘾疹。

制法与服法：研细末，每服 6g，茶水送下。

浅析：消风散在中医文献中还有 4 个不同的消风散，《证治准绳》的消风散由生石膏 60g，防风、羌活、川芎、荆芥、白芷各 15g，羚羊角、甘草各 6g，菊花、当归、大豆黄卷各 30g 组成。《医宗金鉴》的消风散由荆芥、防风、蝉蜕、木通、甘草各 10g，生石膏 30g，当归、生地黄、苦参、苍术、火麻仁、牛蒡子、知母各 20g 组成。《杂病源流犀烛》的消风散由茯苓、藿香各 10g，蝉蜕、川芎、僵蚕、人参、防风、荆芥、甘草各5g，茶3g组成。《外科正宗》的消风散由当归、生地黄、防风、蝉蜕、苦参、知母、胡麻仁、荆芥、苍术、牛蒡子、生石膏各3g，甘草、木通各5g组成。5个不同的消风散从组成来看，各有侧重，《太平惠民和剂局方》消风散重在扶正散风，故对鼻塞多涕，风瘙瘾疹有效。《证治准绳》消风散重在平肝散风，故对腮项肿痛有效。《医宗金鉴》消风散重在疏散风热，对于局部或全身瘙痒特别是夜间尤重者有效。《杂病源流犀烛》消风散重在消风除湿，对于肢体局部或全身湿疹瘙痒有效。《外科正宗》消风散对风湿浸淫血脉所致的疮疥瘙痒或风热瘾疹有效。由此可见，古人在组方的过程中，十分重视致病的原因和临床表现。从某一个侧面上说明古方也应该与时俱进。根据不同的病因或临床表现加以修改与完善。

**40. 凉膈散**（《太平惠民和剂局方》，又名连翘饮子）

组成：生大黄、芒硝、生甘草各60g，黑山栀、薄荷、黄芩各30g，连翘120g。

功效：清热解毒，泻火通便。

主治：上中焦热毒炽盛。

制法与服法：研粗末，每次9~15g，加竹叶7片，蜂蜜2g水煎服。

浅析：凡面部发红、口舌生疮、便秘尿赤等急性热病，皆可用之。如口腔溃疡、面部再发性皮炎、面部丹毒、面部带状疱疹初期及体质壮实的聚合性痤疮皆可应用。

**41. 秦艽丸**（《医宗金鉴》）

组成：秦艽、苦参、炙大黄、黄芪各60g，防风、漏芦、黄连各45g，乌梢蛇100g。

功效：祛风胜湿，清热解毒。

主治：风湿热毒引起的皮肤诸疾。

制法与服法：研细末，蜜丸。早晚各服10g。

浅析：近代名医赵炳南老先生将本方用于多种皮肤病，如慢性湿疹、神经性皮炎、寻常性狼疮、盘状红斑狼疮、皮肤瘙痒等。他认为本方具有扶正与祛邪兼施、搜风入络、清热解毒的功效，特别适合病程日久，正气亏损之证。在晚年，以本方为基础加白鲜皮、苍白术、川芎等治疗顽湿性特应性皮炎；本方加白鲜皮、丹皮、干地黄等治疗血热性银屑病；本方加白鲜皮、土茯苓、生槐花等治疗毒热偏重的脓疱性银屑病；本方加鬼箭羽、鬼见愁、白鲜皮、地肤子治疗湿热化毒所致的红斑性天疱疮，由此可见，赵老对本方用药的灵活性和化裁加减的技巧性。

《证治准绳》也有秦艽丸一方，由秦艽、桑白皮、地骨皮、黄芪、茯苓各40g，枳壳、人参、炙甘草、犀角、龙胆草、柴胡各20g组成。该方在临床上应用热度虽不及《医宗金鉴》方，但对于血虚生热所致遍身瘙痒的多种皮肤病也是有一定的效果。

**42. 逍遥散**（《太平惠民和剂局方》）

组成：柴胡2g，茯苓、白术、当归各3g，白芍6g，炙甘草2.5g，薄荷1.5g，煨姜3片（一方有陈皮2.5g）。

功效：疏肝解郁，养血健脾。

主治：肝郁血虚证。

浅析：逍遥散是治疗肝血虚证的名方，临床上以本方为主化裁，应用较多，如本方加丹皮、栀子名八味逍遥散，治疗怒气伤肝，血少目暗。《外科正宗》的逍遥散由当归、白芍、茯苓、白术、柴胡各3g，香附2.4g，丹皮2.1g，甘草1.8g，薄荷1.5g组成，用于治疗室女血弱渐致羸瘦骨蒸，还有妇人阴疮、阴蚀、翻花疮、粉刺、游风、乳癖等。在临床上用本方治疗中年妇女的月经不调，其加减：伴乳胀加橘核、金橘叶、绿萼梅；伴少腹痛加炒蒲黄、五灵脂；偏寒加沉香；偏郁加桃仁；腰酸加鹿衔草、金毛狗脊；经期延后加紫石英、制附子、炒蛇床子；月经鲜红量多加女贞子、旱莲草；月经色泽暗红夹有瘀块加川楝子、焦山楂；月经量少，色淡加鸡血藤、紫河车；经期夜寐欠安加夜交藤、合欢皮、萱草花等。《医宗金鉴》的逍遥散由当归、茯苓、炒白术、陈皮、制香附各3g，柴胡2.5g，黄芩、薄荷各1.5g，生甘草2g组成，此方着重于肝胃气滞，因此凡伴有消化功能不良可以此方为基础，加减化裁。

**43. 凌霄花散**（《证治准绳》）

组成：凌霄花、栀子各等份。

功效：凉血清热。

主治：酒渣鼻。

浅析：酒渣鼻通常有3个类型，红斑期、毛细血管扩张期、鼻赘期。以本方为主，按照皮损的特点予以加味：红斑期加生石膏、黄芩；毛细血管扩张期加鸡冠花、丝瓜络；鼻赘期加桃仁、红花、僵蚕或者加服大黄䗪虫丸。

**44. 桑椹膏**（《保命集》，又名文武膏）

组成：桑椹。

功效：补益肝肾。

主治：头发花白，老年精枯便秘。

浅析：古人认为桑椹是桑之精华所结，是凉血补血益阴的佳品，长久服之能安五脏、镇魂魄、令人聪明，是专黑髭须的佳品，对老年人津枯便秘还可加入肉苁蓉、火麻仁、郁李仁等。不过膏方不能装入铁器中。此外，文献还记载本方加熟地黄、山茱萸、五味子、人参为岐天师传密之方，誉之为实益算仙丹。但在选药过程中，必须注意桑椹紫者为第一，红者次之，青者不可用。

**45. 海藻玉壶汤**（《医宗金鉴》，又名海藻消瘿汤）

组成：海藻、昆布、制半夏、连翘、当归各9g，陈皮、青皮、贝母、川芎、独活各6g，甘草节、海带各3g。

功效：化痰软坚。

主治：瘿瘤。

制法与服法：水煎服。

浅析：本方是治疗颈项甲状腺之类疾病的主方，如甲状腺肿大、甲状腺瘤、瘰疬等。鉴于部位的特殊，可酌情加柴胡、白芍疏肝解郁；僵蚕、夏枯草、山慈菇化痰散结；若心情郁闷加香附、神曲、苍术、川芎。仿越鞠丸之意应用。

**46. 益母胜金丹**（《医学心悟》）

组成：熟地黄、当归、茺蔚子、香附、白术各120g，白芍、丹参各90g，川芎45g。

功效：补血和血，理气调经。

主治：血虚气滞，月经不调。

制法与服法：上药共研为末，用益母草240g，酒水各半熬膏，研蜜为丸。早晚各服10g。

浅析：益母草根、茎、花、叶、子皆可入药，即可分用也可合用。益母草茎叶味辛微苦；茺蔚子味辛甘微温；花味微苦甘；根味甘。益母草主治风瘙痒、丹毒、粉刺，入面药令人光泽，茺蔚子能顺气活血，养肝通脉，是调理妇人经脉产后胎前诸病的良药。由此可见调妇人经脉用茺蔚子为好，散风止痒用益母草为优；然今人不知其中的缘故，清代贾九如在《辨药指南》一书中说：益母草味苦略辛，入目，清热疏散，故能宣散皮肤风团。

**47. 柴胡清肝汤**（《医宗金鉴》）

组成：柴胡、川芎、防风各6g，生地黄、赤芍、炒牛蒡子、当归、连翘、黄芩、黑山栀、天花粉各10g，甘草3g。

功效：清热消散。

主治：风热毒邪聚结。

制法与服法：水煎服。

浅析：柴胡清肝饮还有两个不同的版本，《外科正宗》的柴胡清肝汤由川芎、当归、赤芍、生地黄、柴胡、黄芩、山栀、天花粉、防风、牛蒡子、连翘、甘草组成，用于治疗腰胁区域的丹毒、带状疱疹。《证治准绳》的柴胡清肝汤由柴胡、人参、川芎、甘草、桔梗、黄芩、黑山栀、连翘组成，适用于妇人阴疮、阴痒。有鉴于此，在临床上《医宗金鉴》的柴胡清肝汤治头面部的痈疽，《外科正宗》的柴胡清肝汤治中部区域有肝火引起的疮疡，《证治准绳》的柴胡清肝汤治下部妇人的阴痒、阴疮。三者比较起来各有侧重，临床时，必须从药物的组成中去揣摩原方的药物组成，方能做到药到病除。

**48. 清瘟败毒饮**（《疫疹一得》）

组成：生地黄15g，生石膏60g，犀角1g（磨冲），黄连6g，栀子、桔梗、黄芩、知母、赤芍、玄参、连翘、竹叶、丹皮各7g，甘草3g。

功效：清瘟败毒，凉血救阴。

主治：高热烦躁，发斑谵语及败血症。

制法与服法：水煎服。

浅析：该方是治疗瘟疫极期的效方，在皮肤科主要用于红斑狼疮热毒炽盛期、接触性皮炎及猩红热样药疹。在治疗红斑狼疮毒热期时，若出现高热不退加服安宫牛黄丸防止毒陷心包；在高热消退后，酌加南北沙参扶助正气，有利于正扶邪去。本方对于流行性腮腺炎也有确切的疗效，通常加僵蚕、浙贝母消肿散结，若出现壮热时加玳瑁。

**49. 麻黄连轺赤小豆汤**（《伤寒论》）

组成：麻黄3g，连轺9g，赤小豆15g，生梓白皮6g，杏仁6g，炙甘草6g，生姜3片，大枣6枚。

功效：宣肺疏表，清热利湿。

主治：风湿瘀滞所致肤痒，疮疡浮肿。

制法与服法：水煎服。

浅析：本方组成分两个部分，麻黄、杏仁、生姜辛温宣发；连翘、赤小豆、梓白皮苦寒清热利湿，甘草、大枣甘平和中。由此可见实为表里双解之剂，大凡湿热发黄发痒皆可用本方。在临床上用于慢性肾炎尿少时浑身特别瘙痒，用本方能达到利小便、开鬼门、洁净府、开外窍、利内窍的功效。此外对一种因虫积而引起的荨麻疹能收到祛风解表、清热止痒之效。梓白皮只产于南方，北方现已不备，岳美中、刘渡舟等名医认为可用桑白皮代替。清代吴谦主张用茵陈代之。鉴于本方有麻黄、生姜等辛温之药，待表证一除，即应减去，不宜久服。

**50. 当归四逆散**（《伤寒论》）

组成：当归 9g，桂枝 6g，白芍 9g，细辛 2g，炙甘草 6g，通草 6g，大枣 8 枚。

功效：温经散寒，养血通络。

主治：四肢逆冷，血栓性脉管炎。

制法与服法：水煎服。

浅析：本方用于血虚受寒所致的各种皮肤病，尤以血管病居多，如冻疮、脉管炎、指端动脉痉挛症、青春期指端青绀症、白色萎缩以及指端硬皮病等。在具体应用中，略有加减：冻疮加黄芪、地龙、丹参，脉管炎加地龙、金头蜈蚣、黄芪、忍冬藤；指端动脉痉挛症加路路通、三七、苏木、沉香；指端青绀症加姜黄、桑枝、桑叶；白色萎缩在红肿疼痛时加服西黄丸，后期加阳和丸。

**51. 越鞠丸**（《丹溪心法》，又名芎术丸）

组成：苍术、香附、川芎、神曲、炒栀子各等份。

功效：行气解郁。

主治：六郁主症（气、血、痰、火、湿、食）。

制法与服法：研细末水泛为丸，每次 6~9g，温开水送下。

浅析：越鞠丸是治疗郁证的名方，但在具体应用中，有些部分略感不足。如气郁可加青皮、陈皮、佛手片、厚朴；血瘀可加玫瑰花、焦山楂、苏木；痰郁加石菖蒲、贝母、瓜蒌仁；火郁加黄芩炭、黄连炭；食郁加鸡内金、谷芽、麦芽；湿郁加茯神、炒薏苡仁、冬瓜子、冬瓜皮。正因为如此，《古今医鉴》出现越鞠保和丸以及后世出现逍遥散之类。由此说明在用古方的时候，要注意药证对应的特点。

**52. 黑豆汤**（《杂病源流犀烛》）

组成：黑豆 60g，淡竹叶 15g，甘草 10g。

功效：解毒安胎。

主治：误食毒物毒药并治妇人胎动。

制法与服法：水煎服。

浅析：该方药物组成简单，但对于因食物或药毒引起的中毒症状浓煎及时服用有一定的效果。徐老在临床上对凡自述不洁食物或者水果所致的腹痛、包括腹型的过敏性紫癜、荨麻疹、药疹、急性皮炎均可在原方的基础上加之，其效果颇佳。

**53. 黑胆汤**（《实用方剂辞典》）

组成：附子、党参、玄参、红花、当归、鸡血藤各 10g，黄芪、肉苁蓉各

15g, 甘草、枳壳各 6g, 龟甲胶、鹿角胶、丹参、广木香、生姜各 3g。

功效：温阳益气，大补气血，调中消瘀。

主治：黑变病。

制法与服法：先将附子、鸡血藤加水 1000ml；煮沸 2 小时，过滤药液为 800ml；再加入黄芪、甘草、党参、玄参、肉苁蓉、丹参、当归、枳实、生姜、广木香煮沸 30 分钟后纳入龟甲胶、鹿角胶煮沸 15 分钟，过滤药渣再加水 350ml；煮沸 30 分钟，合并两次过滤液，分 3 次服用。每日 1 剂。

浅析：《杂病源流犀烛》也有黑胆汤，由茵陈、天花粉组成。此外，在《外台秘要》也记载有治疗黑胆的方剂。在临床中，黑变病蔓延全身时，可以此方作为基础，进行加减治疗：夜寐欠安时加五味子、酸枣仁；性功能减退时加巴戟天、蛇床子、枸杞子、海燕、雄蚕蛾；心慌气短怔忡加红参、玉竹、麦冬；小便短少加白茅根、茯苓；大便稀溏去肉苁蓉加薏苡仁、芡实、山药；大便秘结加火麻仁、郁李仁、杏仁。此外，对重症黄褐斑也可参照此方治疗之。

### 54. 西黄丸（《外科全生集》，又名犀黄丸）

组成：犀牛黄 0.9g, 麝香 4.5g, 乳香、没药各 30g, 黄米饭 30g。

功效：清热解毒，散结止痛。

主治：多发性脓肿、聚合性痤疮。

制法与服法：研细末，黄米饭捣烂为丸，每服 3g, 黄酒送下。病位在上部，临睡时服；在下部，空腹服。

浅析：西黄丸在临床上对于红肿热痛诸症，均有良好的效果。如聚合性痤疮（以脓疱为主）、急性丹毒、血栓闭塞性脉管炎红肿期、结节性红斑发作期均可加服西黄丸。

### 55. 温阳通痹汤（程门雪医案》）

组成：黄芪 15g, 当归 12g, 桂枝、白芍、木通、淡附子、生白术、木防己、秦艽各 9g, 炙甘草 4.5g, 细辛 3g, 大枣 6 枚。

功效：温阳通痹。

主治：周痹证。

制法与服法：水煎服。

浅析：程门雪先生是近代上海名医，凡因风寒湿三气所致痹证均可以本方为基础，加减之。在临床上对弥漫性系统性硬皮病浮肿期和硬化期徐老均以本方为基础进行加减：浮肿明显时加茯苓、泽泻；硬化明显时加鹿角片、羌独活；指端青紫冰冷加片姜黄、地龙；进食困难加天龙一条、鸡内金、佛手片；周身皮肤硬化如绳所缚，加益母草、路路通。

**56.普济消毒饮**（李东垣方）

组成：酒炒黄芩、酒炒黄连各15g，橘红、甘草、玄参各9g，连翘、板蓝根、马勃、牛蒡子、薄荷各3g，僵蚕、升麻各2g，桔梗、柴胡各6g。

功效：泻火散风。

主治：大头瘟。

制法与服法：研粗末，每服6~15g；食后温水送下，或制成蜜丸，嚼化。

浅析：凡见头面猩红肿胀，伴有真寒壮热以及腮部肿胀，均可服用。现代人称本方是治疗流行性腮腺炎的特效方，不过从皮肤科的角度植物—日光性皮炎、化妆性皮炎、颜面再发性皮炎、光感皮炎也可用之。

**57.犀角地黄汤**（《备急千金要方》，又名芍药地黄汤）

组成：犀角0.6g，生地黄24g，丹皮20g，赤芍15g。

功效：清热解毒，凉血散瘀。

主治：热伤血分所致各种病症。

制法与服法：水煎服。

浅析：犀角地黄汤是治疗温热之邪伤入血分所致的各种变证，如衄血、吐血、便血、溺血、妇人倒经；甚者神昏谵语等危笃之证。正因为如此，在中医文献中还有3种不同版本的犀角地黄汤：《济生方》的犀角地黄汤由犀角、生地黄、赤芍、丹皮、黄芩、升麻组成，重在轻微泻火，养阴凉血；《证治准绳》的犀角地黄汤由犀角、大黄、生地黄、黄芩、黄连组成，重点在毒热内盛；《杂病源流犀烛》的犀角地黄汤由犀角、甘草、生地黄、赤芍、栀子、丹皮、黄芩组成，重点在凉血消肿。在皮肤科领域凡见三种情况，均可用犀角地黄汤。一是毒热炽盛，如丹毒、带状疱疹、猩红热样药疹、红皮病等；二是血热妄行，在肤表出现出血点，如过敏性紫癜、毒性红斑等；三是温热毒邪逆传心包，如红斑性狼疮脑病皆可用之。

**58.礞石滚痰丸**（《丹溪心法附余》，又名滚痰丸、沉香滚痰丸、神秘沉香丸）

组成：大黄（酒蒸）、黄芩各240g，金礞石30g，沉香15g。

功效：降火逐痰。

主治：实热顽痰证。

制法与服法：研细末水泛为丸。每日2次，每次3~6g。

浅析：在皮肤科领域以滚痰丸为基方，加减治疗的常见皮肤病如下。硬红斑加川牛膝、丹参、青皮、木瓜、路路通等；多发性脂肪瘤按之如棉者加陈皮、法半夏、浙贝母、夏枯草、僵蚕；按之略有坚硬者加桃仁、苏木、全蝎、制乳香、制没药；此外，多发性神经纤维瘤出现大便秘结或者智力下降偶有癫痫发作，加石菖蒲、远志、僵蚕、钩藤、竹茹、竹沥。

**59. 鼠粘子解毒汤**（《张氏医通》）

组成：炒牛蒡子、桔梗、升麻、黄芩、天花粉、玄参、连翘、山栀、葛根、白术、防风、生地黄各9g，青皮、甘草、黄连各6g。

功效：清热透表解毒。

主治：酒性红斑、急性荨麻疹等。

制法与服法：水煎服。

浅析：本方的组成，主要有3个方面的考虑，一是清热如玄参、山栀、连翘、甘草；二是透表如牛蒡子、桔梗、防风、葛根；三是解毒如黄连、甘草、升麻。由此可见，凡见咽喉红肿或者伴有过敏性鼻炎诱发的皮肤病，如急性荨麻疹、血管性水肿、丘疹性湿疹、风热型皮肤瘙痒症皆可用之。